画的力量
THE POWER OF MASTERPIECE

本书阅读指南

- 为了更能体现"画的力量"这一书名含义，本书直接选用了古斯塔夫·克里姆特的名画作为封面。

  临床实践证明，大多数人都认为这幅画最能减少压力，传递正能量。你可以摘掉书腰，把本书放在触手可及的位置，随时欣赏。

- 不需要按目录顺序去阅读本书。

  随心所欲地去阅读本书，一页页任意翻看，找到最符合你心境的那一幅画。
  你选择的那一幅画，也能反映出你当下的心理状态。

- 可以在名画上面随手涂鸦。

  改变现有的形态，可以使我们放下负担，对集中注意力和提高创造力也有帮助。
  毕加索也非常喜欢这样的创作方法，读者也可以尝试着在纸上发挥自己的才能。

- 比起手机的小屏幕，更推荐以纸质书阅读。

  名画的质感与存在方式也影响着我们欣赏名画的效果。虽不能亲临美术馆欣赏，但阅读纸质书是比看手机更好的方法。和手机画面只能有鲜艳的色彩不一样，阅读纸质书也能让我们体验到触感。

- 画的原名统一以英语标示。

- 收录作品以"画家名/创作年份/创作方法/实物大小/收藏地点"的形式标示。

  我们没能标示部分没有公开实物大小和收藏地点的作品信息，如果您知道请与出版社联系。

- 为了让读者体验到更好的阅读感受，本书采用裸脊装订，高级用纸印刷。

- 本书所使用的图档文件全部经由韩国 UHWA COMPANY 专业更新处理。

画的力量

THE POWER OF MASTERPIECE

[韩]金善贤 著　徐湘 译

北京联合出版公司

我相信画的力量

有时候用千言万语也很难准确表达出自己的感情，但是画却可以代替我们的语言，以"感觉"的形式来传达。因为站在一幅画面前，我们会突然发现自己的内心比任何时候都要坦白，可以非常有效果地释放压力，平静心情。这一点也从欣赏名画的人的变化的脑波中得到了确认。在画中我们找到了自我身心的最完美节奏。

以画来沟通和治疗是可能的。

我曾经见过一位寸步都离不开病房，完全不能动弹的癌症患者。他像是放弃了生的意志，关上了心灵之门。我要做的事就是直接去病房，将一幅幅画展示给他看。

当我让他看一张自然风景的名画时，他竟然情不自禁地流下了眼泪。他开始给我讲他的一生，尤其是童年时的趣事。我至今难以忘怀他忘掉时间，滔滔不绝向我倾诉的模样。

我第一次被画的力量给震惊到了。在这以后，我一直坚信画的力量，开始了20多年以美术去治愈人们内心的工作。

名画改变了我们。

在美术治疗过程中，我遇见了形形色色想要和我分享他们的压力和苦闷的人，有上班族、CEO、产妇、家庭主妇，也有痴呆症、抑郁症、癌症患者，还有不少青少年和儿童。他们中的大多数通过欣赏优秀的画作，引起了自我内心的变化，比如因担心体形问题而产生的产后抑郁症，或者因为工作带来的压力问题，都在某一瞬间减轻了很多。拒绝上学的问题少年顺利地考上了大学，曾试图自杀的患者重新找回了生命的意义，痴呆症患者坚持美术治疗三年，重新变得欢快活泼，等等。这一切都归功于画的力量。

"工作—人际关系—金钱—时间管理—自我"。

以上是我们在日常生活中最容易受到压力并被其影响的五个方面。本书中所选取的名画都是在我的临床实践中最有效果的。

在种种关系中感受到压迫时，要先尝试着打开自己的心门。职场人因为种种压力而烦恼时，要想办法安下心和保持自信。此外，名画也可以使我们超越时间和金钱的次元，更加全面地审视自己。

希望各位读者用心去感受画的力量，你会有新的变化和飞跃。

金善贤

目录

我相信画的力量 　　　　　　　　　　　　　　　　4

Work　如何快乐地工作

如果想在工作时感到快乐，必须做到以下三点：一定要胜任自己的工作；不要做得太多；从工作中可以获得成就感。

——约翰·拉斯金（John Ruskin）

但想要完全做到以上三点并不是件容易的事，我们经常会在工作中受到压力。这一章选取的名画可以使我们头脑清醒，集中注意力和恢复体能，可以帮助我们在积极地工作过程中获得快乐。

01　为辛苦忙碌一整天的您准备的夜间露天咖啡馆　　14
02　圆形、红色，以及体能　　18
03　什么都不做、什么都不想的自由　　24
04　随手随意去做　　28
05　给予我帮助的人们　　32
06　想得到新鲜创意的话　　36
07　想要化解烦闷的话，就去红色的房间吧　　42
08　我也想积极地工作　　46
09　学习的热情　　50
10　需要抚慰心灵的画的理由　　54
11　不想做的事带来的压力　　60
12　集中精力的最好氛围　　64
13　缓解紧张的黄色的力量　　68
14　去迎接倾注能量的瞬间　　72
15　请理解我的感情　　76
16　缓解不安的方法　　80

Relationship 想要良好的人际关系的话

人与人之间的关系往往让我们又爱又恨,感到很辛苦但又不能完全弃之不顾。这就是"人"。这一章收录的名画可以帮我们减轻人际关系中受到的伤害,慰藉我们的心灵,有利于建立良好的人际关系。

01	美丽的画究竟蕴含着怎样的力量呢?	86
02	给我们的内心带来平静安慰的画	90
03	对社交活动和人际关系有益的颜色	94
04	让我回头观望自己的画	98
05	独处时间的秘密	104
06	以新的视角去看待身边的人	108
07	成年后身边的人逐渐减少的他们	114
08	自己也感到迷茫的日常关系	120
09	对人失望的时候	126
10	因为嫉妒而导致的灵魂的痛苦	130
11	恨一个人的时候	134
12	适合在工作场合一起看的画	138
13	想要感受爱的激情	142
14	能够成为休息的关系	148
15	时时刻刻给予对方压力的人	152

Money 让金钱成为人生最亲密的朋友

金钱可以左右很多事情的结果和决定我们人生的处境。正因为这样我们不能把金钱作为敌人或者完全"奴役"它,而是要把金钱作为我们人生的好伴侣。本章选取的名画可以帮助我们重新思考与金钱剪不断理还乱的复杂关系,更为积极地设定我们的金钱观。

01 幸福离不开粉色 162

02 赚钱可以幸福的话 166

03 我成了富翁的话,也想要与人们分享 170

04 拥有世界上的一切是至高的着迷 174

05 被梦想开始的喜悦传染了 180

06 给我自己的休息 184

07 梦想成为明星 188

08 只是让心平和的画 192

09 比金钱重要的东西 196

10 努力工作而不觉辛苦的秘密 200

11 用画来把握自己的现实 204

12 放下金钱的负担 210

13 能赚钱的工作中,没有不费力气的 214

14 在未来,我们想要居住的风景 218

15 放下家长的重担 222

Time 肯定自己的时间

我们每天都在与时间做斗争,然后又与之和解,或是深陷过去的苦痛记忆之中,或是对于现在的诸多不满,又或是对于未来的恐惧。这一章收录的名画可以帮助我们更为自由地管理和把握宝贵的时间。

---

01 我带着怎样的期待生活   232
02 因为繁忙,非常没有精神的时候   238
03 我对未来充满了希望   242
04 就像心情放松的下班时间一样   246
05 被过去牵绊的你   250
06 客观地看待自我的问题   254
07 想要摆脱现在的我   258
08 女人教给我的三个人生阶段   262
09 撇掉对未来的不安   266
10 一次思考死亡的时间   270
11 诚实给予的生命教训   276
12 时间停止的世界   280
13 忠实于现在的时间吧   284
14 需要休息的瞬间   288
15 关于衰老   292

Myself 找到自我身心的最完美节奏

我们真的仔细地审视过自己的内心？这一章收录的名画可以让我们重新彻底审视自己，以画的力量帮助我们发现自我身心的完美节奏，从日常生活的种种压力烦恼中解脱出来。

01	哭泣是灵魂恢复的第一步	298
02	为了那些带着深深伤口的人们	302
03	我是怎样的人？	306
04	所有的责任都在宇宙中	312
05	给僵硬的身体送去活力	316
06	致不安分的青春	320
07	给了我非常多压力的人	324
08	体内的两种情感打架的话	328
09	自信不足的时候，喜欢看的画	332
10	渴望自由	336
11	原本的我	340
12	放松紧张的肌肉会更加轻松	344
13	拉紧松弛的自我的画	348
14	消气的方法	354
15	改变想法，看到自身的个性	358
16	造就了我的至高的画的力量	362

参考文献 366

你能想象到的都是真实的。

Everything you can imagine is real.

———————⋄———————

巴勃罗·毕加索　Pablo Ruiz Picasso

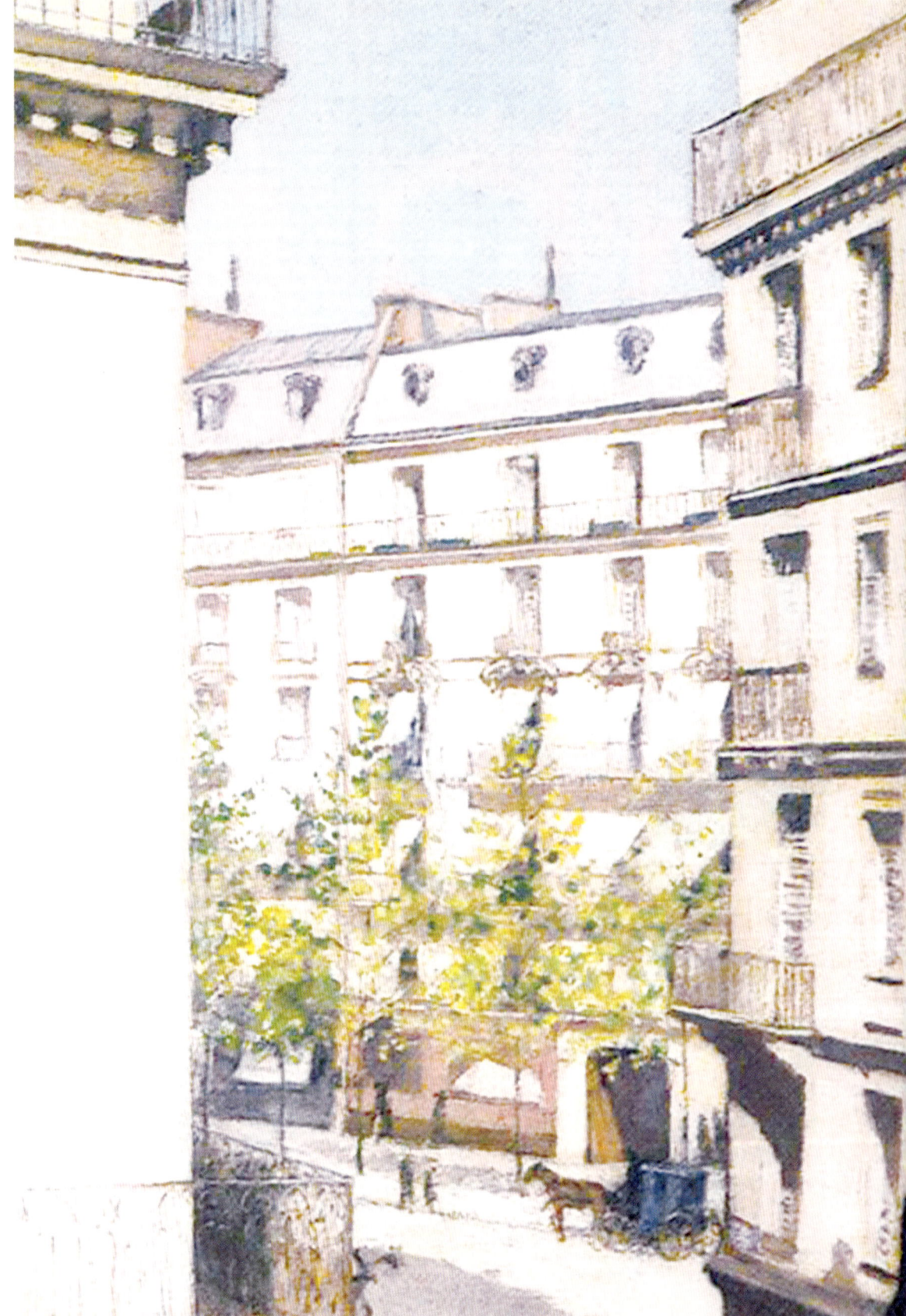

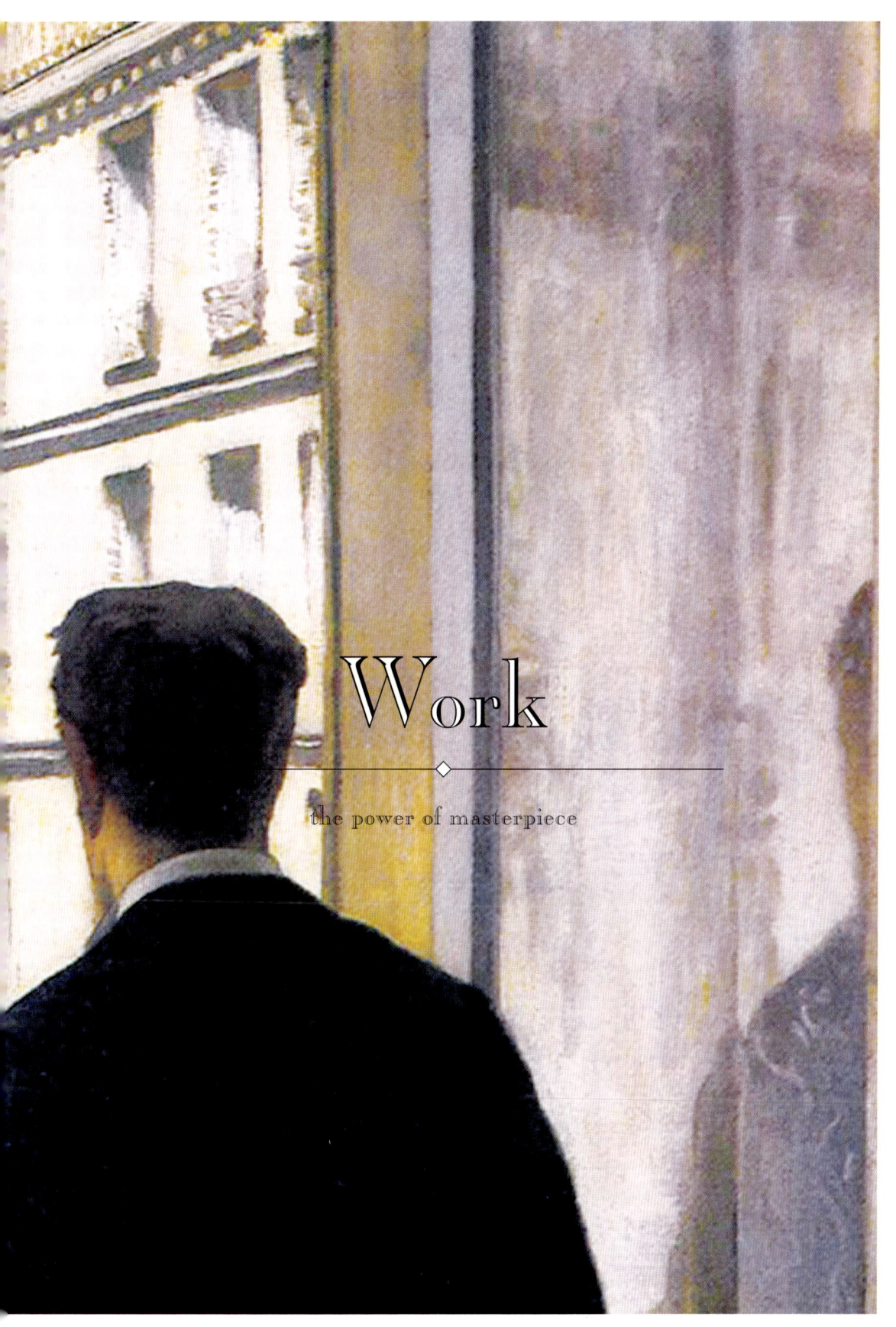

Work

the power of masterpiece

Work
01

为辛苦忙碌一整天的您
准备的夜间露天咖啡馆

文森特·凡高
Vincent Van Gogh

《夜间露天咖啡馆》
Café Terrace at Night

做任何事情都需要与人打交道。待人接物时，我们可以从语言和表情中感受到对方受过的伤害。人们经常会因为违心地压抑自己的真实感情，而感到筋疲力尽。即使是有资历的上班族，也只是善于隐藏自己那疲惫又受伤的内心，而并没有习惯受伤。

神经紧绷了一整天，到了晚上，脱掉紧紧束缚着自己的衣服，扔下沉重的背包，打开窗户看看吧。
一个可以欣赏夜空繁星的咖啡馆，能让你感受到夜晚新鲜的空气。

夜晚是怎样的时间呢?

白天要不停地应酬,不喜欢也要微笑面对,但到晚上就可以不用再和客户或者上司会面。夜晚用黑暗使我们不再关心白天的伤痛。

就如这幅画一般,在自然的星光映照下,在些许昏暗却不乏浪漫的空间中,和喜欢的人一起喝茶聊天,大大小小的内心伤痛也仿佛被治愈了。

咖啡馆也并非人来人往。假若每一桌都人满为患,一片嘈杂,便又会因人群而感到疲倦,所以凡高把前面的桌椅空了出来。心灵疲倦的人会喜欢这样悠闲的空间。

"累了一天了,找个清静的地方喝一杯吧!"这便是一个想说出这种话的空间——

为辛苦忙碌一整天的自己准备的夜间露天咖啡馆。

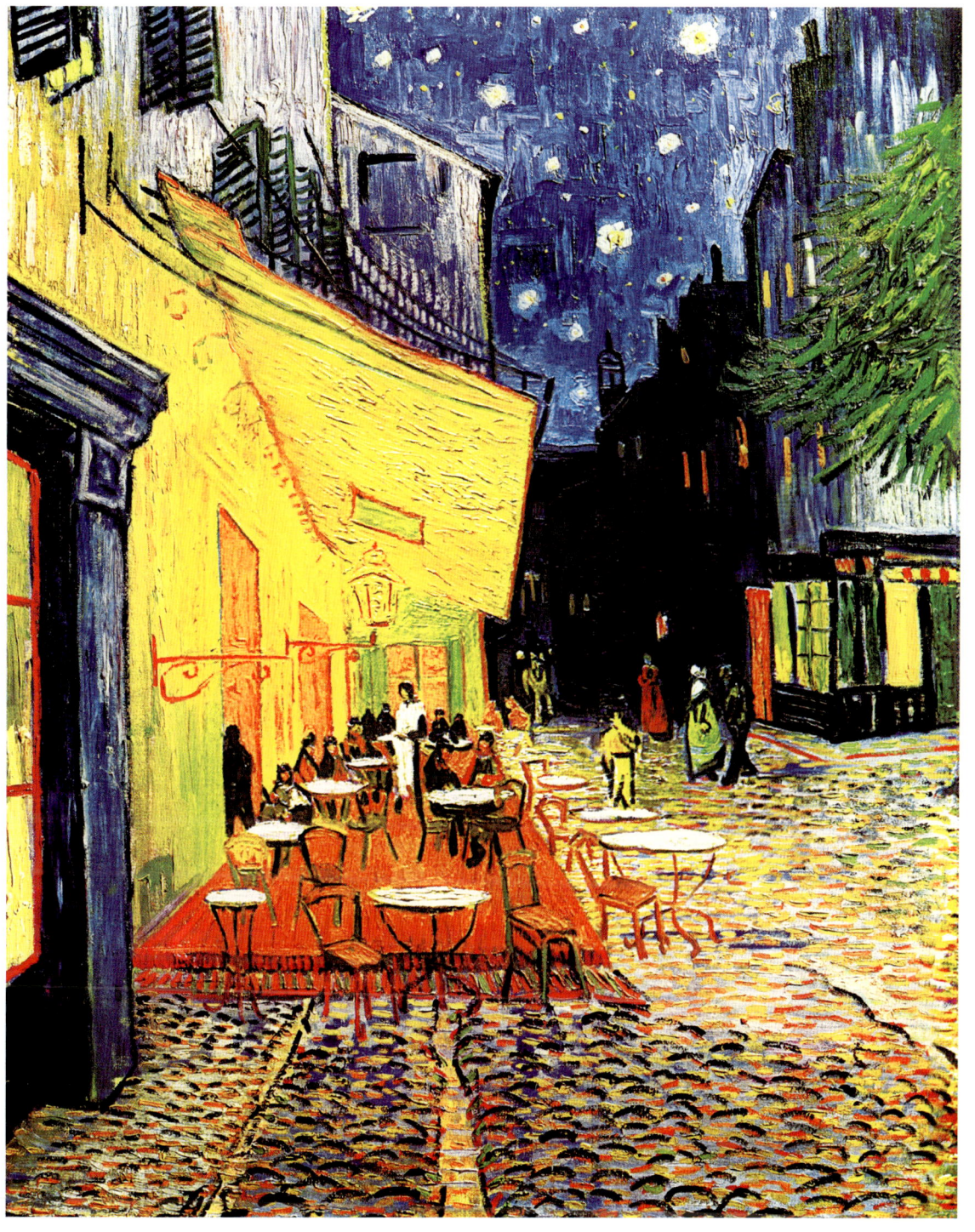

文森特·凡高 / 1888 / 布面油画 / 81 cm×65.5 cm / 库勒慕勒美术馆（Kroller Müller Museum）

Work

02

圆形、红色，

以及体能

瓦西里·康定斯基
Vasily Kandinsky

《正方形与同心圆》
Squares with Concentric Rings

这幅画

能够让你恢复被繁重事务

消耗的体能。

作品中圆形占据了绝大比重。

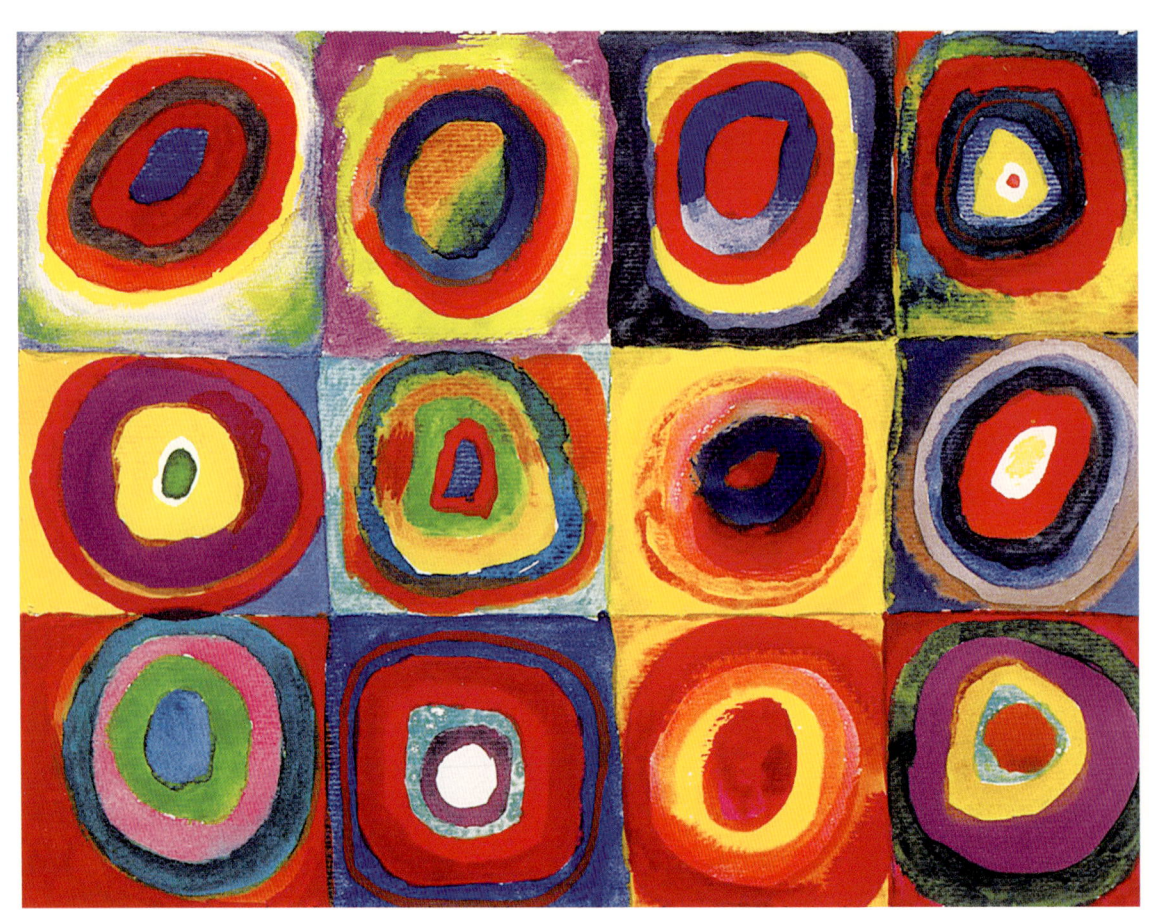

瓦西里·康定斯基 / 1913 / 水彩、水粉和白垩 / 23.9cm×31.5cm / 伦巴赫美术馆（Lenbachhaus Museum）

在梵语中,圆形被称为"曼陀罗"(mandala)。分析心理学家荣格(Carl Gustav Jung)在对咨询者的无意识分析中发现,许多咨询者画出了类似曼陀罗的纹样。之后,与曼陀罗相关的美术治疗也逐渐增多。

圆形是由没有起点和终点的线组成,象征着"永恒"。圆内的空间有着保护内部事物的意义。给这个圆形上色,可以帮助人类回归自己的内心。我们发现绘制曼陀罗这种美术治疗方式,在帮助治疗产妇、中年主妇和上班族的抑郁症等方面有着显著的疗效。圆形可以说是一种深入接触人类无意识的形态。

看一下这幅画,圆形的内部运用了强烈的暖色。能注意到所有格子里都使用了一种共同的颜色吗?这就是这幅作品能带给我们能量的秘密。

为什么斗牛竞技表演中要晃动红色的布呢?

事实上,牛是一种色盲动物。无论用什么颜色的布在牛眼前晃动,能够刺激到它的只是晃动的动作而已。使用红色的布,并非是为了吸引牛,其实只为引起观众的兴奋。

提到视觉的话,大家都会很容易想到就是去看。视觉是人类对于外部刺激反应最快的感觉,也和触觉、嗅觉、听觉等有着同时共感的特征。所以,色彩在美学以外,也同时有着物理学、化学、生理学、心理学等方面的功能。

荷兰阿姆斯特丹大学医学院的实验表明，一模一样的精神病治疗药物，用红色糖衣包裹起来能使人兴奋，用蓝色或绿色糖衣包裹却又有使人镇静的效果。我在一个观察实验中也得出了类似的结果。把20个幼儿园小朋友分到红色和蓝色的房间里，然后通过观察发现，红色房间里的小朋友乐于做肢体游戏，而蓝色房间里的小朋友则很多在做看书之类的静态活动。

这些说明红色能给人带来"向上"的效果。眼睛接收到的光线，通过对视网膜的刺激使肾上腺素分泌，由此加速血液循环、提升血压和体温，刺激神经组织。所以抑郁症治疗药物特别喜欢用红色来包装。

大家应该也发现了，这幅画中大量地运用了红色吧。

体力不支时，将这幅画放在书桌或墙边等近距离的地方，作为一剂"兴奋剂"也是不错的哦。

Work

03

什么都不做、
什么都不想的自由

古斯塔夫·卡耶博特
Gustave Caillebotte

《站在窗边的男人》
Young Man at His Window

当我们感觉到正在做的事毫无意义时,暂且放下手头的工作,环视一下周边事物会是不错的选择。

不要做特别的努力,尝试什么都不想地度过一段时间。工作压力大的人事实上更需要什么都不去做。不要认为这是懒惰的表现,它是通过思索在为创造打基础啊。

我想向大家介绍两幅可以带领我们进入这种"有意义的"无意义时间的名画。

首先来看卡耶博特的《站在窗边的男人》。
在只有自我的空间里,一个正在注视着外面景色的男人的模样。

你能看出来他在思考什么吗?

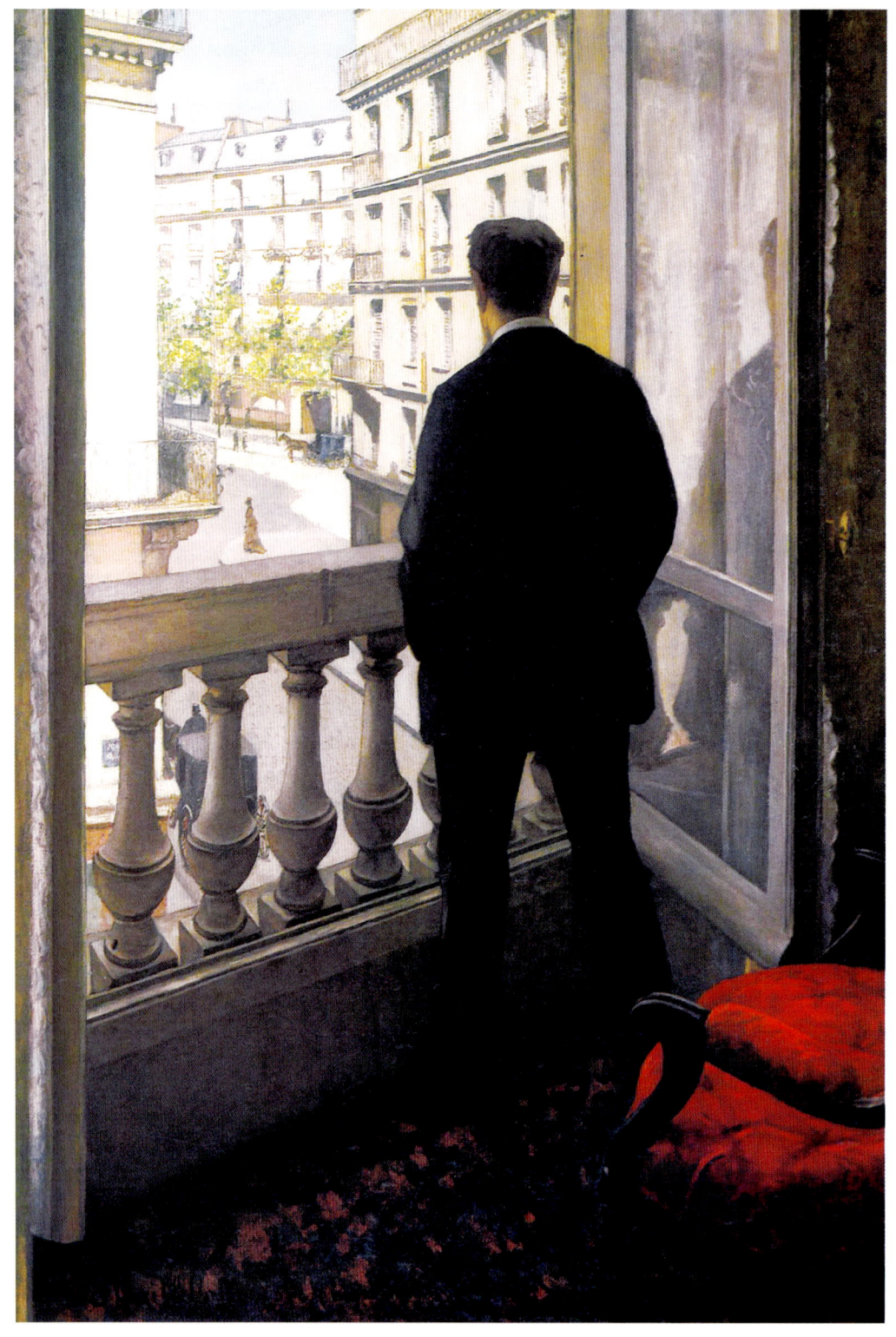

古斯塔夫·卡耶博特 / 1875 / 布面油画 / 117cm×82cm / 私人收藏

"今天午饭吃什么呢？""沙发座椅换成什么颜色呢？"相比这样关心性的想法，却看不出"其实什么打算都没有"。虽然只是一瞬间，却能感受到一种沉思的氛围。试着想一想自己的工作为什么毫无意义，自己因什么感到疲惫。

那个男人应该是明白的，而对于欣赏这幅画的我们来说它为什么会有帮助呢？

在欣赏这幅画的时候，情感通过视觉神经传递到了大脑。欣赏这一瞬间的情感和我们的内心是相连的，让我们的身体感受到伤心或快乐。因此在美术治疗中，最重要的一点是情感的触动，在释放压力的时候也应该更多地关注情感。

这幅画传递着一步就可以脱离，一下子就停止的感觉。我们常常是在"因为要做所以去做的工作"中忙碌，彼时不妨看一下这幅画，让内心感受到稍许的停歇。这对于多数没办法拥有无意义的时间的人来说是非常必要的吧。

Work

04

**随手随意
去做**

爱德华·马奈
Édouard Manet

《吹泡泡的男孩》
Boy Blowing Bubbles

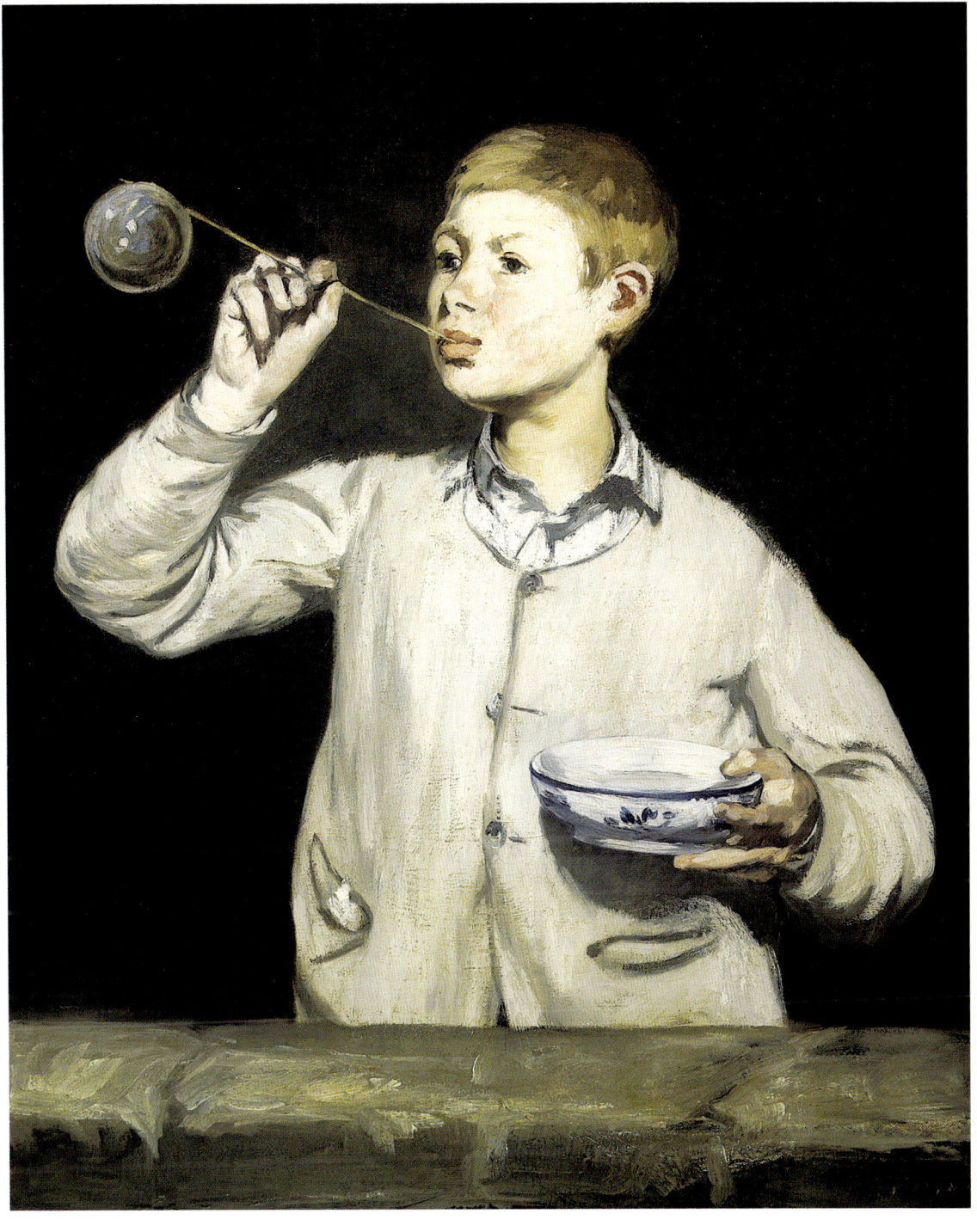

爱德华·马奈 / 1867 / 布面油画 / 100.5cm×81.4cm / 古尔本基安美术馆（Calouste Gulbenkian Museum）

在男孩的眼中，看不出"肥皂泡要吹得很大才行啊""吹破了怎么办啊"等想把肥皂泡怎么样的想法。

泡泡也没有吹得很满，嘴唇看上去也没有在用力，好像只是在很悠闲地呼吸，顺便把泡泡吹起来而已。

其实对于孩子来说，吹肥皂泡只是一件单纯、有趣的事情。一边吹着肥皂泡，一边冒出"要是吹破了还能干吗用啊""无论如何一定要吹得很大而且不能破掉才行""用吹泡泡去赚钱才行"等类似念头的人应该根本不存在吧？

不管是吹大就吹大吧，还是吹破就吹破吧，就吹肥皂泡这件事来说，有趣的地方就是这种偶然的效果。

对于总是说工作没意思而且感觉压力很大的人，我的建议是：不要总想着必须要去做点什么。我会告诉那些来咨询的人，不一定非要画得好，或是要把形态做好，只要顺着自己的双手和心去表达就可以了。

给一成不变的形态换一种颜色，或是干脆就换一种形态都会成就一幅崭新的画作。很帅气地完成最初不抱任何期待的作品时，会更加开心，更有干劲儿。

为了好结果而去努力做好工作，这种偏执有时会让我们疲倦不堪。

Work

05

给予我
帮助的人们

约翰·埃弗里特·米莱斯
John Everett Millais

《盲女》
The Blind Girl

电影《穿普拉达的女王》(The Devil Wears Prada, 2006) 中年轻上班族的迷茫和成长引起了许多观众的共鸣。主人公安德丽娅在一家顶级时装杂志社给总编做助手,努力把总编交办的难事一一做好,拼命去适应这一完全崭新的世界,但简直苦不堪言。需要关爱的质朴女孩安德丽娅渐渐发觉与身边的朋友生疏了,甚至连男朋友的生日聚会都错过了,这些改变自然让人感到失望。

有句俗话叫"忙得四脚朝天",如果像电影里的女主角一样,处于被工作淹没了的"眼盲"状态,就很容易观察不到自己身边的生活。像画中那个盲女一样,无法看到雨过天晴后出现的双彩虹。

这种状态下,如果连身心出现状况都无暇顾及,就成问题了。实际上,由于过度劳累导致的压力给身体带来的恶性影响是很严重的。持续积累压力的话,被称作"皮质醇"(cortisol)的激素值会处于一个高的状态。这是由于血脂和血糖一时升高导致的,由此还会激发疲劳症状、肌无力症,甚至引起肥胖、高血压、糖尿病等疾病。

对"眼盲"之人,这幅画的力量有如下三种:

首先是通过画暂时转移埋没的视线,使皮质醇指数下降的力量;

其次是通过黄色和红色这种暖色调给予身体能量的力量;

最后是小帮手的存在能给予安抚情绪的力量。

盲女的身边有一个年纪看上去不大,却很有用的帮手。这个小孩子似乎边看着彩虹边感叹着什么。

我们似乎能听见她在给看不见的少女描述着眼前的风景的声音。

"雨停了,天空中出现了两条彩虹。

"阳光照耀下,小鸟停在凝着水汽的金色田野里。"

被工作牵绊错过了太多东西的时候,请想一想在身边守护着你,给予你帮助的人吧。即使是比自己还要柔弱的人,你也能因为他们的存在,获得无法想象的巨大力量。

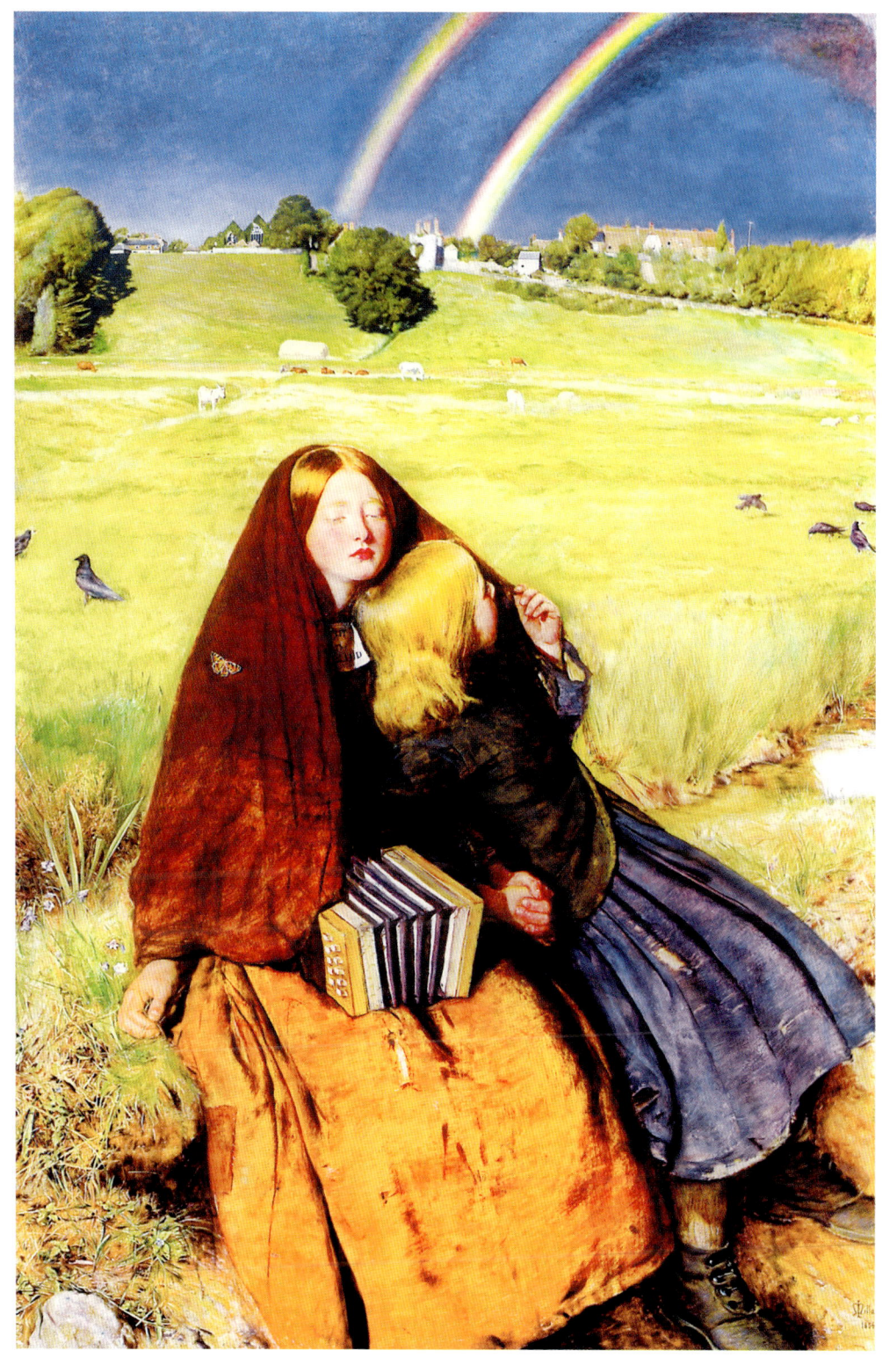

约翰·埃弗里特·米莱斯 / 1854—1856 / 布面油画 / 82cm×60.8cm
伯明翰博物馆和美术馆（Birmingham Museum and Art Gallery）

Work

06

想得到
新鲜创意的话

亨利·马蒂斯
Henri-Émile-Benoît Matisse

《波利尼西亚，天空》
Polynesia, the sky

《波利尼西亚，大海》
Polynesia, the sea

在日常生活中,每当烦闷透不过气的时候,释放压力的最好办法就是旅行吧。

从灰色的都市逃脱出来,看着蔚蓝色的大海和开阔的天空,内心的万般烦闷也都随之消失不见了吧。

在这两幅画里也是一样的。

看着天空或是大海,内心仿佛也是自由的。事物本身的蓝色带来的联想作用,也让我们有了一种自由的感觉。

色彩的联想说的是,我们在看到某种颜色的同时,会通过自身的经验或者心理作用,对某些事物或者感觉给出一个潜意识的反应。这种联想超越了个体差异,显露出社会普遍性,成为一种象征。法国国旗的三种颜色中,蓝色被用来象征自由,由此也可以看出,人类对于蓝色的情绪反应有着共通之处。*

> *从全世界人类喜好的颜色分布可以看到,蓝色一直保持在第一位。韩国人对蓝色有着特别的偏爱,比如像三星这种在韩国国内屈指可数的大型企业,选了蓝色作为 LOGO 的颜色,应该也是有这样的理由吧。

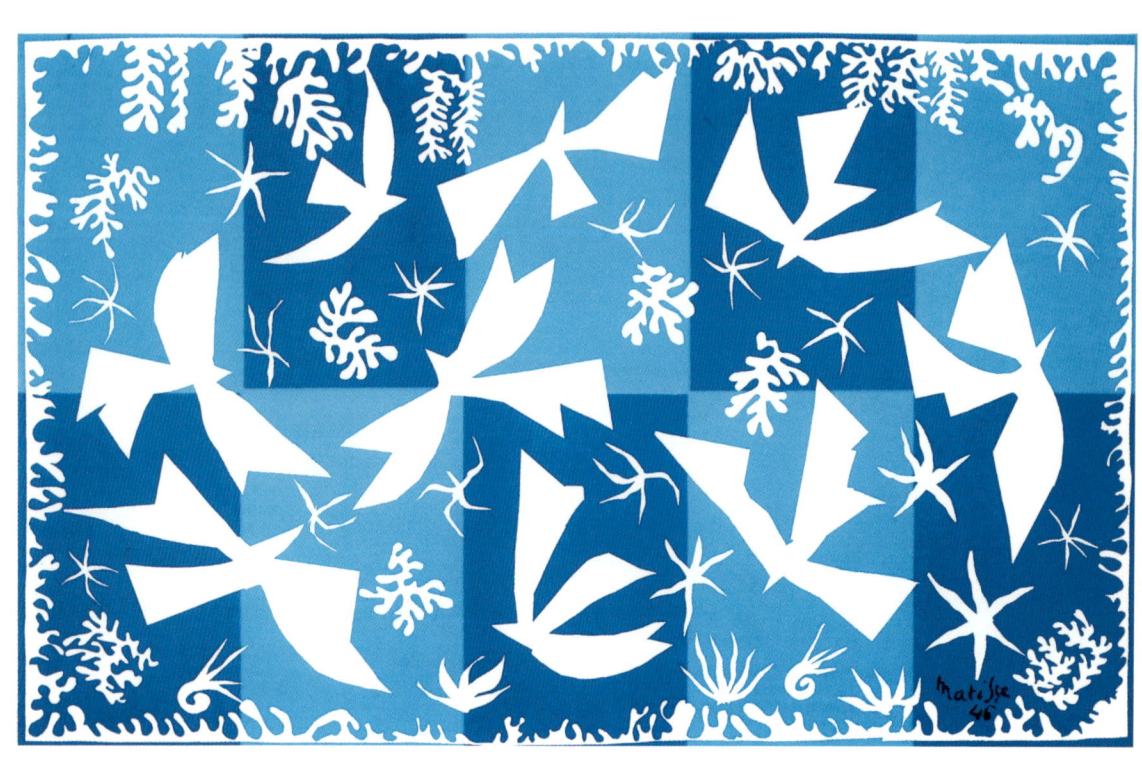

《波利尼西亚,天空》

亨利·马蒂斯 / 1946 / 水粉、贴纸 / 200cm×314cm / 蓬皮杜艺术中心(Centre Pompidou)

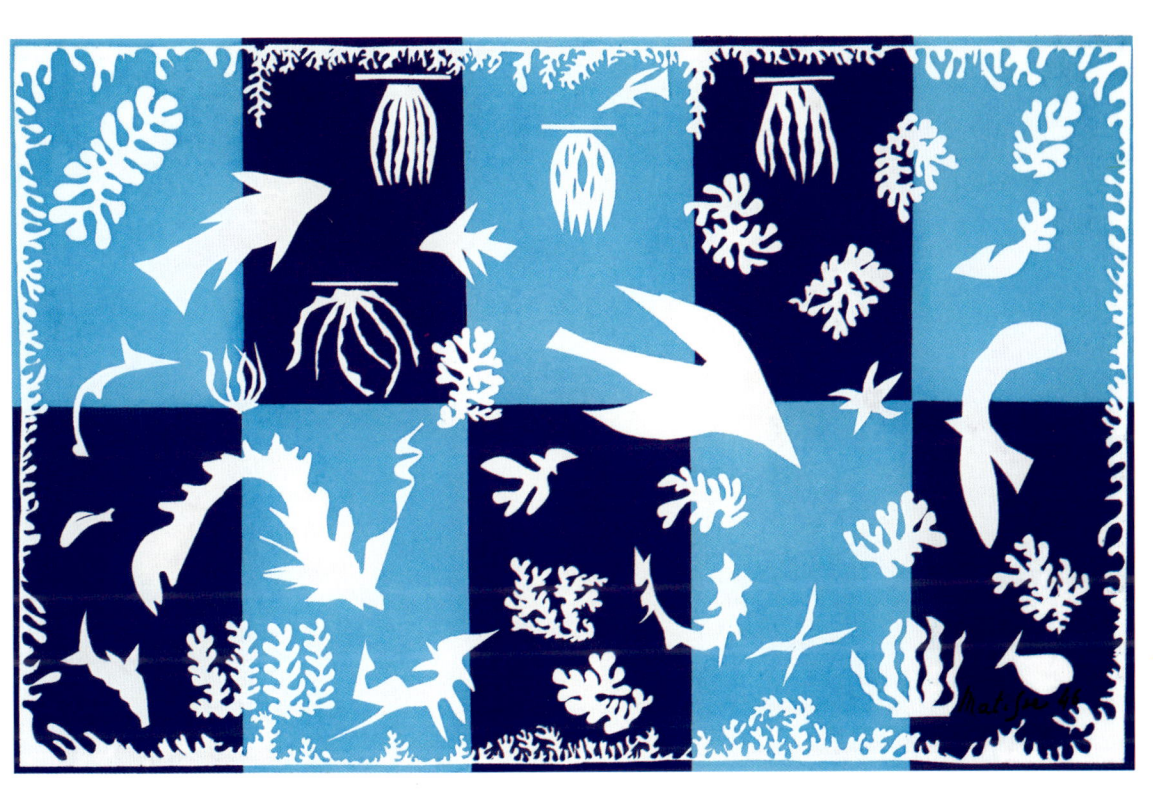

《波利尼西亚,大海》

亨利·马蒂斯 / 1946 / 水粉、贴纸 / 200cm×314cm / 蓬皮杜艺术中心

在工作中，有时会因为想不出新鲜的创意，感觉到烦闷。

大概是因为我们日复一日总是被"拘束"在相同的地点，过着相同的生活，体验着相同的感受。

每当面临这样的困顿，来一场寻觅自由的天空和大海的远行是再好不过了，但如果没有这样的机会，我们同样可以通过这两幅画得到充分的帮助。

马蒂斯在《波利尼西亚，天空》《波利尼西亚，大海》系列作品中，在色彩上对蓝色做了灵活的运用，同时也极力表现了天空和大海这样的空间。

"天空"中，使用色彩亮度高的蓝色，带来明亮轻快的感觉；"大海"中，用色彩亮度相对较暗的蓝色，使人联想到深海的昏暗部分和大海的深蓝色。

在天空与大海游走的事物的真实面目你能看得出来吗？

天空中似乎有大鸟飞过，大海里像是漂动着鱼、龙虾和海草。

不用眼睛、鼻子、嘴去感受，也不依赖于触觉，那么要如何直观地去了解它呢?

马蒂斯说，他在创作这幅拼贴画的时候，为了更接近事物最本质的特征，观察了超过300只鸟，并把每只鸟的形态绘制了200遍。正是通过这样的劳苦，创造了世界上最轻快最单纯的形态，给我们的眼睛带来了无与伦比的清爽感受。

让我们在蓝色的天空和大海中，在简简单单的"事物游戏"中,感受自由的出现吧。

Work

07

想要化解烦闷的话，
就去红色的房间吧

亨利·马蒂斯
Henri-Émile-Benoît Matisse

《红色的和谐》
Harmony in Red

在工作中,很多时候我们无法按照自己的想法去做,又会因为对最终结果不满意而生出各种烦闷的情绪。

这幅画可以帮助我们净化烦闷的情绪。

前面讲过,红色有使人兴奋的效果。所以我们可能自然而然地会觉得这幅画会使人更加烦闷。但情绪的高涨和喷发也有着像缓解压力这样的反面机能,所以烦闷的时候看到红色也绝对不会是坏事。

相同的例子还有,蒙克(Edvard Munch)那幅布满血色云彩、充满惊愕的《呐喊》(*The Scream*),无力的人会挑选出这幅画,但非常生气、情绪高涨的人也会选这幅画。

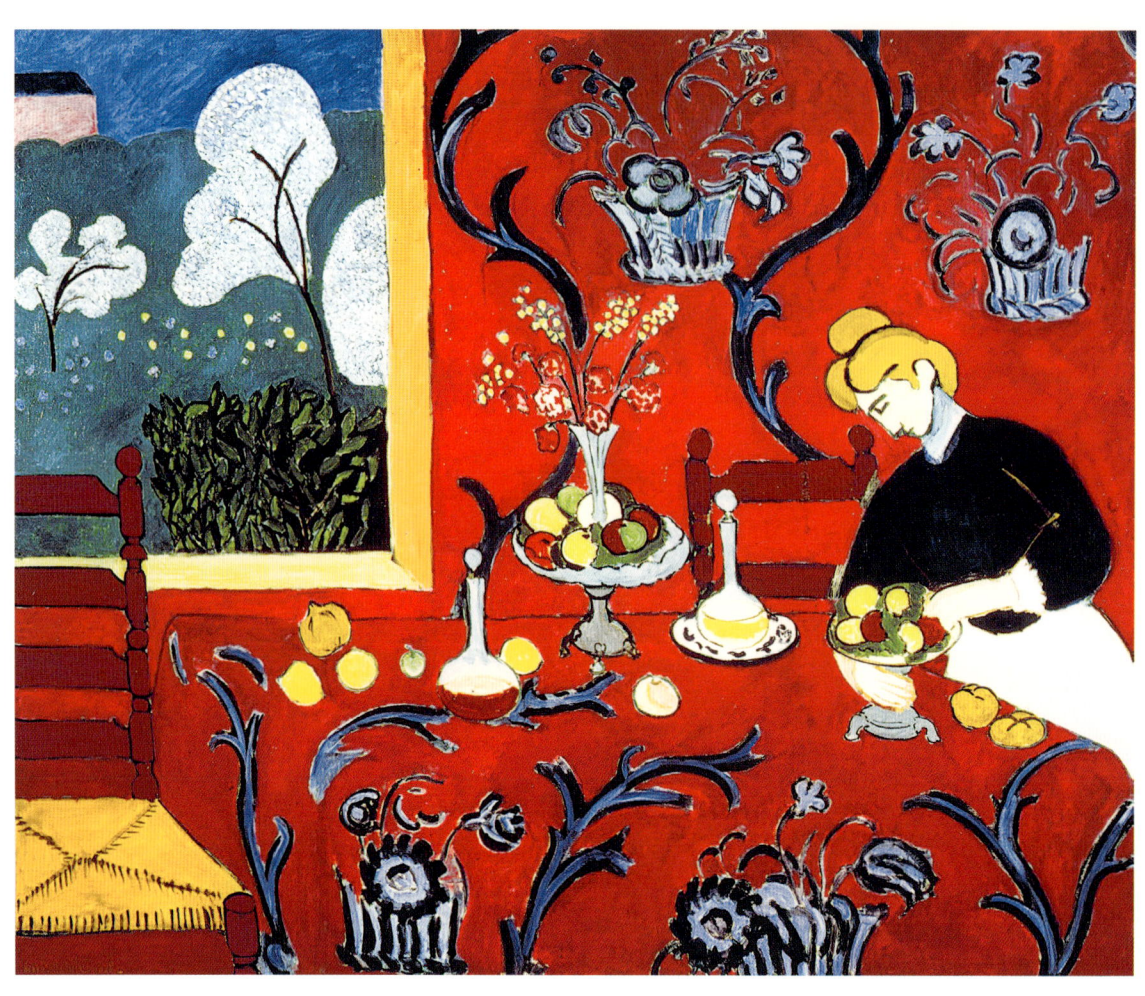

亨利·马蒂斯 / 1908 / 布面油画 / 180.5 cm×221 cm / 艾尔米塔什博物馆（Hermitage Museum）

让我们再来看看这幅画吧。虽然是在红色的房间里,但主人公却自顾自地做着自己该做的事情,这一场景也会影响到我们的情绪。仔细看一下她的表情。我们看不到丝毫忧虑,她在默默地享受着自己做的事情。

餐桌上是给人正能量的黄色水果,窗外是能让心灵得到休息的绿色空间。虽然在整幅画中,红色是主导色,但并没有让观众感觉到任何压抑,反而让他们把怒火平息了下来。

这幅画确实像它的名字一样,
有种"红色的和谐"之力。

Work

08

我也想
积极地工作

亨利－朱里斯－让·若弗鲁瓦
Henry-Jules-Jean Geoffroy

《教室里学习的孩子》
The Children's Class

人是一种"关系的存在",因此心理动机也会受到社会环境的影响。其中,单纯由于他人的存在而造成的自我行为提高的现象被称为"社会助长作用"(social facilitation)。有妨碍因素存在的时候,比如在人很多的图书馆或者咖啡店时,如果旁边的座位有一个塞着耳机做自己事情的人,我们也会不由自主地集中精力。类似的事情我们或多或少都经历过。定义"社会助长作用"这个词的社会心理学家弗劳德·奥尔波特(Floyd Allport)说,仅仅由于他人的存在,视觉、听觉上受到的刺激反应会大大提升。

在无法专心学习和工作时,这幅画自带的气质会不经意间地改变我们的烦躁心态。比起真诚的指点、家人的唠叨,甚至自己下定的决心,他人认真做事的风景更能成为我们积极向上的源泉。

画卷呈现了天真烂漫的孩童世界，画家若弗鲁瓦把我们带入了一间19世纪的法国教室。

这些清纯的孩子们在展示着各自的个性：向老师积极提问的、独自看书解题的、跟朋友说着什么的、盯着坏了的文具的、站在那目不转睛看书的……全都是在课堂上用功的模样。

看到一丁点儿大的小孩子尚且如此，那么我也会在不知不觉中产生想要学点什么做点什么的想法了。

一个个粉嘟嘟的小脸蛋，配上灰色和褐色的背景色，再现了安静课堂上集中精力的气氛，更加衬托出孩子们的热情。

顺便说一下，这幅画是受法国教育部委托而画的。

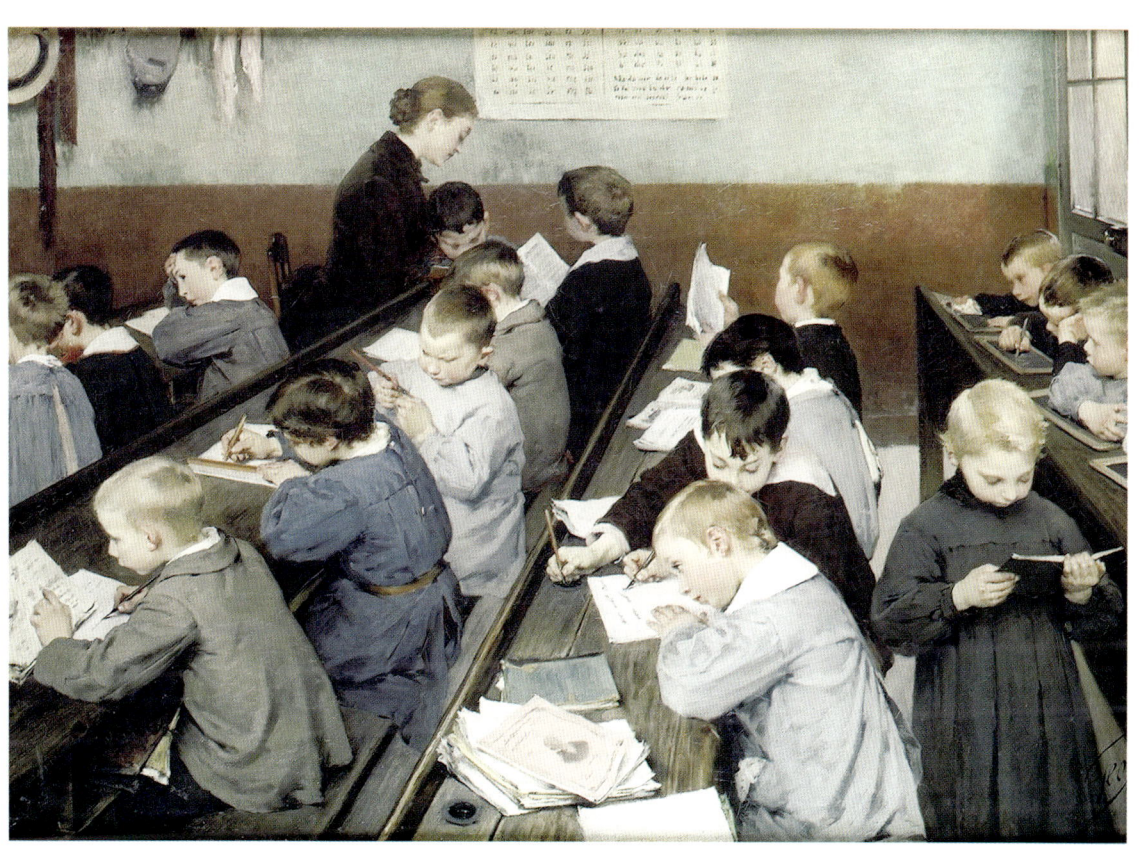

让·若弗鲁瓦 / 1889 / 布面油画 / 法国教育部

Work

09

学习的热情

让-巴蒂斯特-西梅翁·夏尔丹
Jean-Baptiste-Simeon Chardin

《年轻的女教师》
The Young Schoolmistress

哲学家阿兰·德波顿（Alain de Botton）这样评价过这幅画的作者夏尔丹，他是一个仅仅通过画女人们在家里做事或者午后的阳光照在陈旧的陶器上的场面，就能将整个人生观都表现出来的艺术家。

正如他所说的那样，这幅画里只有两个人物，描绘的也是日常生活里很普通的一个瞬间，但整幅画却充满了热情的气息。

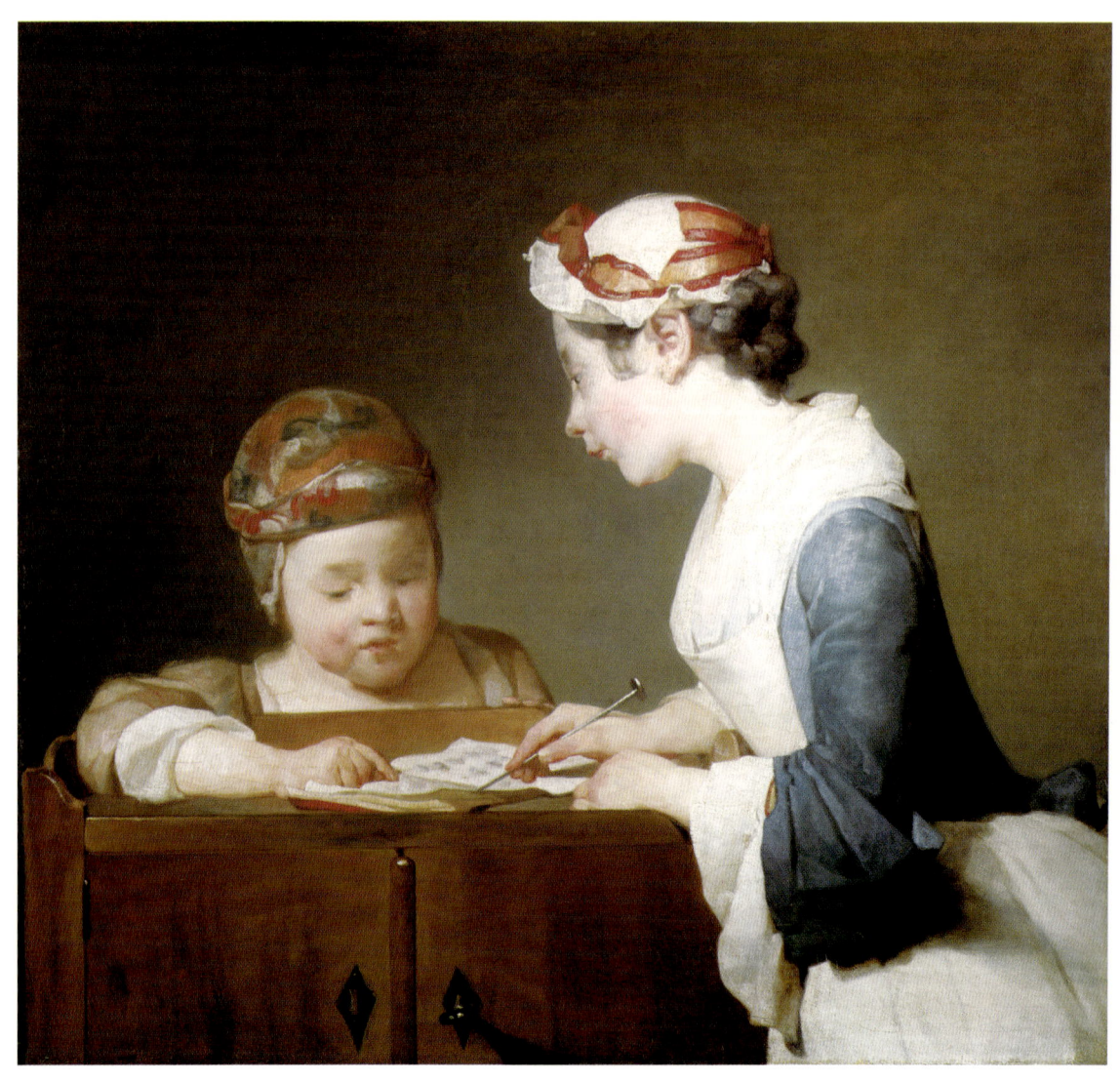

让-巴蒂斯特-西梅翁·夏尔丹 / 1735—1736 / 布面油画 / 62cm×67cm / 伦敦国家美术馆(The National Gallery, London)

这幅画的题目是《年轻的女教师》。虽然已是教师,但看上去只是个未经世事的年轻人吧。从嘴角的线条可以感觉到她正在说着什么。

老师在如此认真地指导,孩子听懂了没有呢?
虽然不知道孩子到底有没有听懂,但可以确定的是老师是很认真的。
小孩子大大的脑袋,胖乎乎的模样,有模有样地在书本上指画着。

画中的孩子不经意间就能带给我们一种好有趣的感觉,可能是她那看上去有些奇怪的帽子的缘故吧。因为到了学校只能老老实实地坐下来学习,所以就没有去。那顶帽子似乎也不是妈妈给戴上的,像是自己随手就扣在了头上,小耳朵正在努力地挣扎着钻出来。

这幅画中没有特别的动作,却能让人从他们认真的模样中感受到生命的活力与热情。另外,两个人可爱的样子也令人会心一笑。

Work

10

需要抚慰
心灵的画的理由

埃德加·德加
Edgar Degas

《去外省赛马场》
At the Races in the Countryside

"只是想做些设计工作,
但有时却感觉与人打交道
成了最主要的任务。"

就像有句话说的那样,"想做的事只有一个理由,不想做的事却有一万个理由",去做一件不想做却又不得不去做的事会受到很大的压力。

为了做喜欢的事还能暂且忍耐一下,但也还是不能够无视这样的压力。先不管悲伤或难言之隐,有时候对待喜欢的事情的热情也会慢慢被压力吞噬掉吧。对这样的情绪我们一定要加以管理,那么在这里能够提供帮助的便是德加的这幅《去外省赛马场》。

"我非常喜欢这幅画呢。"

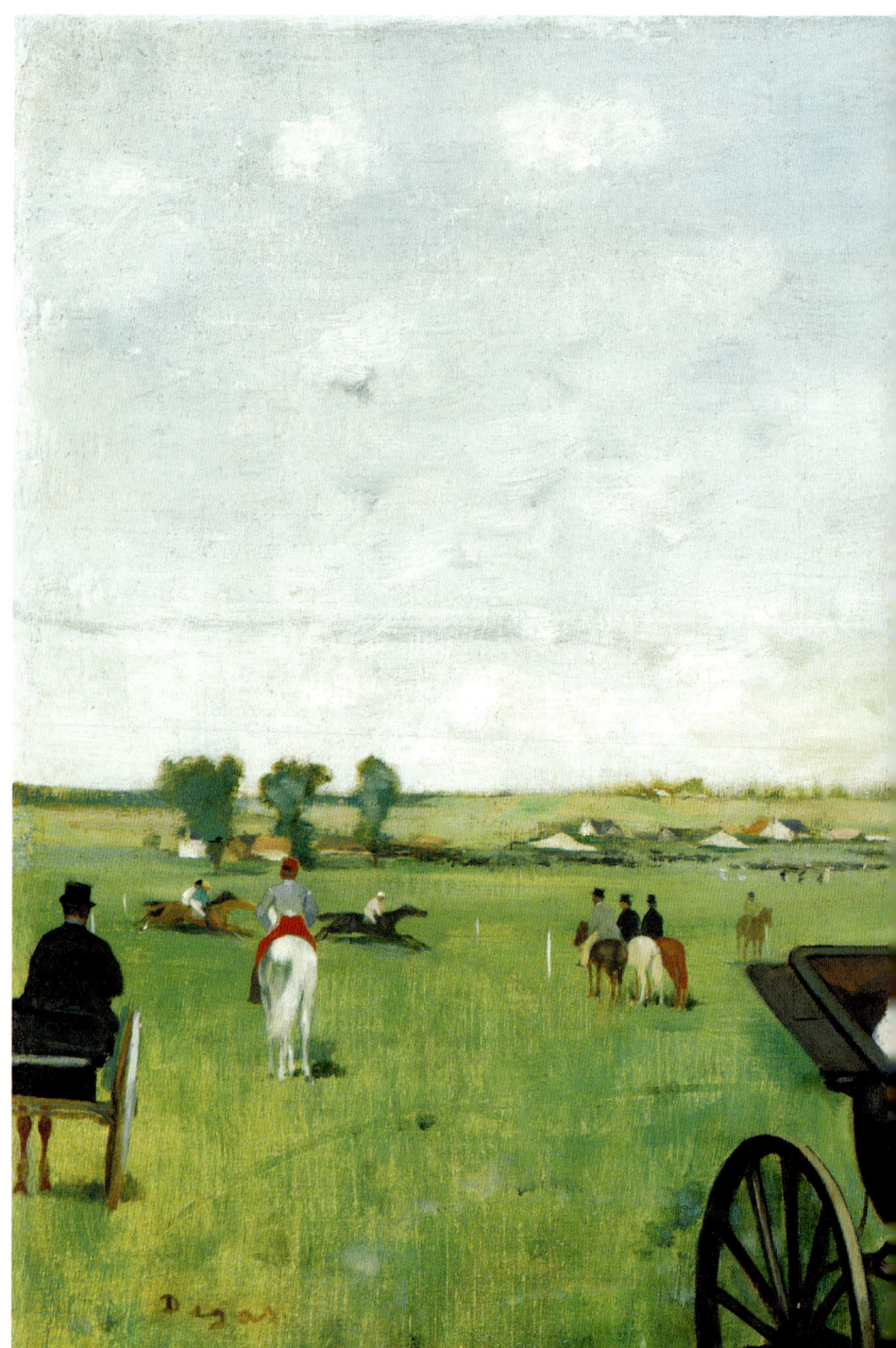

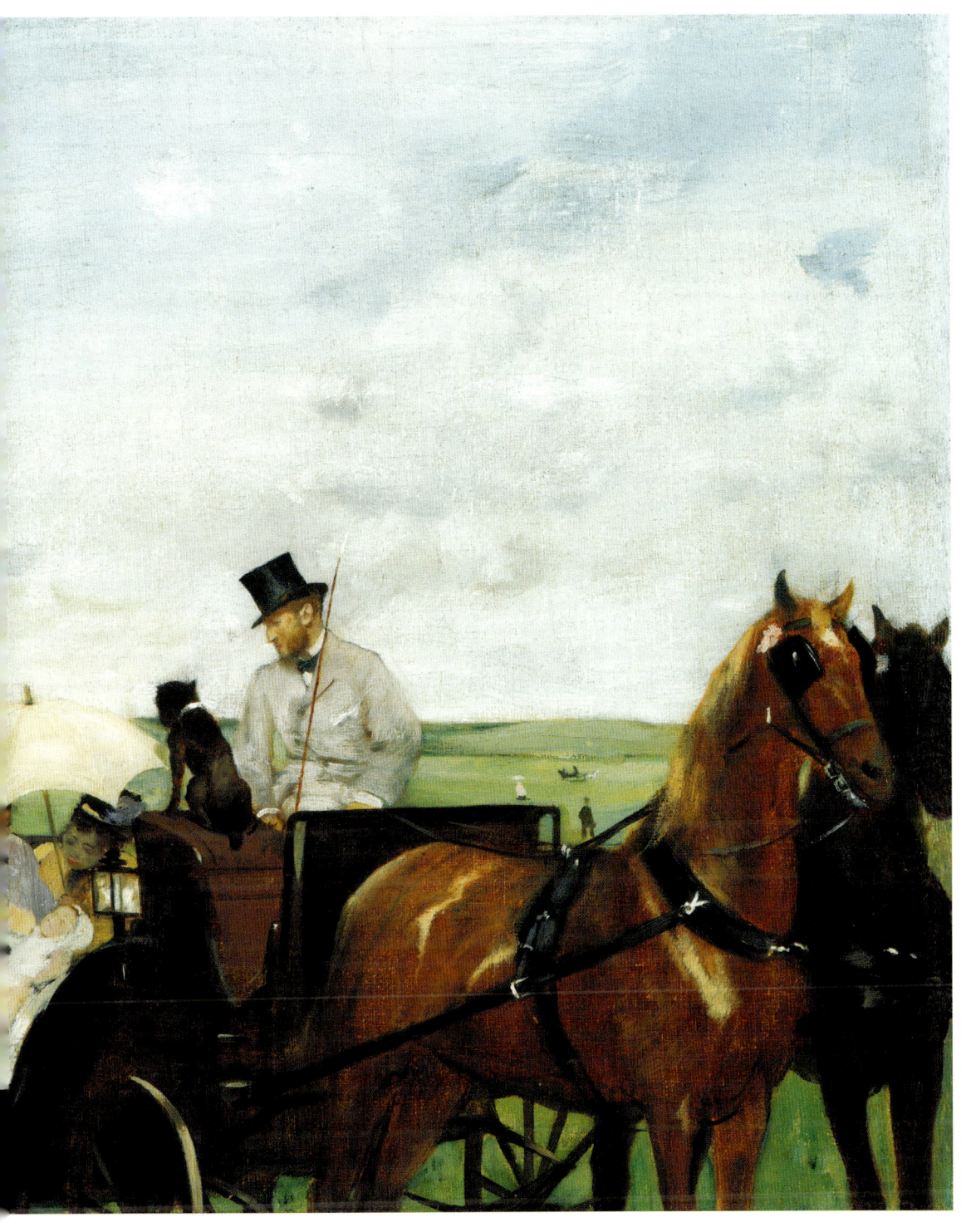

埃德加·德加 / 1869 / 布面油画 / 36.5cm×55.9cm / 波士顿美术馆（Museum of Fine Arts, Boston）

"为什么喜欢这幅画呢?"

"天空非常辽阔,草原仿佛一望无际。"

许多带着类似的问题来我这里面谈的咨询者都这样回答。事实上,描绘广阔天空和大草原的画除了这幅以外,还有许多。那么唯独这幅画能够抚慰人的心灵,总归是有它自己的原因吧。

大家察觉到了吗?

让我们来仔细看看前面的两匹马。

谈到"马",我们脑海中会浮现出怎样的画面呢?

最先想到的应该是"奔驰"吧。最直观的一定是马儿充满活力地奔跑的样子,连肌肉的线条都会显现出来。

然而在这幅画中,马并没有在奔跑,而是站在那里。

假若画一匹奔驰的骏马的话,马就好像一直拼命工作似的,会给观众带来疲劳感。虽然画中的这些马都拴着缰绳,却显露出"愿不愿意都得奔跑"的感觉。

宽阔的草原上"站立"着的马,我们从它们身上感受到了惬意的情绪。

Work

11

不想做的事
带来的压力

贾科莫·巴拉
Giacomo Balla

《被拴住的狗的动态》
Dynamism of a Dog on a Leash

与前面那幅画正好是

一种相反的景象吧?

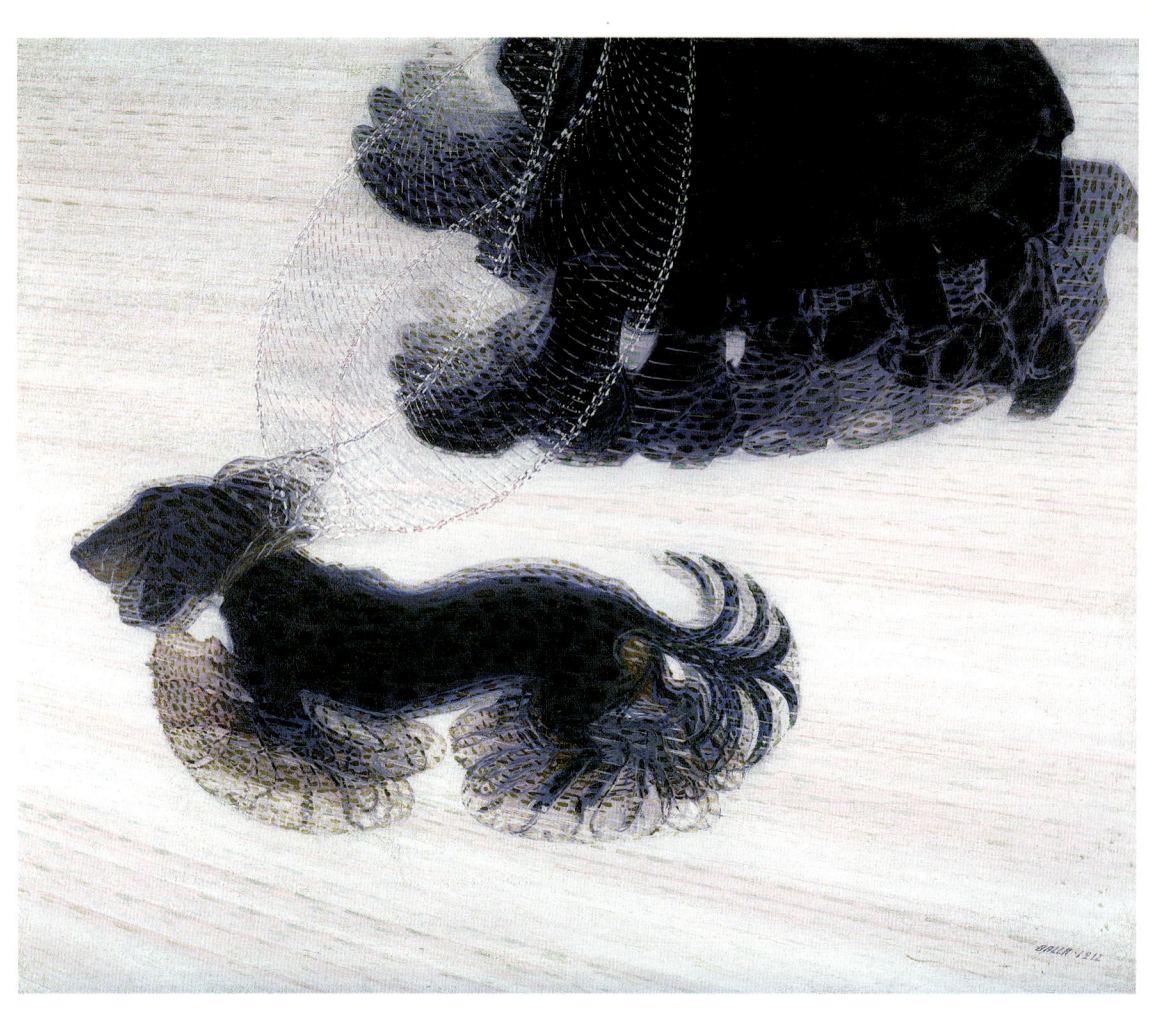

贾科莫·巴拉 / 1912 / 布面油画 / 95.57cm×115.57cm / 奥尔布赖特-诺克斯美术馆（Albright-Knox Art Gallery）

我们看到一只打扮夸张、被绳子拴着的小狗,但四只脚还在嗒嗒嗒地乱动弹。

然而因为不想做的事感受到压力的人看到这幅画时,有些体会到了疲劳感,但更多的是笑出了声呢。

单单从《被拴住的狗的动态》这个题目来看,就觉得会很可怜,一点都不好笑。

四只脚在努力地蹬着,连形体都看不太清楚了,白费力气地重复这样的动作让人看着很觉好笑呢。

看这幅画时会"啊,是啊"地略有所感,噗地一下笑出声来就好了。这就已经可以把压力释放了。

Work

12

集中精力的
最好氛围

乔治·德·拉图尔
Georges de La Tour

《抹大拉玛利亚与冒烟的烛火》
Magdalen with the Smoking Flame

很多时候我们想要聚精会神做一些事情,却发现没办法集中精力。这时候我们要怎么办呢?

去除周围分散人心的东西,试着把亮度和噪声控制在一个合适的程度。

由此可见,集中精力不仅需要自我内心的掌控,周边的氛围也是一个很大的因素。

因此，我们可以尝试着看一幅有着明显聚精会神的氛围的画，这种"感觉"会传达到我们的大脑，从而提高我们的集中力。乔治·德·拉图尔的这幅《抹大拉玛利亚与冒烟的烛火》就是这类代表性的作品。

一个女人一动不动、聚精会神地对着一盏烛火。

四周都是昏暗的，唯独中间的部分是有亮光的，我们的目光也会集中在那个亮点上。

一团聚集的烛火，简单色彩处理过的光线映衬着皮肤和衣服。

那么假如这幅画中的光源并不是烛火而是明亮的电灯，又会是怎样的一种效果呢？

让我们来想象一下结婚典礼的灯光吧。没有一处昏暗的角落，到处都是明晃晃的。与此相比，烛光却可以将视线焦点集中到一个特定的部分。

除此之外，许多精神压力比较大的人也对这幅画青睐有加。

当我们需要一个安静的窥探自我的冥想时间时，这样的"氛围"或许能够提供帮助吧。

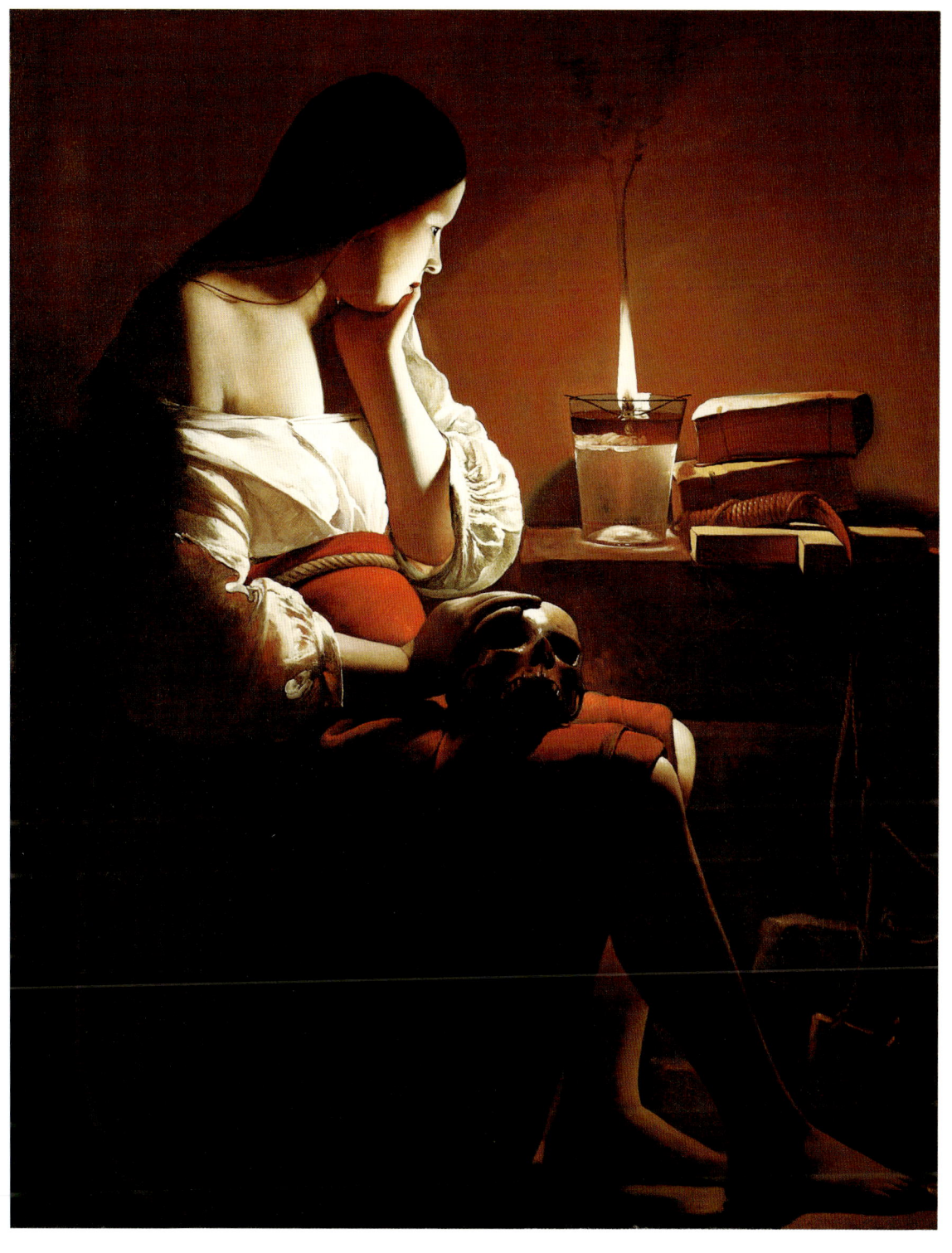

乔治·德·拉图尔 / 1640—1645 / 布面油画 / 128 cm×94 cm / 卢浮宫博物馆（Musée du Louvre）

Work 13

缓解紧张的
黄色的力量

保罗·高更
Paul Gauguin

《布列塔尼女人在祈祷》
Breton Woman in Prayer

我们在一些重大事情的前夕，或是对什么事情有着非常热切的期盼时，会感到特别紧张。这幅画便可以帮助我们缓解紧张情绪、平静内心。

一个女人正在做祷告。后面的背景并非昏暗的单色调，而是一派世俗景象。她像是在为一件即将来临的大事做祷告。

但是作为观者的我们并没有感到极度紧张，反而觉得非常平静。

首先，这里"黄色"的力量十分醒目。

我们在自然界中什么时候会看到黄色呢？成熟的谷物和发光的太阳的本色就是黄色。就像收获时的喜悦和太阳带给我们的无限能量一样，黄色始终都是一种蕴含着明快本质的颜色。因为失误或者紧张，内心感到恐惧的时候，抛开那些负面的想法吧，以明亮的正能量思维去面对。长久以来，许多画家都把黄色作为希望的象征。也正因为这样，黄色所带来的力量也在不知不觉中积累在了我们的认知中。

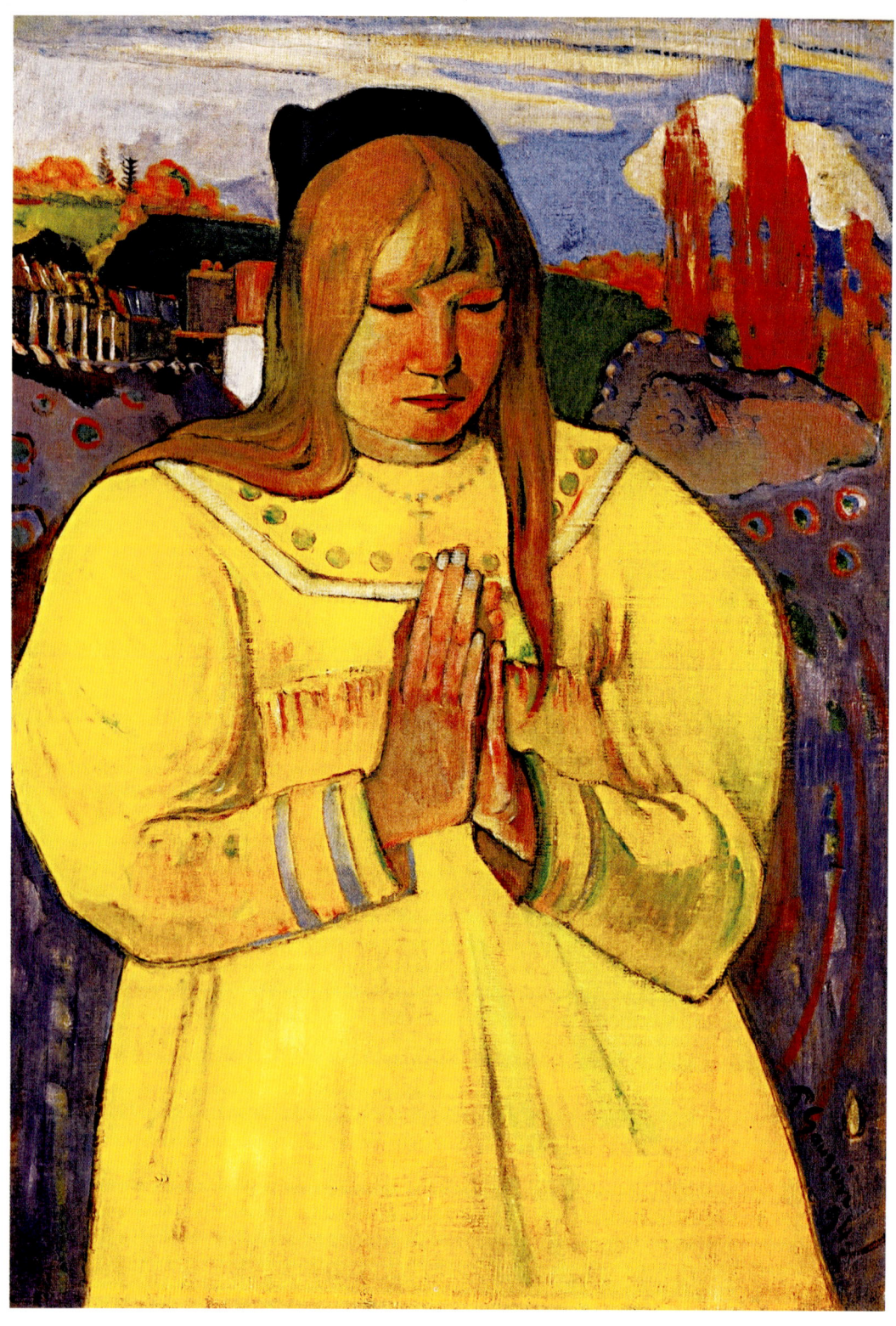

保罗·高更 / 1894 / 布面油画 / 65.3cm×46.7cm
斯特林与弗朗辛·克拉克艺术研究院（Sterling & Francine Clark Art Institute）

高更对女人的穿着又是怎样表现的呢？丰满宽阔的形体就像要充满整个画面一般，衣服的质感像是温暖的天鹅绒，给人一种想要投入她那温柔的胸怀的感觉。像这样的颜色或材质能通过视觉因素给人身心带来很大的放松。

如果你是在重要的会议、面试，或者考试前夕很容易紧张的人，希望这幅画可以让你的身体放松，心境平和。

Work

14

去迎接倾注
能量的瞬间

葛饰北斋

《神奈川冲浪里》

当我看到这幅画的时候，会想到昆汀·塔伦蒂诺（Quentin Tarantino）导演的电影《杀死比尔》（*Kill Bill*，2001）中的一个场面。那个场景是用日式动画来表现的，讲的是一个女人对庞大组织的残酷复仇情节，让人印象深刻。灵活运用的明亮高对比度镜头，暴力的苦痛与冰冷的刀锋，激烈的血腥场面，这一切都让人记忆犹新。

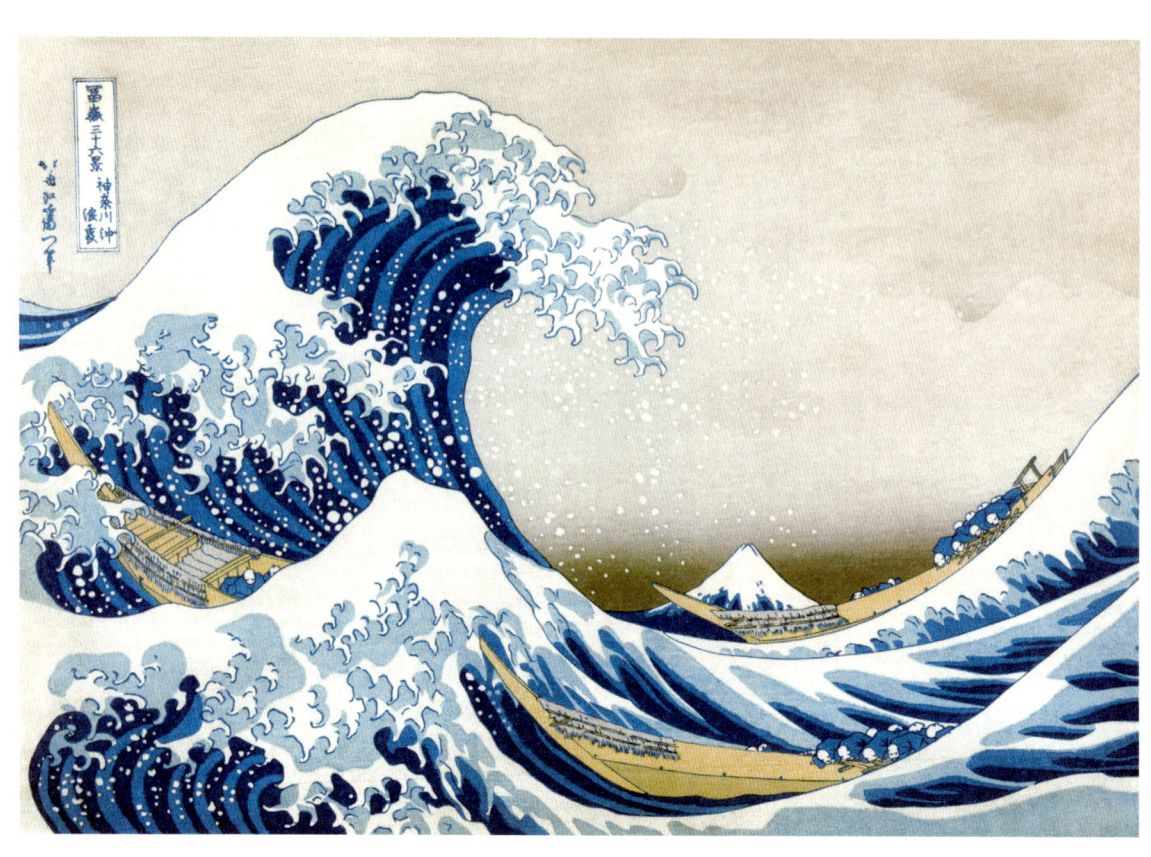

葛饰北斋 / 1829—1832 / 版画 / 25.7 cm×37.8 cm / 吉美国立亚洲艺术博物馆（Musée national des Arts asiatiques-Guimet）

这幅画就像相片一样，捕捉到了自然界的巅峰活力。从亮白色的巨浪到深蓝色的海水，色彩有着鲜明的反差，却呼地一下把强烈的能量带给了我们。画在巨浪下的船只，仿佛也在随着波浪摇动。侧重于左边的构图方式，也给我们极强的视觉冲击。

我们在工作的时候有时会感觉到一下子许多事都挤在一起了。或许我们在当下会感觉工作真的很繁重，但完成之后回头再看，却因此积攒了很多的经验和阅历呢。

如果现在很辛苦，那就感受一下这痛快的
巨浪，给自己加满油！

Work

15

请理解
我的感情

胡戈·辛贝里
Hugo Gerhard Simberg

《受伤的天使》
The Wounded Angel

这是一幅不同的人看了会做出不同阐释，发出不同感想的画。

有人觉得，抬着东西的孩子的表情很不好，应该是正被榨取血汗的儿童。"天使也会受伤吗？"也是因为这样有点滑稽的情况理解起来有些困难。

我们应该把目光转移到中间位置的天使身上，她头缠绷带，手紧紧抓住担架的样子看起来真的很痛苦。

所以这幅画主要是为了让
灰心丧气的人重拾信心与力量。

"灰心的人看到这幅画不会更伤心吗？"
各位应该也会有人有这样的疑问吧。

补充替代医学中有一种治疗方法叫作"顺势疗法"。

比如,当我想吐的时候不要说"坐下休息一下",而是说"去吐吧",反而会让胃更舒服一些吧。

当我面临问题A时,不要因为A是当前正面临的问题,就去否定它,反而同化成A,或许能得到更多的慰藉。

我在伤心的时候听到欢快的音乐心情会变得更糟,反而有一次,因为听到了悲伤的音乐悲痛得到了缓解。

类似这样,人们在寻找与自我感情相似的理解方法。

灰心的人将受伤的天使和自己等同看待,这也是一个有效的治疗环节。再加上天使并没有放弃自己,连手无缚鸡之力的孩子都在帮助她,自我在不知不觉中也从中得到了慰藉。

现在正处在瓶颈期,或是对某项结果灰心的人,请和画中的天使一起休息一下再继续前行吧。

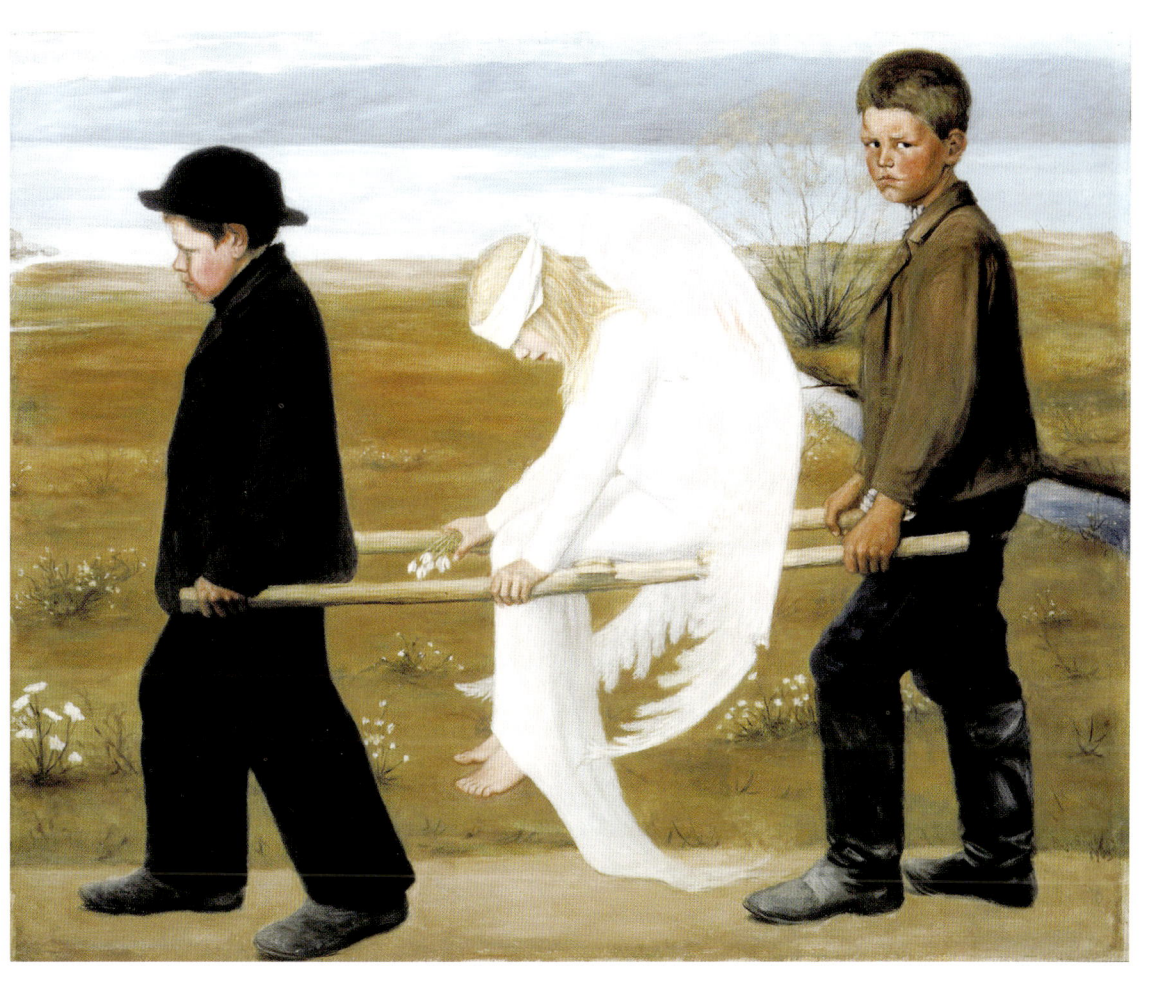

胡戈·辛贝里 / 1903 / 布面油画 / 127cm×154cm / 阿黛浓美术馆（Ateneum Art Museum）

Work 16

缓解不安
的方法

桑德罗·波提切利
Sandro Botticelli

《维纳斯的诞生》
The Birth of Venus

这幅画的正中央会出现什么呢？

随意地想象一下，能画出来更好。

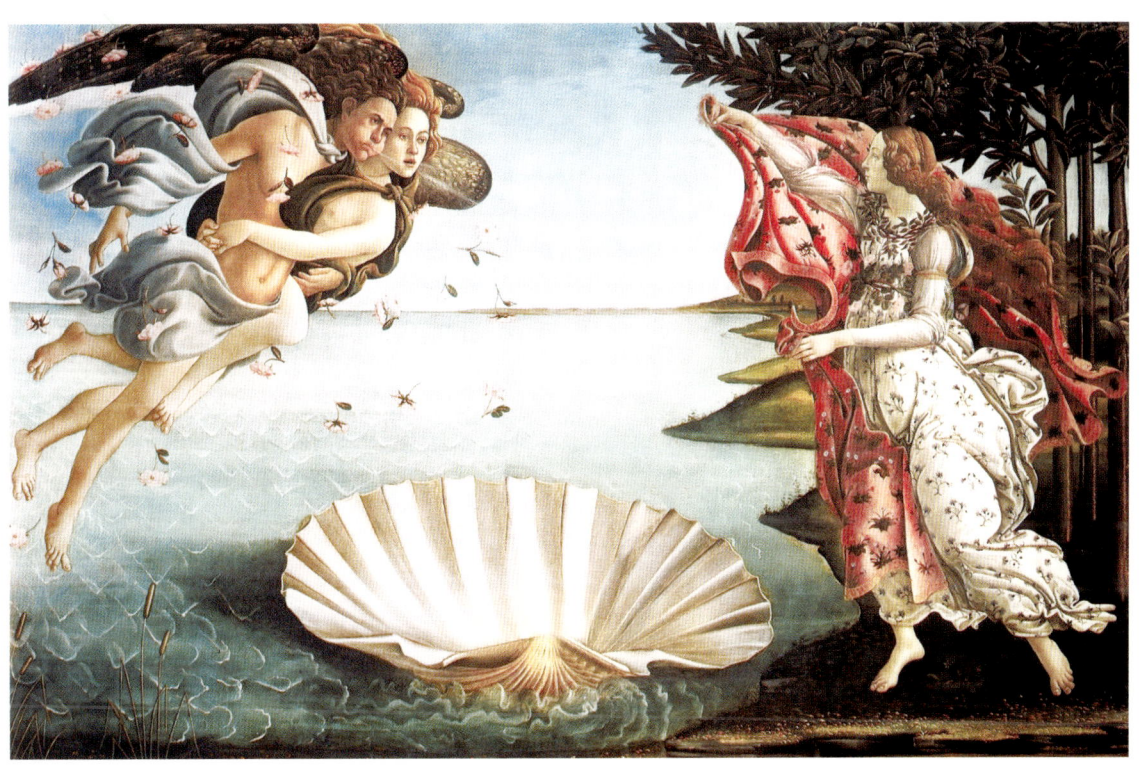

即将第一天上班的新进职员,或是考试前夕的考生,这类对于事情结果持着忐忑不安的心情的人,我会用这幅画来和他们进行沟通。

人们倾向于在主人公的位置上放入自身希望的东西。

与我沟通过的人里,有很多画了以鱼和花为主的象征希望的生物,也有许多人把自己想念的人画了出来。

大家的画里又出现了什么呢?

在画里出现的存在看起来和人类一样,却又都是非凡的神仙。就连一个小花瓣都是神的产物啊。

你并不知道未来有什么在等待着,那个贝壳中会有什么样的结果跳出来。

但是,对你来说,新东西的诞生常常都是令人惊奇的。

就算不熟练,很陌生,和在你身边想要尽其所能帮助你的协助者们一起去做吧。这里裸体的维纳斯,会被暖色调的柔软的布忽地一下遮住。风呼呼地吹着,促使它顺利地移动。

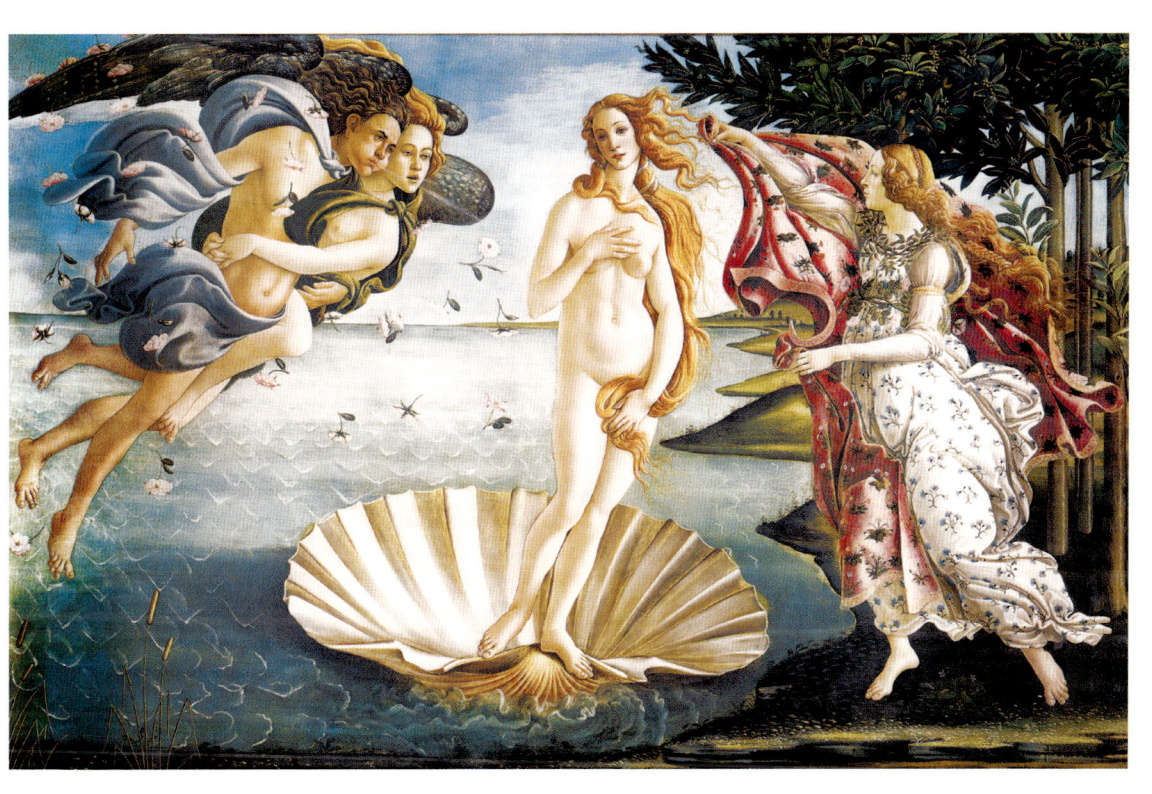

桑德罗·波提切利 / 1483—1485 / 蛋彩画 / 172.5cm×278.5cm / 乌菲兹美术馆（Uffizi Gallery）

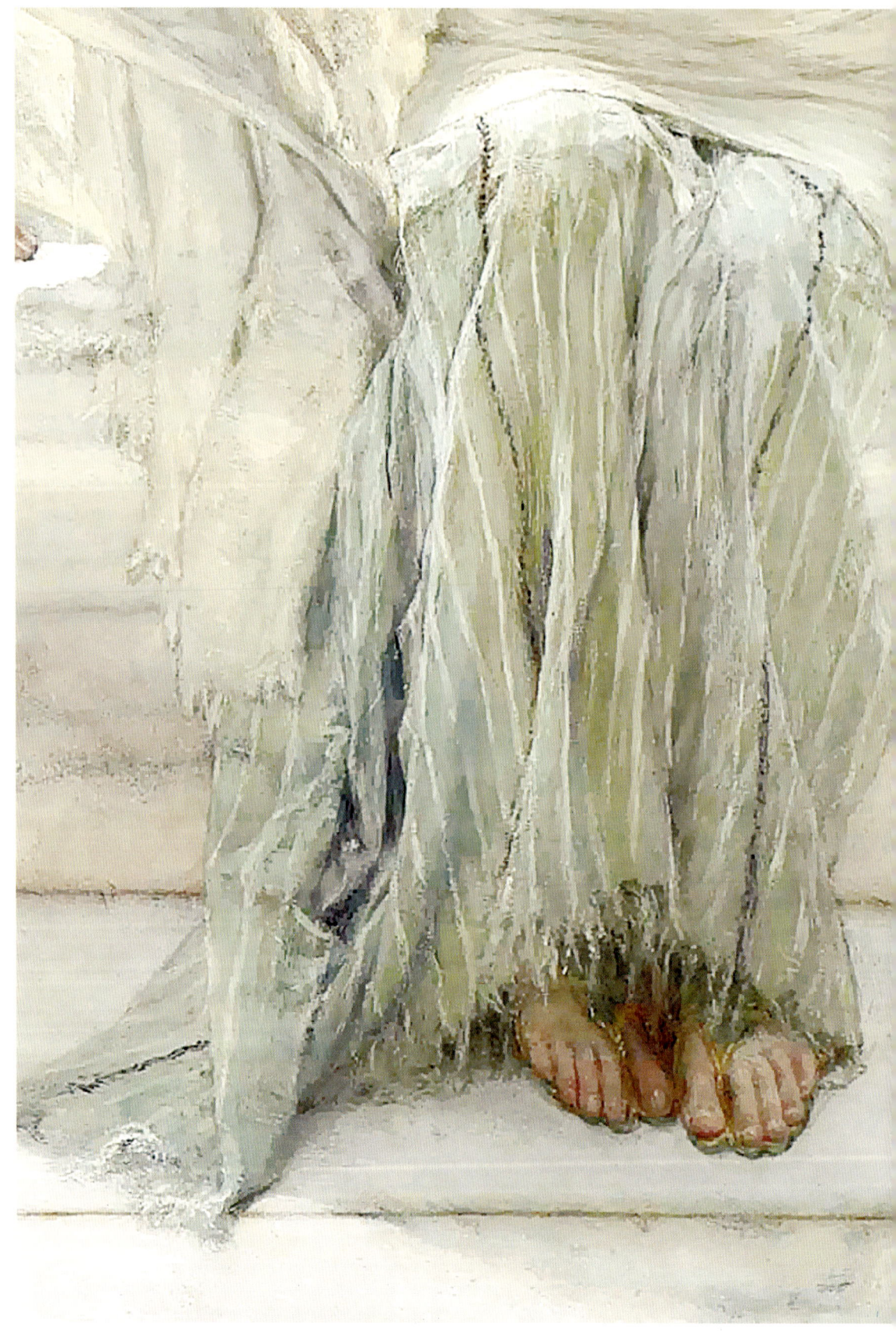

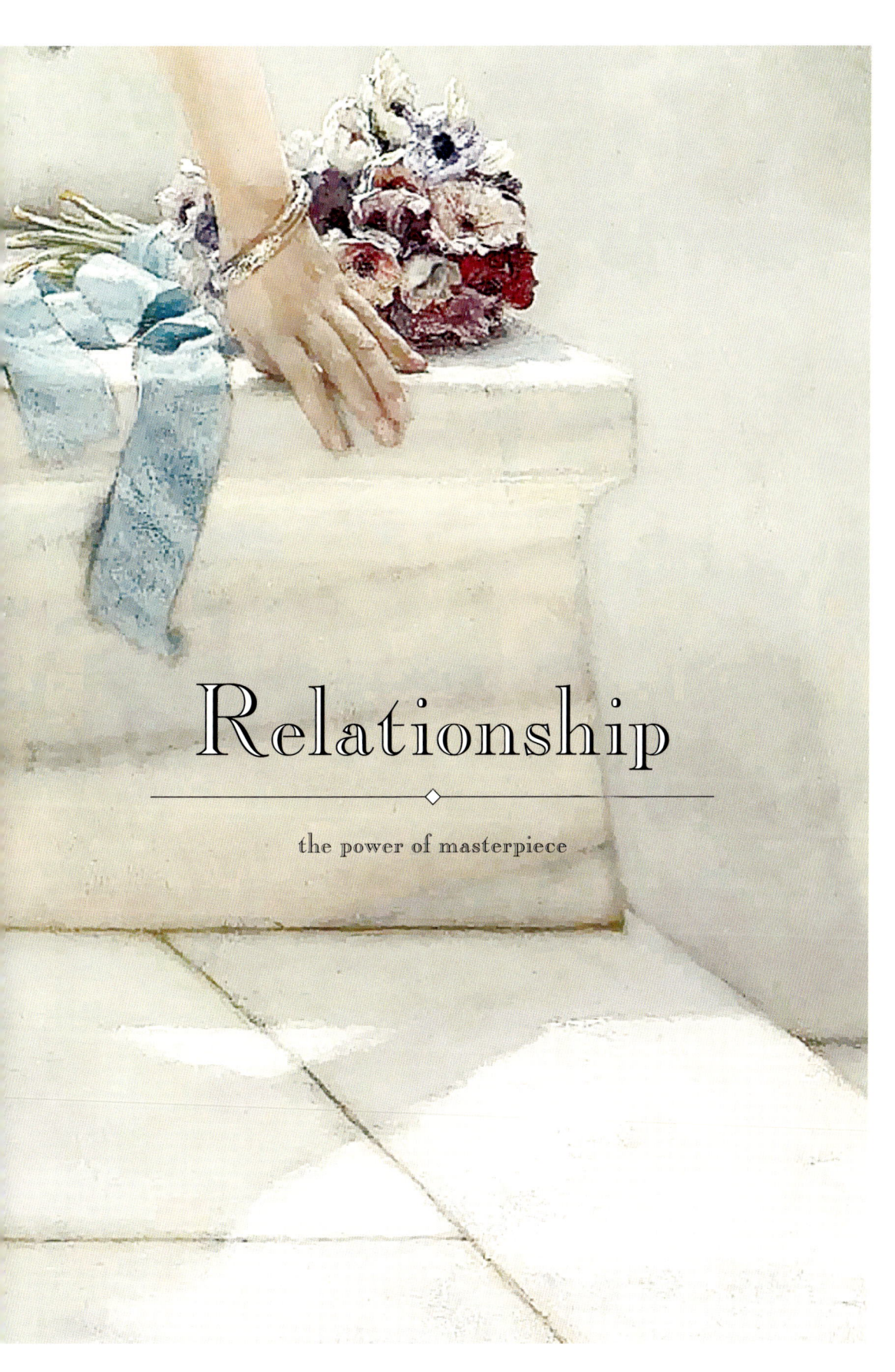

Relationship

the power of masterpiece

Relationship

01

美丽的画究竟蕴含着
怎样的力量呢?

皮埃尔-奥古斯特·雷诺阿
Pierre-Auguste Renoir

《弹钢琴的女孩》
Young Girls at the Piano

有一位女学生挑选了雷诺阿的这幅画,来委托我帮她了解她目前的心理状态。

这个孩子有一个亲姐姐。她告诉我说目前处于非常想念家人的状态。小时候和姐姐关系非常亲密,现在为了学习独自一人在外地生活。高三的学生在自己的单人房墙壁上挂着这幅画,正是一种出于对姐姐的思念吧。

"墙上挂着的那幅画,成了净化心灵的喜悦礼物,是令人开心愉快的美好东西。"

如同雷诺阿清晰简明的座右铭一样,像是温暖春日的阳光,无需任何激昂的因素,只是一幅和睦的充满爱的作品。如此一幅美妙的画卷究竟蕴含着怎样的力量呢?伦敦大学塞米尔·泽基(Semir Zeki)教授做了这样一个实验,他让参加实验的人鉴赏著名画家的美术作品,引导他们表达出"美妙""普通""丑陋"等感觉,并对他们的大脑活性度进行观察。通过研究发现,当做出美好的评价时,大脑补偿系统(reward system)中的内侧眼窝额叶会发生活性化。补偿系统是指大脑中一个通过类似多巴胺的神经传导物质,能感受到愉悦和快乐的区域。绘画通过视觉来认知,但能够对左右人类感情和心理状态的大脑也会产生影响,就是说可以激起幸福感。

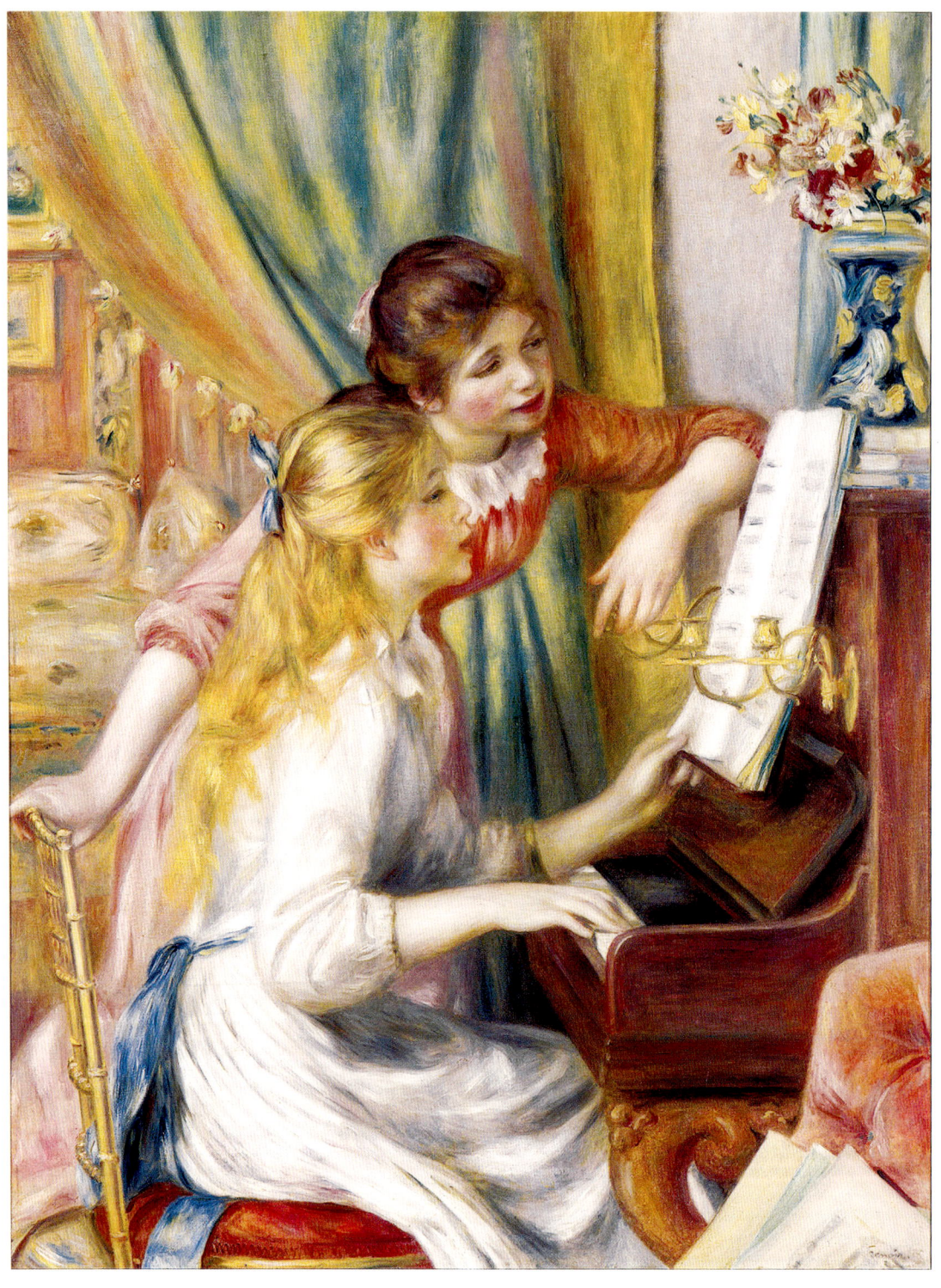

皮埃尔-奥古斯特·雷诺阿 / 1892 / 布面油画 / 116cm×90cm / 奥赛美术馆（Musée d'Orsay）

包括咨询者在内的许多人，看到被评价为"绝对漂亮"的雷诺阿的作品时，重新找回了快乐与笑容，陷入对过往亲密关系的回忆也跟这个有关。

视觉信号当中，和心理有特别深关系的因素便是色彩。色彩将固有的震动和频率传递到大脑并使其做出反应。日本的色彩心理学家末永苍生说，色彩传递至下丘脑，通过快感的传递路线 AlO 神经，到达脑核，连接"好"和"坏"的判断。像这幅画的话，它将能令我们判断出平和欢喜的橘黄色、草绿色、褐色等色彩放在了一起，却也非常协调。

特别是像秋天的树木、落叶所特有的自然色—褐色，给人一种安静的感觉。我们在选衣服的时候也常常会遇到这样的问题。日本的某个实验就发现，面试者身着黑色和白色调和后的灰色西装，面试合格率会升高。这说明灰色的色感给人一种融入组织的感觉。像这样的例子还有很多，比如，黑色和黄色调和后的褐色给人一种顺应的感觉，在想要抗议的时候或许可以派上用场。

- 对色彩的反应虽说是普遍性的，但根据每个人的特殊的经历也会有不同的情况。褐色给人一种高雅富贵的感觉，但在我们的咨询者中，有一位经常穿褐色外套的女性，失恋的记忆让她对褐色有很多负面情绪，所以这样的人也是存在的。

Relationship

02

给我们的内心
带来平静安慰的画

文森特·凡高
Vincent van Gogh

《邮差约瑟夫·鲁兰的肖像》
Portrait of the Postman Joseph Roulin

凡高画了很多自画像：年轻时的自画像、头发剪短时的自画像、割掉耳朵后的自画像、戴灰色帽子的自画像、戴草帽的自画像……

那么，我们对此不会好奇吗？

"凡高为什么只画自己不画别人呢？"

凡高不画别人的原因有很多。

首先，凡高所画的人物肖像在当时的人们看来是不怎么好看的。无论是现在还是那个时候，人们都有一种希望自己能够在画像中被美化的心理。就像我们会对公园里画像的画家说，"哪怕跟我的脸不太像也没关系，请把我画得漂亮点吧！"

而且凡高那种像火一样不妥协的性子使得他自己跟其他人也没有太多的交流。说到最后，最现实的一个原因就是，根本没办法支付模特费这样的经济问题。凡高在给他的弟弟的信中甚至写到连买颜料的钱都没有了。

处于这种窘状的凡高却画了下面这幅肖像画，难道我们不为之感到惊讶吗？凡高画的画和他表现出的性格截然不同，画中弥漫着亲切、轻快、温暖的心情。

我们能够感觉到凡高很喜欢这个邮差，他在背景中使用花来做装饰，用大量弯弯曲曲的曲线来描绘胡须，都是有趣的表现手法。这些表现手法也体现了画家对画中人物的关心和好感。如果是不喜欢甚至讨厌的人，感情丰富的凡高以他的性格不会置入这些因素。画中蓝色的衣服和绿色的背景相互融合给人一种平和的感觉。

那么这个人对凡高来说是怎样的人呢？

基本没有社交往来的凡高其实内心也是一个热情的人。不额外收模特费，只要一起喝酒吃饭就感到满足的人也是有的吧。事实上，邮差鲁兰是凡高来到法国南部的阿尔（Arles）以后唯一建立友谊的朋友。他用自己宽厚的品性理解着凡高的敏感。

当那些导致凡高情绪发作的阿尔民众想要把凡高关押在精神病院的时候，只有鲁兰的家人到最后还守在凡高的身边。凡高不仅给鲁兰画过肖像，也给鲁兰的妻子、儿子等全家人画过画像。

当我们陷入困境，感受到仿佛身边什么都没了的孤独时，想想凡高吧。凡高这样遭受厄运、极度苦痛、一生孤独的画家的身边，还有这样一个朋友存在，这也给我们的内心一种静静的抚慰。

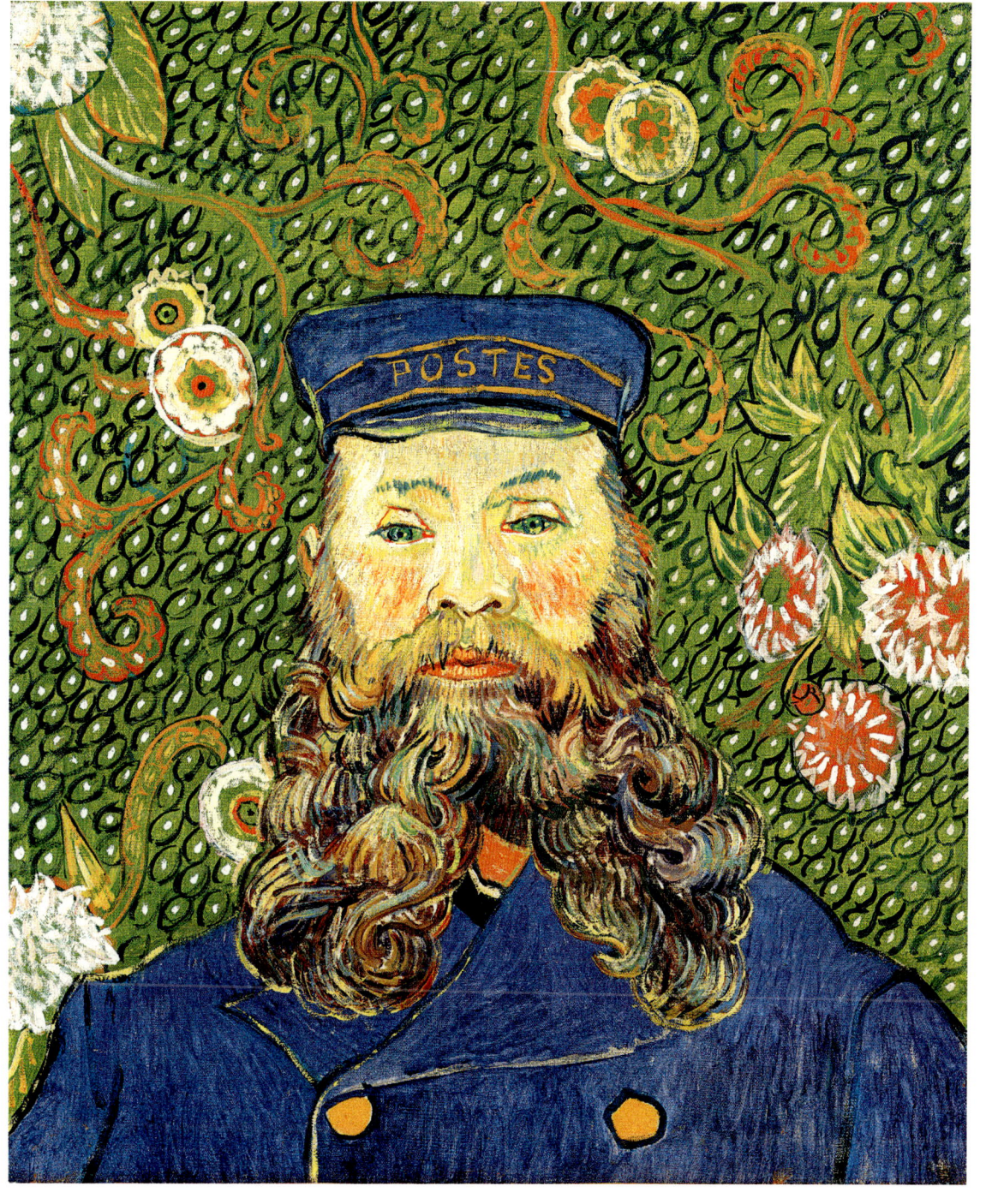

文森特·凡高 / 1889 / 布面油画 / 64.4cm×52.2cm / 纽约现代艺术博物馆（The Museum of Modern Art）

Relationship

03

对社交活动和人际关系
有益的颜色

李仲燮

《海与孩子》

以我个人的想法，为了孩子们，我希望自己可以健康长寿。

因为父母的存在对于子女来说是可以依靠的坚强支柱。然而，由于婆家和娘家的父母不可能长久地一直在身边，每当我们想要从长辈那里请教生活的智慧，想要从他们那得到抚慰的时候，便会深刻地感受到自己内心的空缺。尤其是到了五十多岁的时候，对父母的思念便越来越深。

然而现在，我们明明是有家人的，却也经常很想念家人吧？

孩子还很小的时候，就送出去留学的家庭，"候鸟爸爸"（单身爸爸）或是双职工夫妻的增加等这些问题使得家庭解体问题越来越重。把最终成年的子女从自己的怀抱中送走的中年父母，对家庭更是有一种深切的怀念。

这幅画是李仲燮在离开自己家庭的时候创作的。在画家的想象中，孩子们享受着橘黄色的阳光，像和家人生活一样聚集在一起，让我们能感觉到希望。而从水波中跃出的太阳，也带着温柔的韵律感。

一篇与美术治疗相关的论文指出，画家在自我治愈过程中创作的表达希望、想象、自由、变化、可能性、多样性的作品，能够诱导观赏者对于自身心理问题的认识变化，同时也能够消除忧郁感。如同这幅作品的画家李仲燮一样，他在治愈自己的同时，也让思念家庭的我们的内心得到了光明。

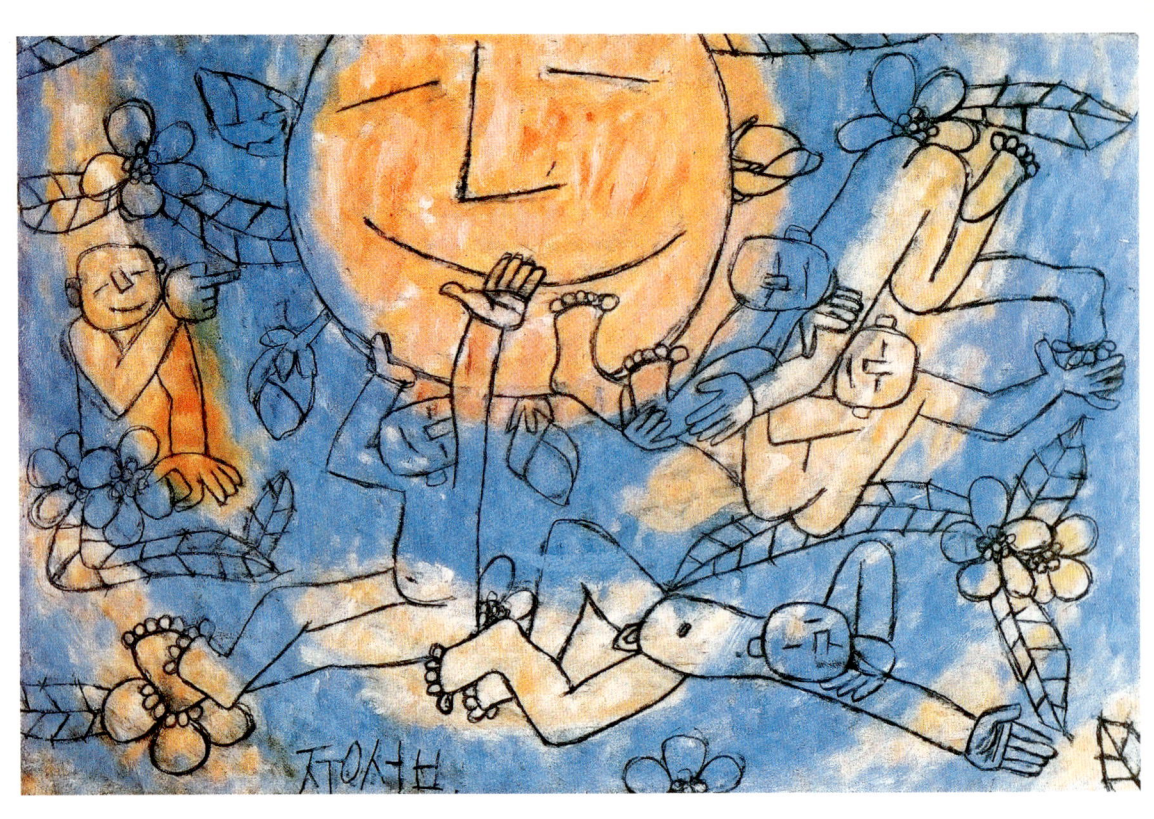

李仲燮 / 1952—1953 / 纸上的铅笔和油彩 / 32.5cm×49cm

这幅画对调节产妇的情绪有着特别的效果。

因为产妇无论看到什么,都会想到自己的孩子。感受到了画中孩子们温暖的幸福感的妈妈,同时也能获得内心的平和。

还有一点需要提示的,在呵护家庭关系中经常使用到的橘黄色,其实对于社交活动和人际关系也有很大的帮助。

能够把人际关系处理得很圆满的人,其中大多数都把橘黄色作为最喜欢的颜色。

因为橘黄色虽不像红色那么强烈,却也能赋予我们力量;同时像黄色一样欢快,能给我们带来平和。

所以,在社交活动中,巧妙运用橘黄色是很好的选择。

以我的经验,和他人初次会面时,系着橘黄色丝巾的话,就会经常听到对方说,看上去就觉心情很好呢。

再比如说,老师要去新学校工作,和新学生见面之前,请试着戴上橘黄色的饰品。这会提高你的亲切感,产生料想不到的效果。

Relationship

04

**让我回头观望
自己的画**

乔治·安托万·罗什格罗斯
Georges Antoine Rochegrosse

《花的骑士》
The Knight of Flowers

哈佛大学积极心理学教授泰勒·本-沙哈尔（Tal Ben-Shahar）在著作《幸福超越完美》（The Pursuit of Perfect）中指出，我们不幸福的原因是"对于完美主义的强求"。完美其实是一种不可能实现的幻想，而无法达成的挫折感将会影响我们的一生。

由此可见，"完美主义者"把生活当作直线道路，焦点放在正确的目的地上，害怕失败与缺陷。这幅画中全副武装的骑士便是这样的完美主义者。

他在这美丽的花园中披着沉重的盔甲，身体僵硬地站着，身边各种手势在召唤他，让他不要只看着自己想看的地方。

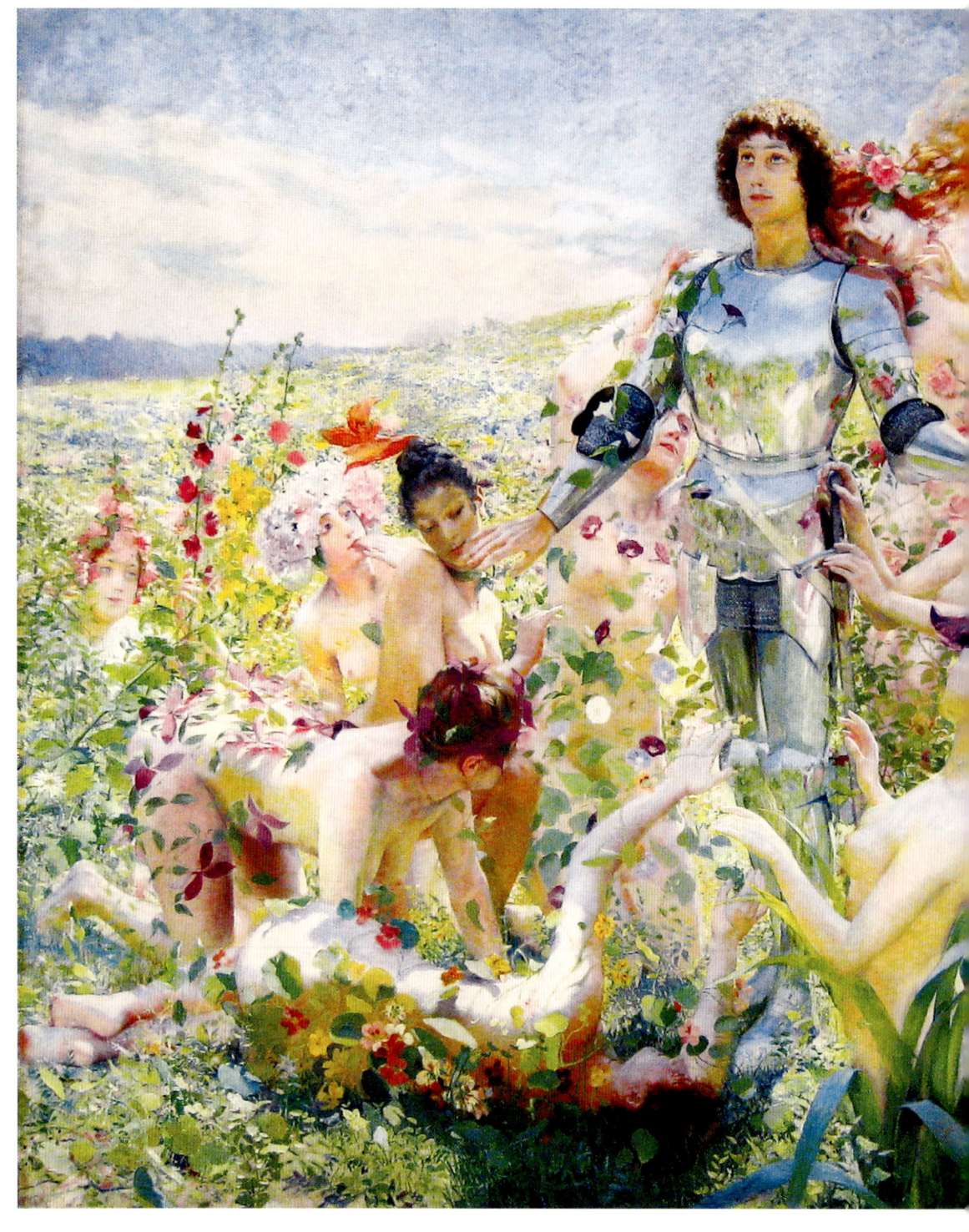

乔治·安托万·罗什格罗斯 / 1894 / 布面油画 / 235cm×374cm / 奥赛美术馆

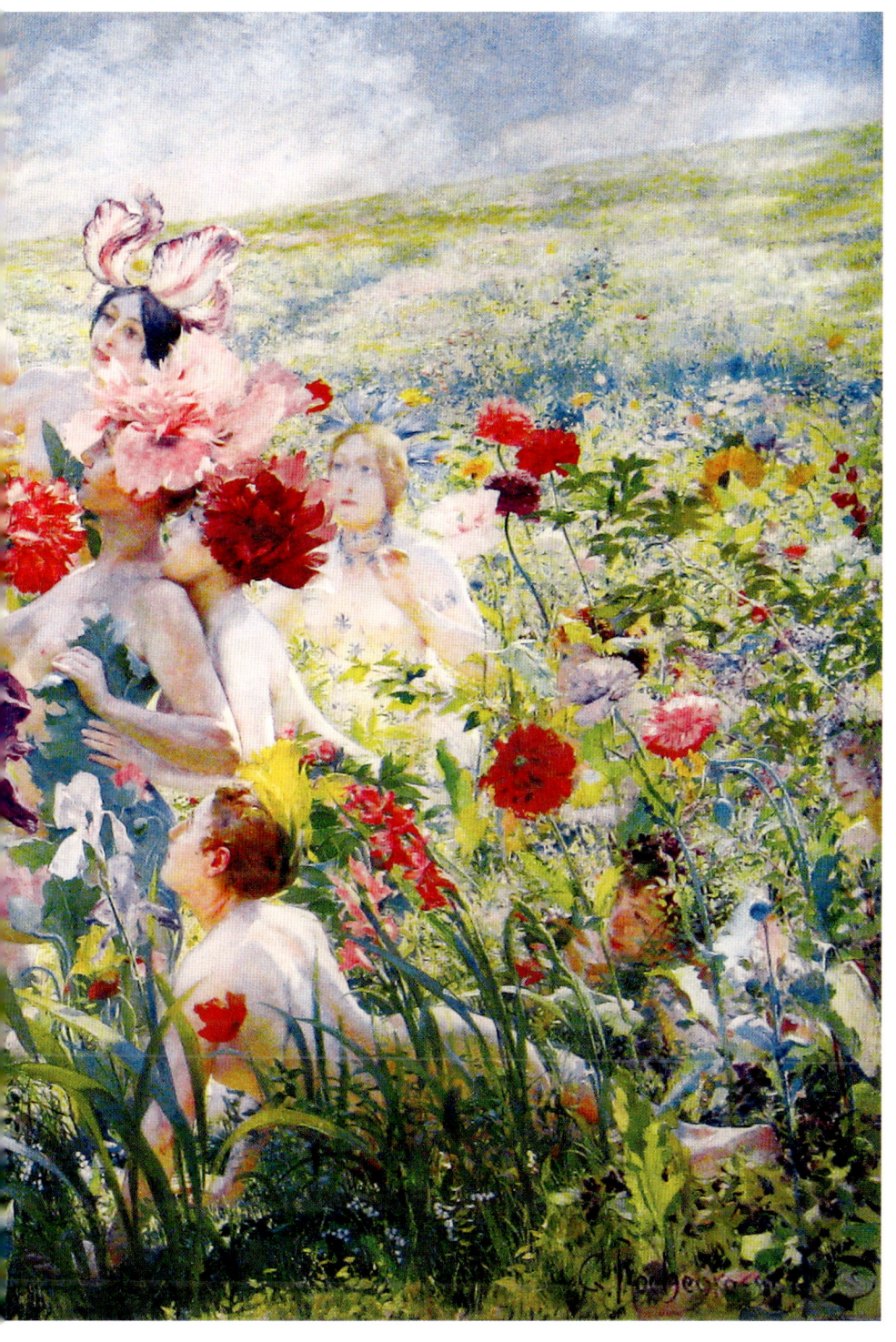

"我不明白为什么人们都不喜欢我,不愿意靠近我呢?"发出这些苦闷感叹的人,大部分都是与人相处时不留一点余地的完美主义者。

为了坚持自己的原则,放弃了太多有意思的事情。对于来咨询的人来说,与"直言不讳"比起来,这幅画能让他们更快地醒悟。

披着盔甲的骑士并不是看不到身边的人。他身边有脱了衣服像精灵一样想要靠近、唤醒他的人,还有可以平和地蹦跳的花园。放下紧张,自由平和地去处理人际关系,便不会让人以为你只在坚持着自己的姿态。

总是觉得不合群的人,在寻找别人的问题之前,要不要先回头看看自己呢?他们其实并不知道,自己正穿着如同铁壁一般的盔甲啊。

Relationship

05

独处时间
的秘密

郑善

《仁王霁色图》

《你伤害不了我》

《接受伤害的容器：任何人都不需要接受爱》

《公司里为什么只有我受伤》

《侮辱感》

以上是一些最近出版的书的书名。从读者对这类主题的敏感反应可以看出，很大一部分压力是在人与人相处中的侮辱和伤害中形成的。《侮辱感》一书中甚至将侮辱感比喻为"情绪中的原子弹"。

先不提受伤的人，那些用恶毒的语言去伤害他人的人，他们的内心也应该是有些问题吧。这样的症状又该怎么去治疗呢？

我跟那些因为他人而受到压力的人说，尽可能地保留独自相处的时间吧。

虽然我总是有很多的事情，总是要见很多的人，很难有独自相处的时间，但我依然很努力地想拥有自己的时间。
然而在我们的日常生活中，无尽的相互伤害却不是那么容易避免的。
就像想去海边或山上远行，人群却更加熙熙攘攘的情况也是有的。

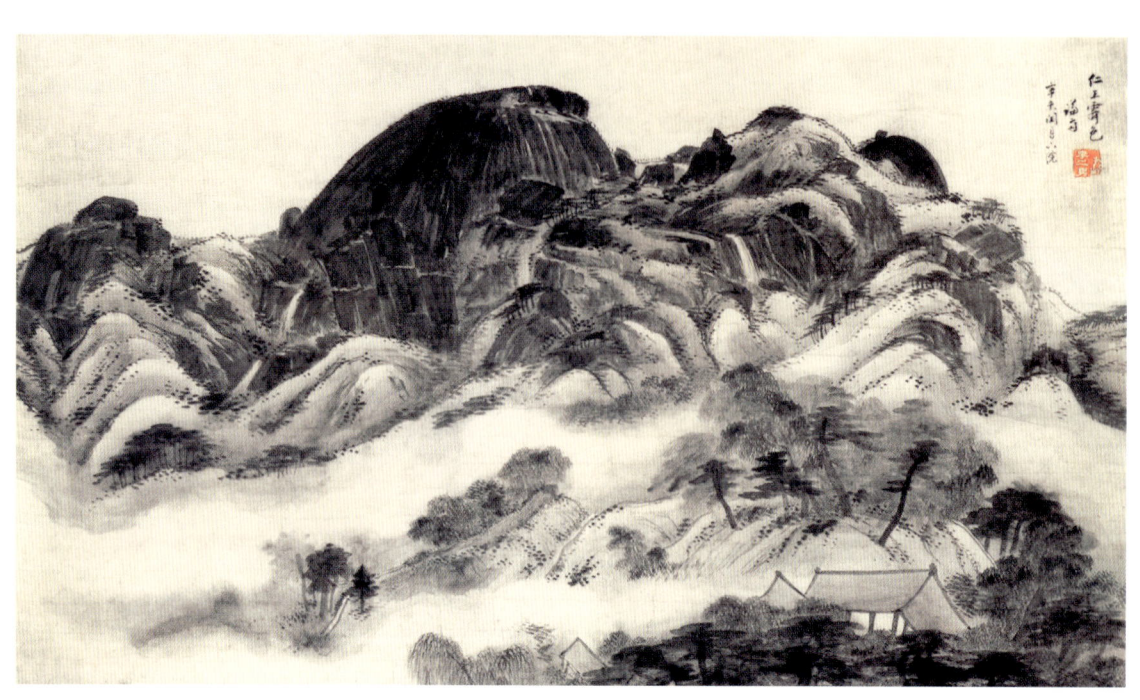

郑善 / 1751 / 纸上的水墨画 / 79.2cm×138.2cm / 三星美术馆 LEEUM

每当那样的时候，看看郑善的这幅画，再做一个大大的深呼吸，沉浸在画中僻静的风景中吧。

掩映在白云和山间的小别墅，想象一下自己就在那个小别墅里。

然后想一下这件事情对自己来说会有什么帮助，我们是需要这样的思考时间的。

在欣赏一幅画的时候，同时听一首舒缓心情的音乐，将会有更好的效果。我所推荐的是，舒伯特的《降A大调即兴曲：第二首》，跟浮现出什么意象比起来，单单是那些通透的音符就足够让我们感到愉快了。

能收到卫星电视的话，调到一直播放自然风景和舒缓音乐的"休"频道，也是个不错的选择。

和去除掉色彩、人物的水墨山水画一起，将心中的杂念也抛开吧。

Relationship

06

以新的视角
去看待身边的人

让·奥古斯特·多米尼克·安格尔
Jean Auguste Dominique Ingres

《王座上的拿破仑一世》
Napoleon I on His Imperial Throne

不久前的一次拍卖会上，拿破仑那顶著名的双角帽以约 26 亿韩圆（约为 1400 万人民币）的价格被一位韩国人拍得。这位拍卖得主便是 HARIM 集团的会长金弘国。对于买这顶帽子的理由，金弘国会长这样说道，"因为我一直很敬仰拿破仑那种没有不可能的挑战精神。"

我们所熟知的拿破仑的形象也一直都是这样的。拿破仑是不达目的誓不罢休的坚强意志的化身，他出生于法国的科西嘉岛，却靠自己的能力成了皇帝并号令全欧洲。他是有着很大野心的男子汉。拿破仑想对自己进行包装，便请来了安格尔给他本人画一幅肖像画。安格尔是一位追求描绘古希腊众神的感觉的画家。画中的拿破仑看起来犹如一尊神像一般，让人感觉到一种绝对的力量。

而我却想要说一些与此不同的东西。

当我们听说了画的背后隐藏的事实真相,例如"这个人无情无义""这个人很不耐烦"等等。这让我们也从那些对人很难有固定判断的咨询者那获得了新的视角。

拿破仑对外有着这样的强大形象,让我们在得知他对恋人如此殷勤的时候,感到难以置信。

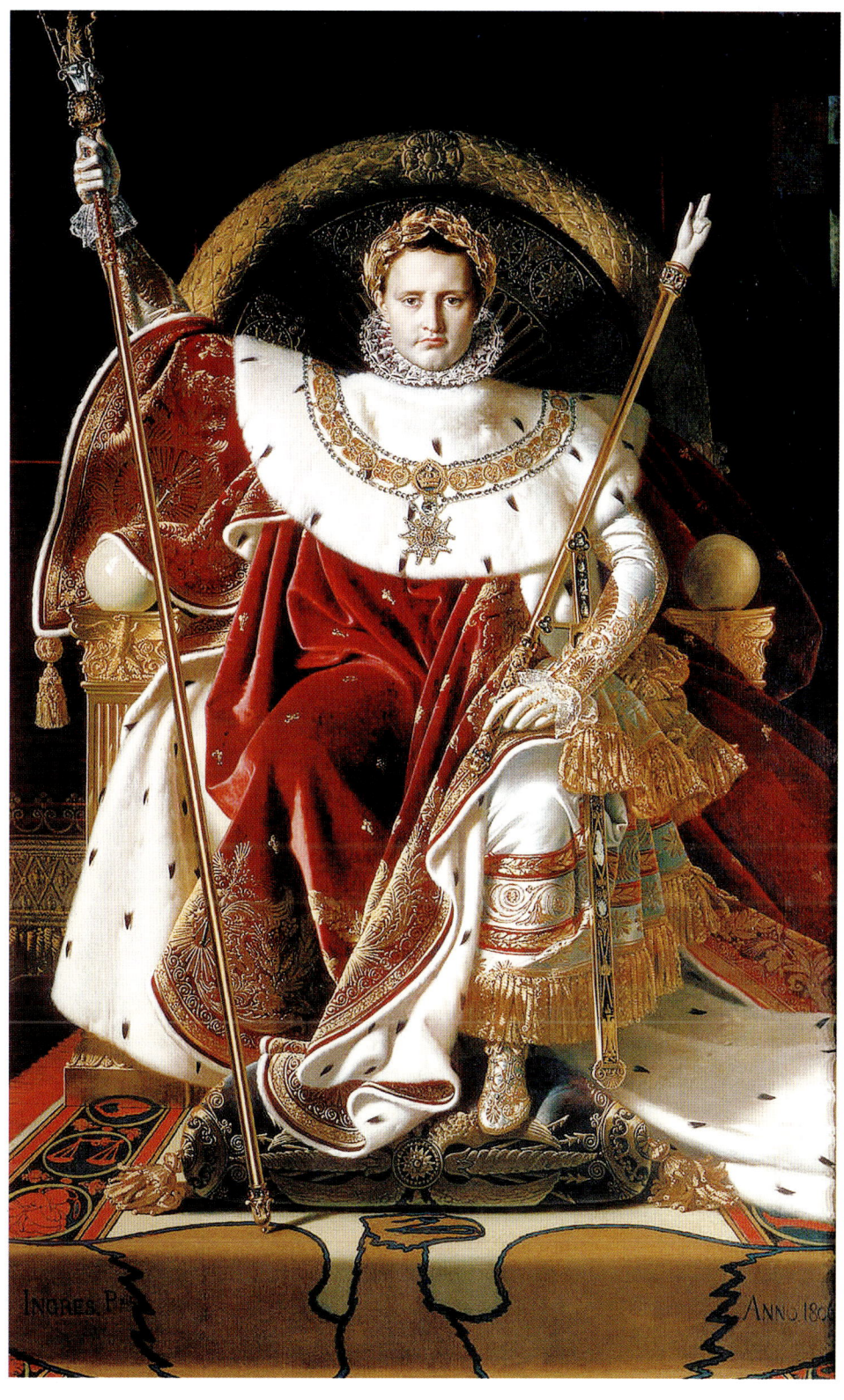

让·奥古斯特·多米尼克·安格尔 / 1806 / 布面油画 / 259cm×162cm / 法兰西军事博物馆（Musée de l'Armée）

年轻的拿破仑迷恋上了富家遗孀约瑟芬（Joséphine），并对其展开了一系列的追求。曾受到各种权贵人士的诱惑，权衡过各种利害得失的美丽女人约瑟芬，最后还是没有抵挡住拿破仑执拗的追求与其住在了一起。而住在一起也并没有让拿破仑安心，在签署了婚约之后，他才奔赴战场。

从去往战场路上开始便一直在梦中梦到约瑟芬，单单这一个理由便使拿破仑一口气向着家的方向前进。在战争中，拿破仑一直在给约瑟芬写信，他把对这个女人的满腔热情都写进了信里。成功结婚后，虽然也有疏忽的地方，但拿破仑对爱情的执着有目共睹。在浴缸里为妻子放满她喜欢的玫瑰花瓣，还经常会为她做一些有玫瑰香味的香水礼物。

但拿破仑妻子的外遇、奢靡以及后嗣问题接连出现，导致他们最后还是选择了离婚。后来拿破仑与奥地利帝国的公主玛丽·路易斯（Marie Louise）再婚。虽然这是一场蕴含着阴谋的政治联姻，但拿破仑对于成为自己妻子的女人还是备加疼爱。虽然他对玛丽·路易斯不抱任何期待，但结婚后不久，却也开始给身边的这个人写了充满幸福的信。我们可以从玛丽·路易斯的肖像画中看到，每一幅画中她脖子上都戴着拿破仑送给她的263克拉的钻石。

虽然未必能与之白头偕老,但拿破仑却是个对自己的女人比谁都要疼爱的"痴心人"。

这幅画让我们看到了拿破仑令人意想不到的一面。

通过观察发现,很多的女性希望自己的配偶在外面是一个很有能力的人,回到家中却是个能够温柔地表达爱意的男人。这些人放下了这幅画便开始展开各种想象,这时我们也能感受到他们极大的快乐。

其实每个人并不是只有一面,而是有很多面。一个那么让我为难、让我讨厌的人,也许会在什么地方隐藏着温暖的一面。

Relationship

07

成年后身边的人
逐渐减少的他们

皮埃尔-奥古斯特·雷诺阿
Pierre-Auguste Renoir

《煎饼磨坊的舞会》
Dance at Le Moulin de la Galette

巴黎圣母院的敲钟人卡西莫多有着丑到极点的外貌：驼背、独眼、腿瘸。因为这样丑陋的外貌，他一直避开人群，躲藏着生存。而就是这样的他，有一天却成了选举"愚人王"庆典的主人公。庆典的欢呼声中掺杂着嘲弄，但不管怎样，卡西莫多平生第一次体会到了融入人群的喜悦。维克多·雨果（Victor Hugo）在他的《巴黎圣母院》初篇描绘的这个场面，在我的心中留下了难以忘却的印象。

因为酒精或者赌博成瘾而来我这里咨询的人中，有很大一部分都说，他们很怀念那些倾听他们的故事，并给了他们温暖安慰的家人或是其他的人。一般来讲，工作结束后就过着平凡的日子，但突然感觉孤独和忧愁的时候也会冒出喝酒或者赌博的念头来的吧。所以说这也是很难轻易就戒掉的事情。

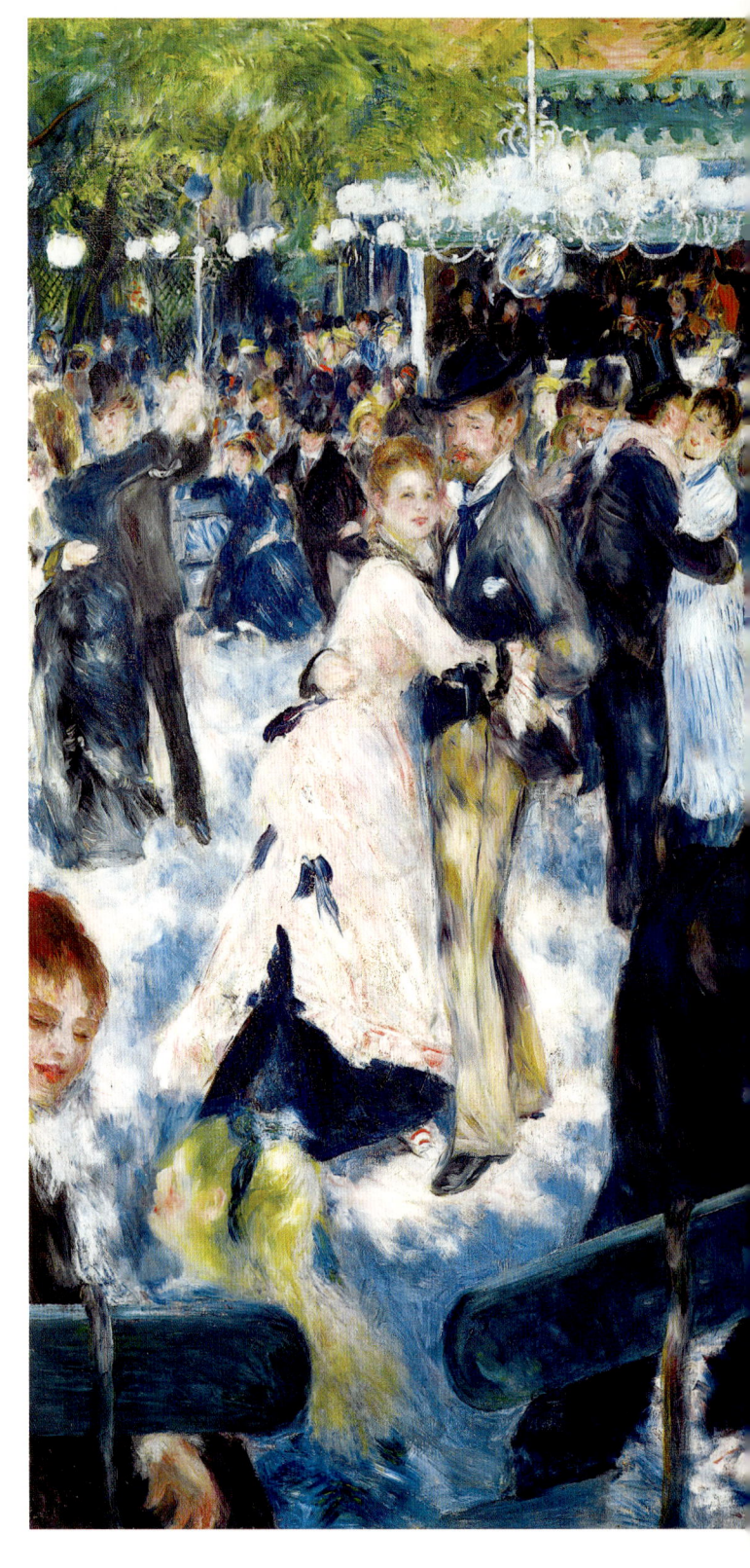

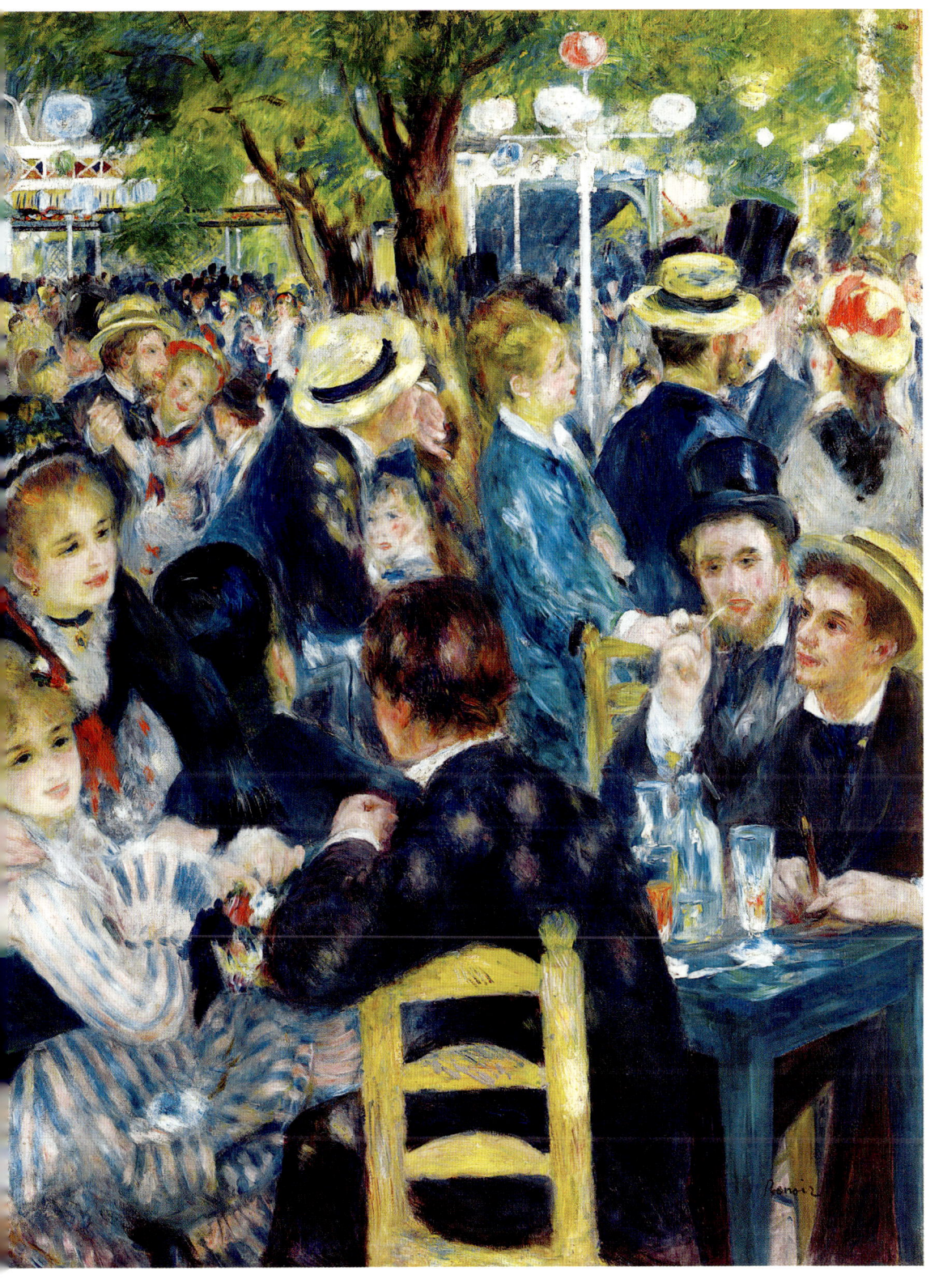

皮埃尔－奥古斯特·雷诺阿 /1876 / 布面油画 /131cm×175cm/ 奥赛美术馆

这幅画似乎注定是会被大多数人喜爱的。《煎饼磨坊的舞会》治愈着怀念人情的人们的内心，被誉为整个19世纪最美丽的画。这幅画描绘出的人头攒动的气氛，给人以愉悦快乐的感觉。从树木间隙中穿出的阳光照耀在人群之上，生动地传递出喧闹舞会的欢愉气氛。喧喧嚷嚷的场面并没有让人恍惚或是感到天昏地暗。因为画家并没有把重点放在花花绿绿的衣服等具体形态上，而是主要强调了人物幸福的表情。

有时因为些许的内向，过着辛苦的社交生活，也会让我们感觉到苦恼。小时候围在朋友和家人身边热热闹闹地生活着，而成年之后身边的人群却在渐渐地缩减，那么就沉浸在这幅画的欢愉气氛里把这些都忘却了吧。这幅画为什么会有如此的力量呢？

一篇关于美术创作和欣赏的论文提到，艺术家自身具有的"力比多"（libido），会让自己作品中的登场人物和艺术家自身一体化。"力比多"是一种暗藏在人类的所有行动中最原始的欲望，会让我们在作品中发掘出一个喜欢的对象从而感受到愉悦。

"煎饼磨坊"是位于法国蒙马特高地（Montmartre）的一个户外露天舞池，当时有着相当高的人气，那里没有阶级与贫富的区别，任何人都可以聚集在那里。画家雷诺阿选择了自己喜欢的这个舞场，把自身代入到这样的气氛中，渲染出了愉悦的氛围。这可以说是创作者与画中人物之间"移情"的实现，更重要的是，注视着画中人物的欣赏者与作品之间也会产生一种"移情"。

在力比多的追求和被称作"移情"的无意识机能中，画家让沉浸在作品中的我们与舞会中的幸福的人们产生了共鸣。它充分唤起了我们想要和人群在一起的本能，当然这也正是这幅画的秘密。

Relationship

08

自己也感到
迷茫的日常关系

迭戈·委拉斯凯兹
Diego Rodríguez de Silva y Velázquez

《宫娥》
The Maids of Honor

这是一幅类似于"寻找隐藏的图画"的作品。

10个人看就会有10个不同的视角。

当看到画中小公主在被服侍的场面,有的人会羡慕这样被尊奉的样子,有的人觉得画里模糊的装置像猜谜语一样。(画中后方镜子里映出的国王夫妇究竟是站在什么地方的呢?)科学杂志《科学东亚》中分析指出,画家和画布的距离,是一种笔尖无论如何也触及不到的距离,有一些类似于弗洛伊德(Sigmund Freud)的心理学。小说《逝去公主的孔雀舞》中却关注到了这幅画右边被冷落的两个侏儒,讲述了一个长相丑陋的女人的纯情爱情故事。

这就是人们以自我为中心来解释眼前所见的情况。首尔大学心理学科崔仁哲教授认为,拍照时取景不同,拍出来的风景也就不一样,人们总是以自己的"景框"(frame)为标准来认知事物和情况。因为与其他东西相比,只要以自我的经验、关心的事或情况等积累而成的个人哲学框架,即所谓的"模式"(schema)没有改变的话,就可以更高效地去为人处事。

迭戈·委拉斯凯兹 / 1656 / 布面油画 / 316cm×276cm / 普拉多博物馆(Museo del Prado)

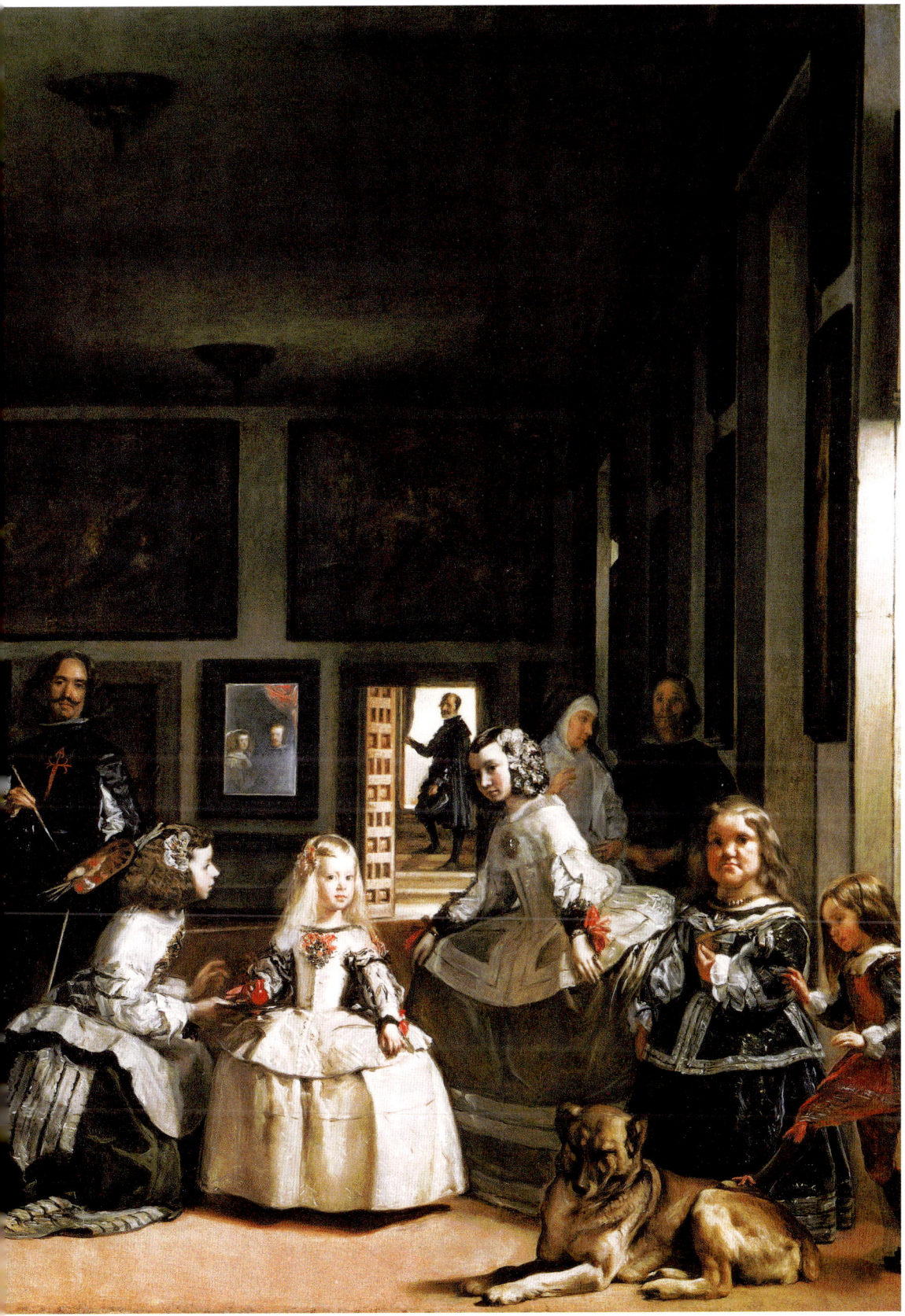

在欣赏这幅画的时候，不知道是否有人首先看到的是小孩子们的腰间被勒得紧紧的裙子。如果是的话，那么他应该是在日常生活中正感受到一些压力。

个人的经验、关心的事、感觉等等，对如何解释这幅画形成了一个"景框"。

这看起来是宫中生活的某一个自然的瞬间，却又有许多规则和框架。早上起来穿好衣服、把腰束好、梳妆打扮、要去服侍谁、接受谁的服侍，这所有的一切形成了一个框架。

各种等级构造、习惯、态度、动作、礼仪规范等都在起着作用。虽然有些人会从这幅画里感觉到美好，但对于因这幅画而感觉胸闷的人来说，或许在自己都不知道的情况下，正被家里的生活、公司的工作、日常的关系等交缠而成的框架束缚得透不过气了。

或许我们应该回头看一看,在自己认为理所当然的日常生活中,是不是忽视了对自己的作践?

当对这幅画做出反应,了解压力产生的缘由以及面对压力本身,就已经是开始治疗了。

Relationship

09

对人失望
的时候

克劳德·莫奈
Oscar-Claude Monet

《临终的卡蜜尔》
Camille on her Deathbed

"第 76 年了，我们仍在恋爱中。"

电影《亲爱的，不要跨过那条江》（2014）是以这样的台词开始的。这部讲述在 14 岁和 23 岁时相遇，最终白头偕老的 89 岁姜界烈奶奶和 98 岁的赵炳满爷爷的爱情故事的纪录片，击败了各种好莱坞大片，登上了当时韩国票房第一的位置。

怕伤害到当时只有 14 岁的新娘，最初的 3 年时间爷爷只抚摸着奶奶的头发。76 年后，感觉自己的生命已经不剩多久的时候，爷爷又摸了摸熟睡在身边的奶奶的脸颊。最后，奶奶还是送走了如此疼爱自己的爷爷，在他的坟前茫然地流着眼泪。跟照顾自己的悲伤情绪比起来，她会觉得对方才是更可怜的吧。

我们为金钱而产生的利害关系或是人与人之间的背叛而折腾不停，并因此压力倍增，也对人产生了厌倦感。但当我们看到了这样一个崇高的爱情故事，仿佛在内心又为人与人之间的信任关系默默点了头。

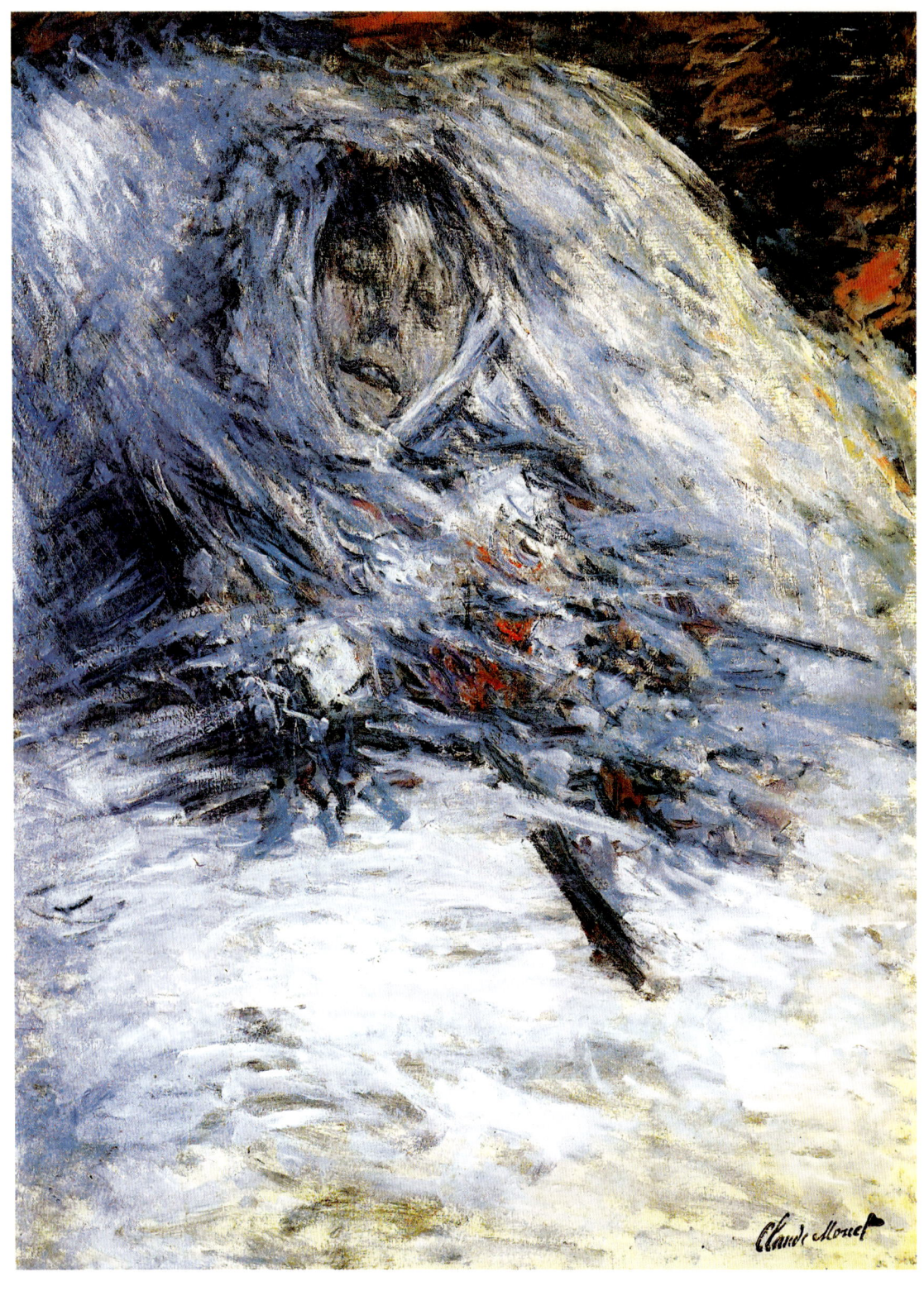

克劳德·莫奈 / 1879 / 布面油画 / 90cm×68cm / 奥赛美术馆

让我们也来听听这幅画的故事吧。

这幅画是我们熟知的画家莫奈为自己的妻子画的，描绘了妻子在临终前的样子。乍一看过去会感觉到很残忍。在走向死亡的旋涡中，妻子请求他画了这幅画像。

个中原委是这样的。莫奈在年轻的时候，因为贫苦根本就没有钱去雇用模特来作画。妻子不仅照料着丈夫的日常生活，同时也很乐意为丈夫充当模特，在鲜花盛开的季节、与孩子在一起之时、饱受肺结核苦痛的时候，直到临终。

从画中我们看到，莫奈对裹着草席逐渐走向死亡的妻子充满了凄绝的悲伤。莫奈强忍着悲伤，努力地再现了就要从自己身边永远逝去的爱人的最后瞬间。

在生活中很多时候我们会对各种人感到失望。有时，一张画便可以成为对一个人重新认识的契机。这幅画的力量便正是如此吧！

Relationship

10

因为嫉妒而导致的
灵魂的痛苦

田琦

《梅花草屋图》

一位英国诗人曾说,"嫉妒是灵魂的心术"。对那个人分明也不是不喜欢,可是听说他发展得很好,自己的心情却好不起来的时候,会很慌张吧。而当这种嫉妒心非常强烈时,那火焰不仅仅会将对方,甚至会把自己都吞噬。

这幅画可以将因为嫉妒而引发的灵魂的痛苦放下。

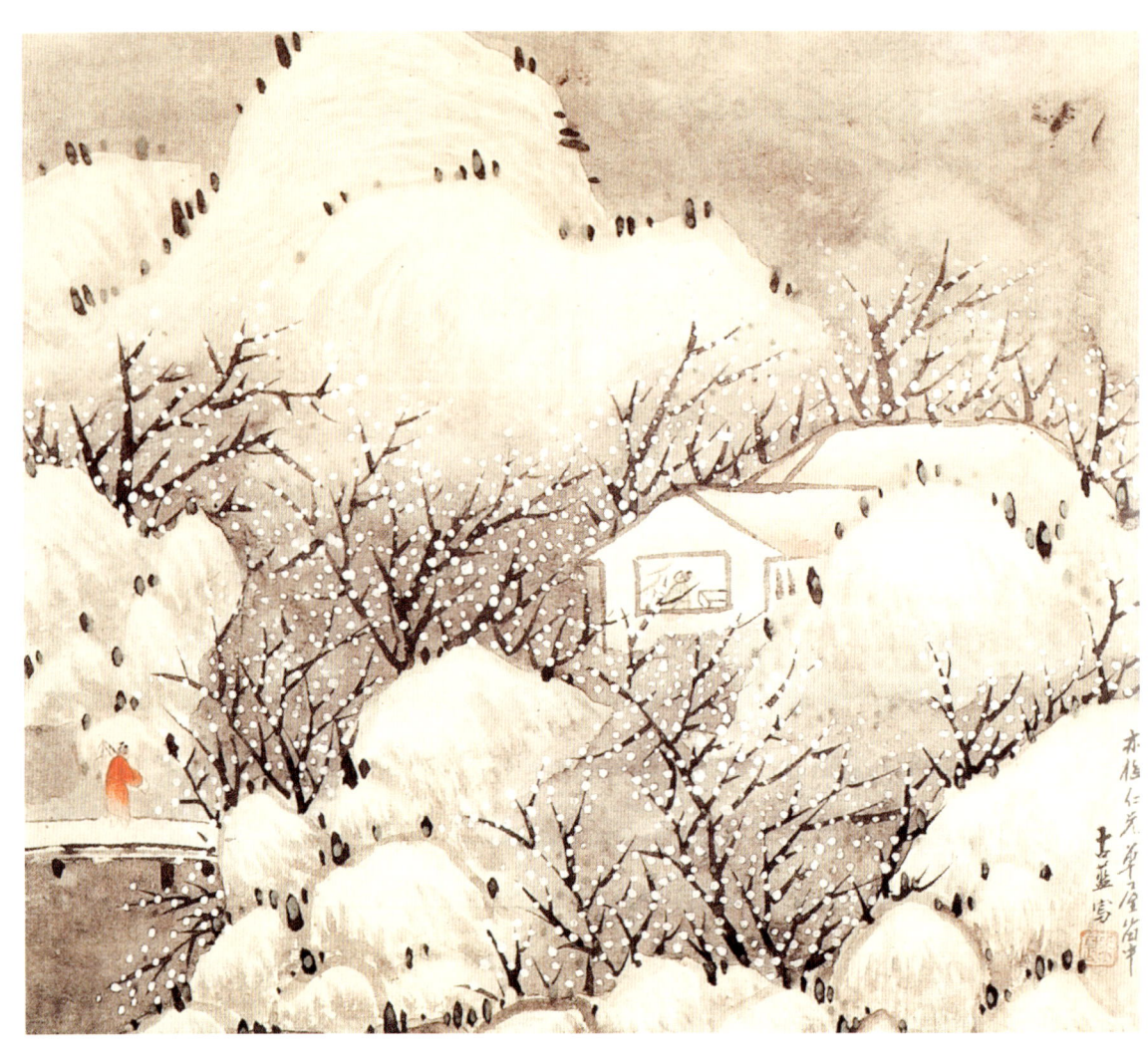

田琦 / 19世纪中叶 / 纸上淡彩 / 32.4㎝×36.1㎝ / 韩国国立中央博物馆

被大雪覆盖的山中小村落。

大雪让我们的内心从根本上感觉到了柔和。面向我们的书屋里站着的人,更令人感觉到了一种孤独的气息。

然而一位客人正朝着深山中走来。

并不是很容易就能来的吧,大概非常吃力地走了很久,亲自过来只为了和这个人见面。

看看这些盛开的梅花,此时应该还是非常寒冷的冬天,而书屋的窗户却没有关,就这样敞开着,大概是因为太想念这个人了吧,心急如焚地想要往外面看看他来了吗。有客人亲自来深山里拜访,这是多么高兴的事啊,在他心里连客人的衣服都印染成了红彤彤的颜色。雪融化前,迫不及待迎接春天而盛开的梅花,仿佛正是梅花树的焦急之心,同时也映衬出了画中两个人的思念之情。

嫉妒这种感情也是人际关系中的一种矛盾。

看到画中这种惺惺相惜的场景,请再思考一下现在身边人的重要性和价值吧。

浅色支撑着的宁静色调使人的心情平静,运用明亮度和饱和度都很高的红色做了点睛之笔,传递出满满的温暖感。

Relationship

11

恨一个人
的时候

爱德华·蒙克
Edvard Munch

《太阳》
The Sun

最近,"愤怒调节"成了社会一大热门话题。

因瞬间急躁的心情导致暴言暴行的情况有很多,甚至最后还有以杀人事件收场的。即使没有闹成社会性事件,但在工作或家庭中,一时无法忍住愤怒而向对方发火的情况也不是很少见。

> 恨意和愤怒会让对方受到伤害,但最终却是在破坏自己。

当恨一个人的时候,和熊熊燃烧的报复心相比,难道不觉得自己的内心很累而又不够宽容吗?

做厌恶的事情也是在消磨自己的能量啊。

为了把带给自己不快感的印象快点驱散,我们体内的一部分葡萄糖会产生肾上腺素。再加上一部分脑产生内因性吗啡(开心的时候,体内产生的一种激素)的葡萄糖减少了,当然就会产生不快感。而且为了消耗掉产生的肾上腺素还会大声喊叫。自己也不知道的情况下突然地就发火,马上保护头脑也是因为这样。当我们把火发出去后,由于肾上腺素的发泄虽然缓解了不快感,但是却已经让对方对自己形成了否定的认识。这是一种恨意的恶性循环。

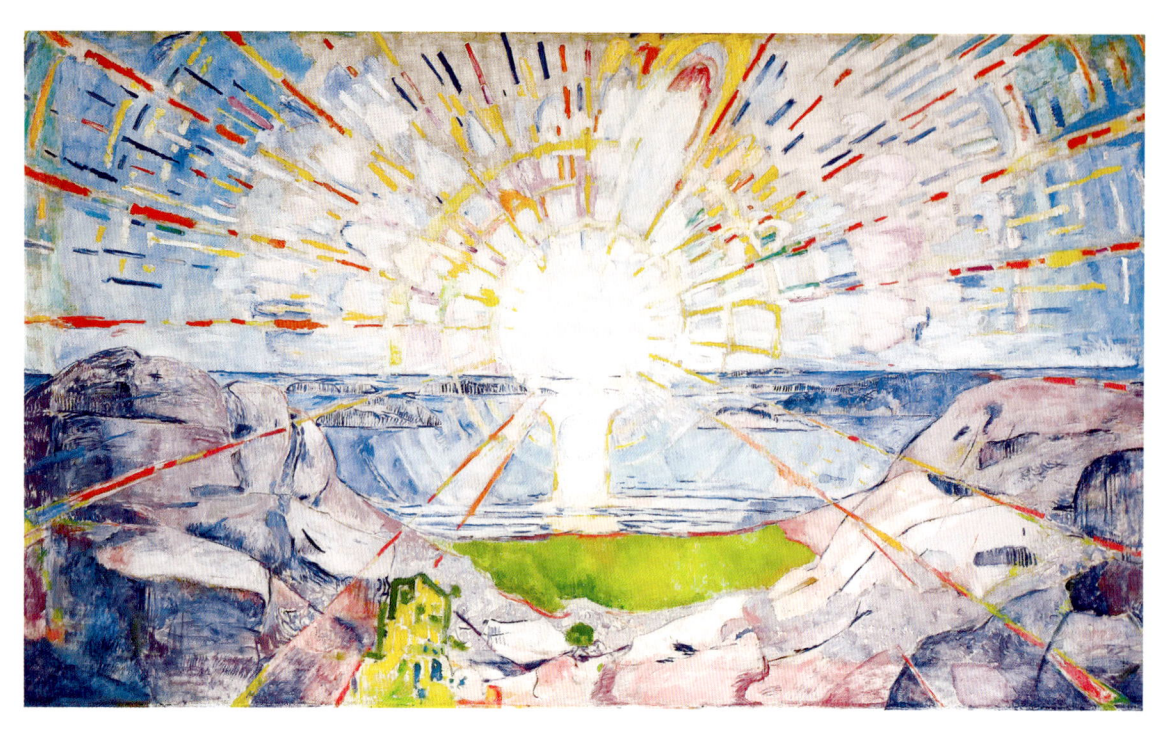

爱德华·蒙克 / 1909—1911 / 布面油画 / 455cm×780cm / 奥斯陆大学

当恨一个人的时候,不妨看一下这幅画。

在蒙克的画作中,这幅是使用平和的颜色最多的。这幅作品可以帮助我们调节火气,终止恨意的恶性循环。

整个画面都充满着阳光,用放射的形态,即向着四方蔓延开的形态表现出了太阳的耀眼。太阳的光芒一直照耀至我们所在的地方,仿佛每一个角落都被均匀地照耀到了,让人感觉温暖平和。各种颜色的具体运用也是相得益彰。可以完全表达出内心深处恨意的红色,却又与彩色蜡笔桶中的蓝色、草绿色、粉红色、黄色这些平静的色彩巧妙地融合在了一起。

Relationship

12

适合在工作场合
一起看的画

克里斯蒂安·罗尔夫斯
Christian Rohlfs

《蓝山》
The Blue Mountain

在韩国第一部观影人数突破千万的动画片《冰雪奇缘》(Frozen，2013)，大家应该都还有印象吧。电影的主题曲《随它吧》(Let It Go)也特别受追捧，关于它还有一段趣事。导演会对那些说"我们家人都特别喜欢这首歌！"的观众说声"谢谢"，这是理所当然的，但一年之后又有观众来抱怨"我家孩子还是只唱《随它吧》"，导演只好又不停地说"对不起"了。

电影中伴随着《随它吧》的音乐，主人公艾莎用魔法建造了一座梦幻的冰雪城堡。这个场面中寒冷、锋利、闪亮、旋风等要素不仅将孩子，更是将我们大人平时在情绪上迟钝的感觉都唤醒了。虽然我们是通过触摸来感受到触觉，但是眼睛所见也可以刺激到触觉。

这是因为，我们所接收到的信息中，大约有四分之三左右都是依赖于视觉的。

对于感觉较为迟钝的人，我会让他们通过抚摸各种各样质感的物体来进行治疗，比如不平的凹凸物、锋利的避雷针等。同时，也给他们看用各种不同材质的布展现出来的画。这是想让他们通过眼睛获得刺激。

这幅画也像《冰雪奇缘》一样，通过刺激皮肤上的感觉，唤醒让人们团结在一起的力量。

我们能感觉到紧密地连接在一起的凉爽的蓝色和灰色在快速运动。特别是这种钴蓝色系的蓝色不会让人觉得有负担，恰当地而给人一种恰到好处的警惕心。冰块垒在一起呈现出一种具有上升感的射线，竖着排列的构图方式更是给人一种紧张的感觉。

在欣赏一幅以战略性眼光挑选的美术作品时，会感觉到有一种力量在改变着你的行动。

从这一方面来看，在工作场合等各种需要人与人一起协力去完成某件事情的地方，这幅画很适合去欣赏一下。

这幅画可以唤醒大家的感觉，让身体紧张感强烈，进而把每一个个体连接起来。

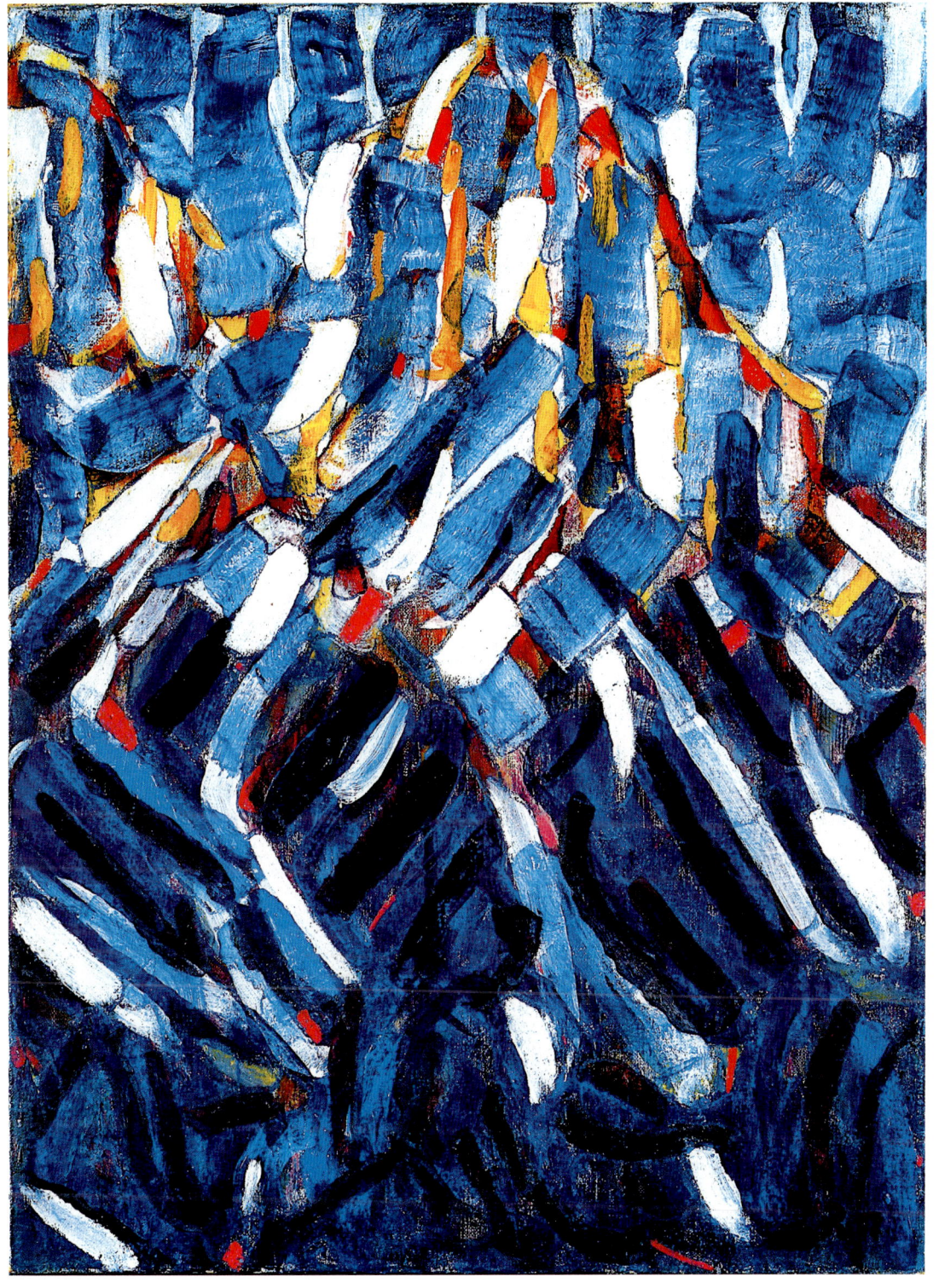

克里斯蒂安·罗尔夫斯 / 1912 / 布面油画 / 80cm×60cm / 艺术宫博物馆(Museum Kunstpalast)

Relationship

13

想要感受
爱的激情

劳伦斯·阿尔玛-塔德玛
Lawrence Alma-Tadema

《不要再问我了》
Ask Me No More

这是一幅超越了年龄和性别，让许多人都喜欢的画。

因为这幅作品让我们感受到了清凉，唤起了我们对爱情的激情。

以大海为背景，白色的大理石也无可挑剔，让我们来看看这两个人物所穿的服装。

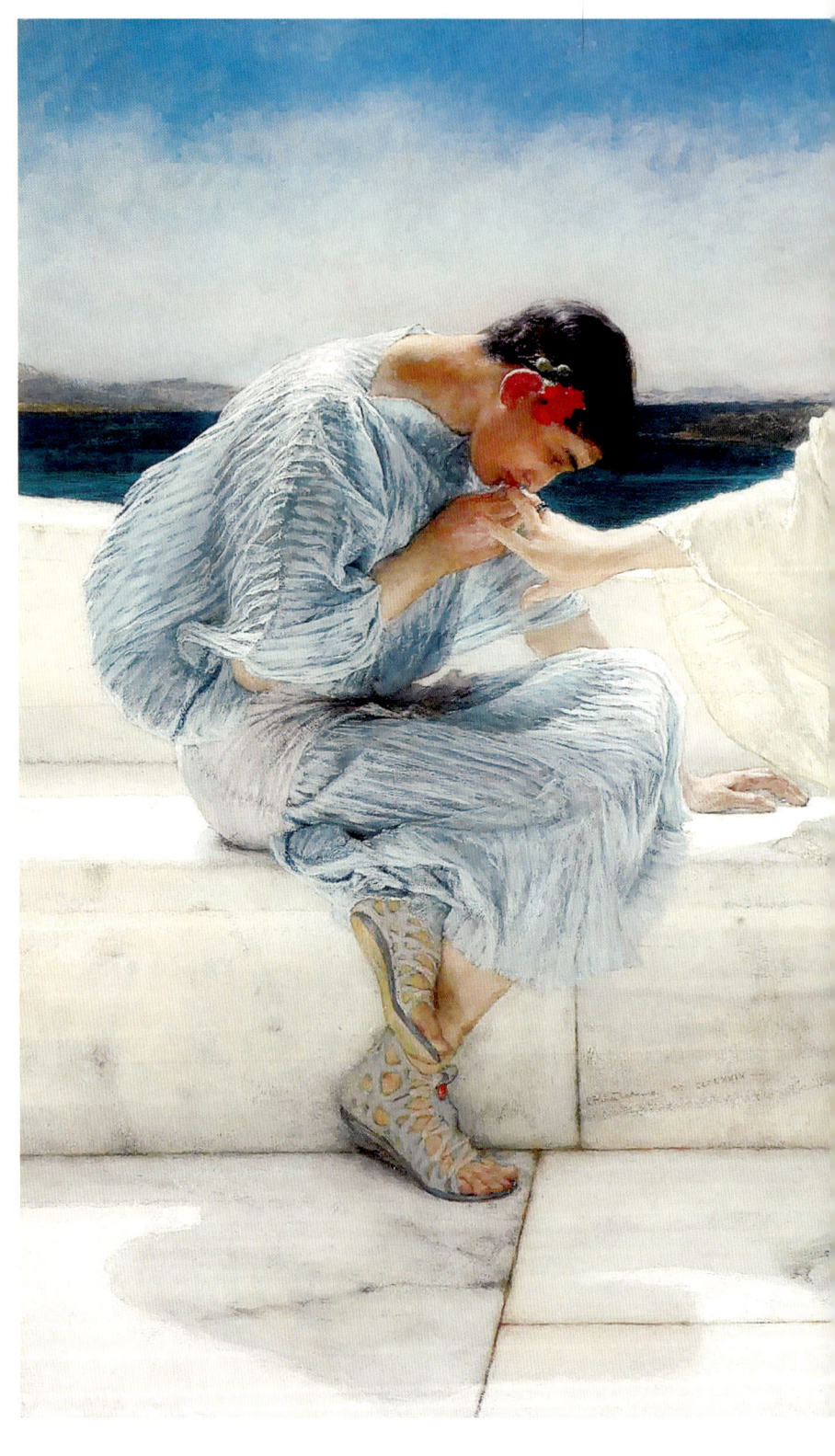

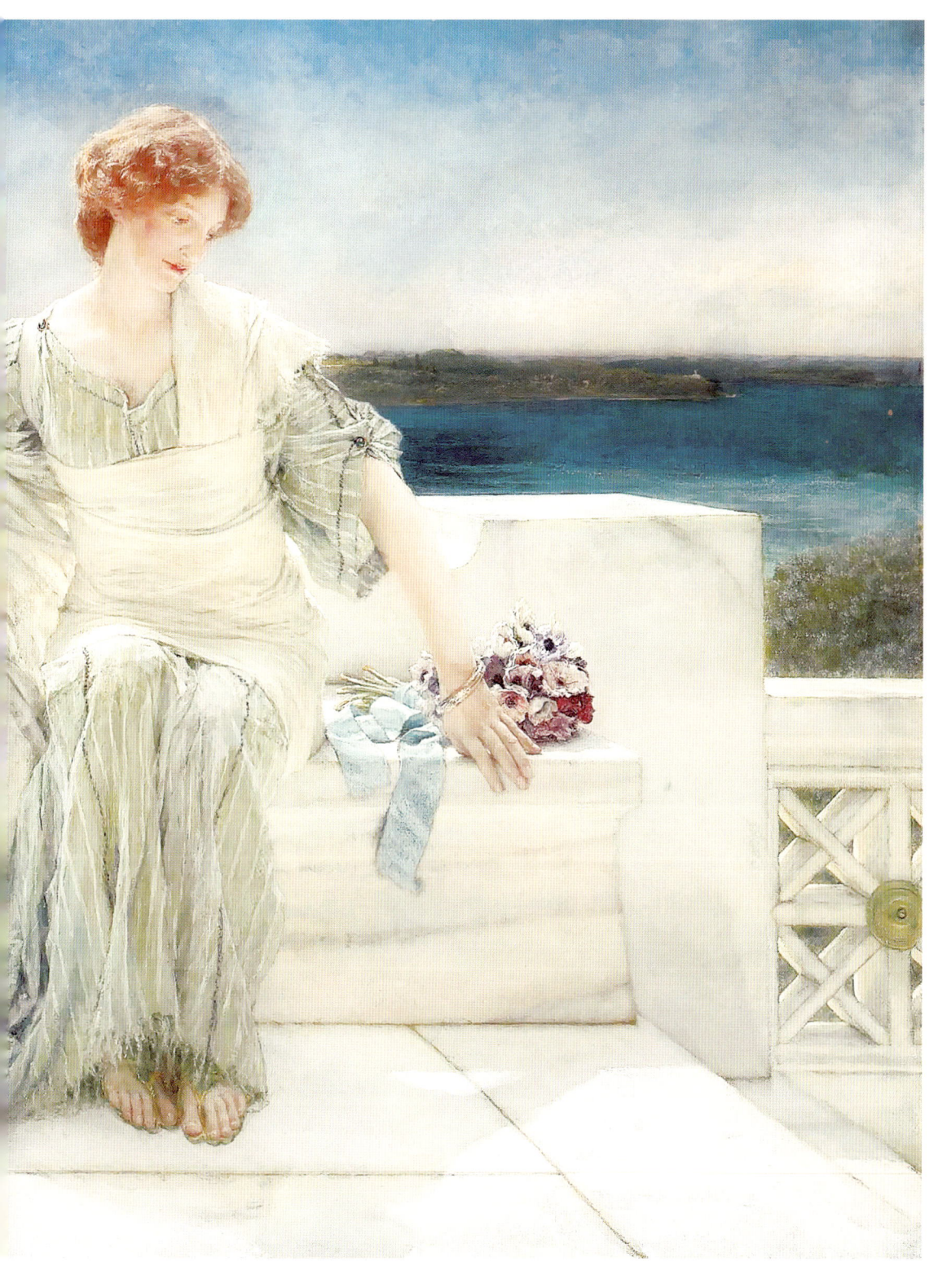

劳伦斯·阿尔玛-塔德玛 / 1906 / 布面油画 / 80.1cm×115.7cm / 私人收藏

男人穿的鞋很特别吧？精细地编织而成，连颜色都是淡淡的天蓝色，与衣服的搭配也非常协调。衣服是不透明的，隐约能看到的蓝色和皮肤映衬的颜色相互抵消了。

这两个人看起来是非常般配的一对儿，他们不约而同地穿了天蓝色和薄荷色同色系的衣服。男人甚至连花束上的蝴蝶结的颜色也是精心挑选的，更突显出了他的品位。

但是再看一下，这两个人好像也并不是非常亲密。

仿佛并不是已经相处很久的恋人，还能感受到表白不久后初期阶段的激情。

相互也并不注视对方，身体也没有接触，只是勉强在手背上表达了一下敬意，让人感觉是那样可爱。现在的恋人们有各种积极的身体接触，但在一个世纪之前的西方，相互怀有美妙感情的男女之间，一个短暂的吻手礼就已经是非常惊人的肢体接触了。

看到这幅画的心情,就和在结婚典礼上看到漂亮的新婚夫妇那种高兴的心情差不多。而单身的人看了这幅画会有"我也想有一个这样的求婚""以后也想遇到一个这样的男人(或是女人)"这种幸福的期待。就像结过婚有了一定年龄的人,看到年轻的情侣便会有"真是很般配啊""真是一对璧人啊"等这样的想法,此时心情一定会变得很好吧。

然而现在已经有了恋人的人不知道会不会有"什么呀,为什么不为我这样做呢?"这样的羡慕或是发火的反应呢?不过这也并不是一种坏的压力吧。

给你的恋人看一下这幅画,一起讨论一下,劝说他一下怎么样呢?

由于名画能够对欣赏者在情绪上产生丰富的影响,一起分享和沟通对于名画的感想,可以让两个人思想和情绪上的连带关系更上一层楼。

Relationship

14

能够成为
休息的关系

马库斯·斯通
Marcus Stone

《偷吻》
A Stolen Kiss

筋疲力尽跑来的你，

像镜子里映出的我的模样。

风吹过的山坡上遇见的你，

像是给了我一个安宁的休憩。

《你》演唱：李妍实、金英均　歌词：柳书泰

女人独自经受着挫折，努力做事，努力生活。虽然她从来没有冒出过想要去死的念头，但偶尔也会因为人生而感到筋疲力尽。

走过来的是一个可以完全接受这一切的男人。

"你筋疲力尽的样子和我之前的模样是相同的啊，你的样子我完全可以理解。我曾经也很辛苦，可是现在都已经过去了，所以能够认可你、接纳你。"

在男女关系中真的很重要的一部分是：
两个人不能一起奔跑，不能同时感到筋疲力尽。
两个人的艰辛时期如果同时来临，无论对方是一个多么好的人，都只会剩下烦恼和抱怨。因为自己很辛苦的时候还要守护着对方，那么这种辛苦仿佛会加倍。

从这一点来看，这幅画向我们展现了一种可以得到休憩的相互关系。站立在左侧的石像，仿佛让人感觉到一种神在看着世人的宗教性观点：

女人因为疲倦在椅子上睡着的瞬间，不是神而是有一个人走过来看了看，不愿吵醒她。男人走过去倾听她呼吸声的样子，真的很美。

他并不是在看这个现象，而是在看她私下疲惫的模样。

一个守着疲惫的人生，不去叫醒她只是默默地注视着她的人。幸亏有这样的爱情，女人虽然很辛苦，可是从人生这个大的层面来看，现在却正在享受成熟的秋季。穿着绣着蕾丝的美丽衣衫，阳光洒在了可以休憩的地方。

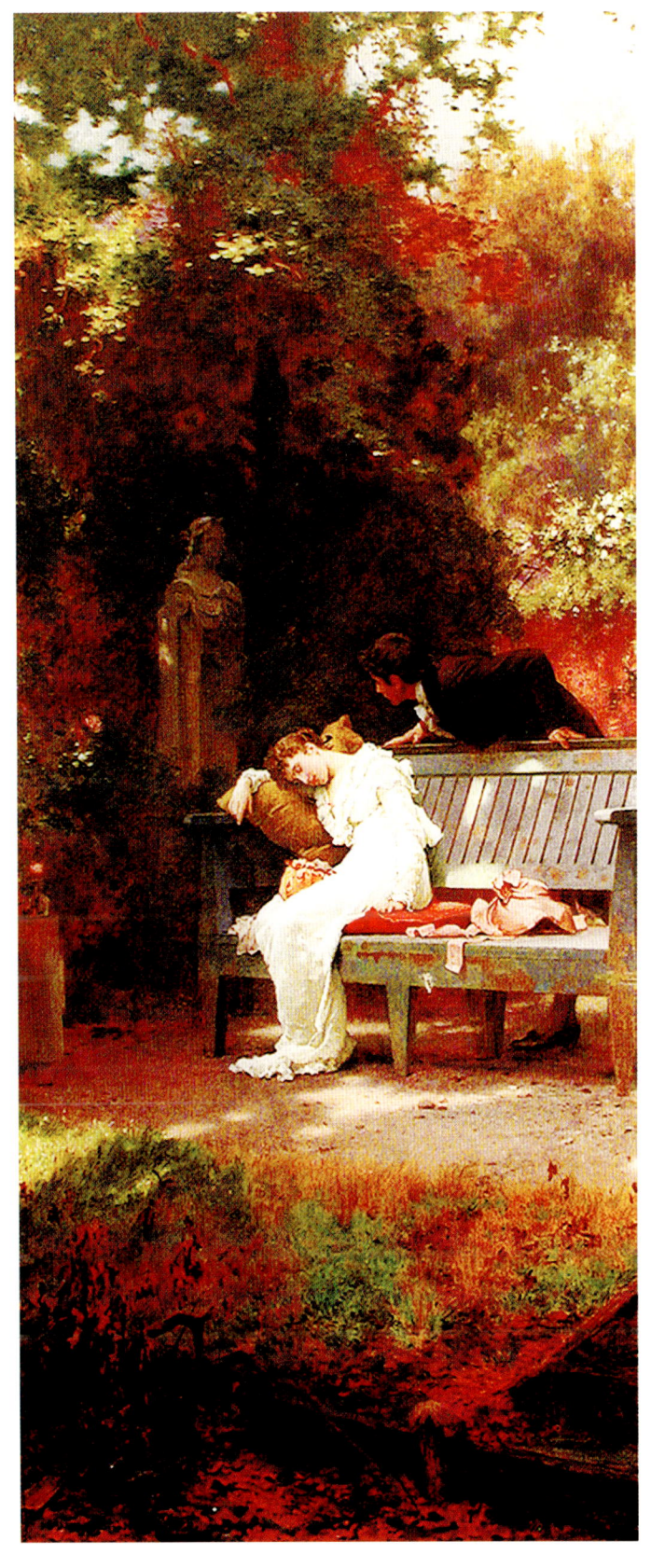

马库斯·斯通
1894 / 布面油画 / 152cm×66cm
私人收藏

Relationship

15

时时刻刻
给予对方压力的人

保罗·塞律西埃
Louis-Paul-Henri Sérusier

《布列塔尼摔跤》
Breton Wrestling

精神分析学家弗洛伊德认为,梦是以无意识的愿望满足为目的的心理行为。梦不是曾经有过的事实的"复活",而是把事件作为一个材料从而反映出做梦者的愿望的行为。

在来我这里咨询的人中,有一位女士每天都会受到丈夫的殴打,而在梦中却梦到自己在打丈夫。虽然在现实中痛恨对方,但没有办法去打对方,便会通过"超我"的道德和妥协在梦这种假想现实中实现欲求。

从本质上来说并不是痛恨对方,但时时刻刻都会感受到对方压力的人多会选择这幅画。这也反映出了一种潜意识,希望由此可以获得代替满足。

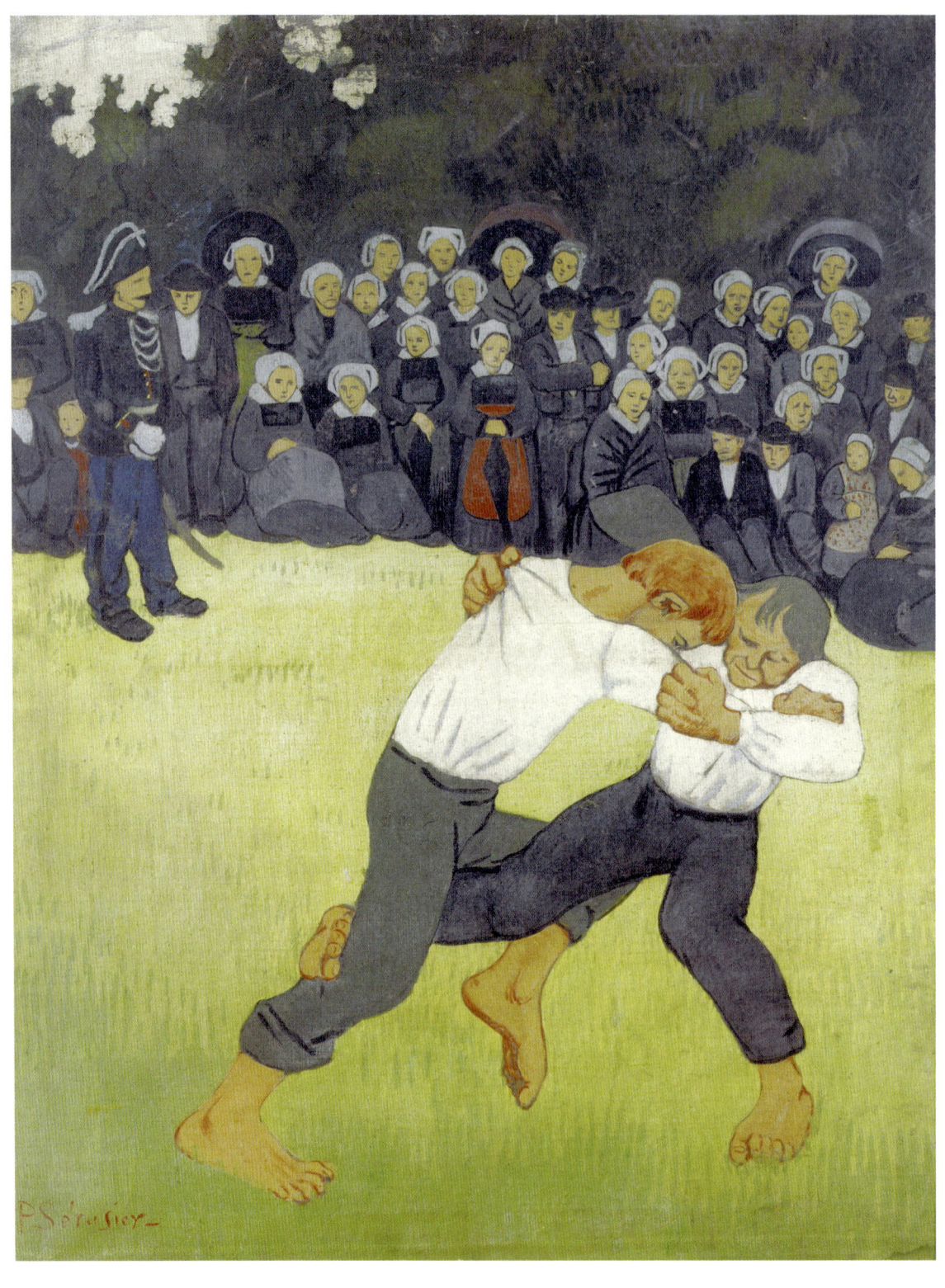

保罗·塞律西埃 / 1890—1891 / 布面油画 / 91cm×72cm / 奥赛美术馆

父亲、兄长或者上司会时不时对我们说一些难听的话，因为年龄和地位的关系，现实中去反驳他们也是不太容易。当然也并不是非要以一种战斗的姿态去获得胜利，

但在对等较量时，大家势均力敌的情况下，更能够有一种了解自我的感觉。

同时，由草绿色带来的平和感，可以缓解一些压力。根据一篇关于色彩的论文，人们在画画时，不需要费多少脑力或者想象力，却可以从绿色中感受到了一种被称为"平和的"共同的情绪反应。绿色让我们联想到草原。在各种社会规则中，绿色也被用作安全信号。

──◇ 了解自我的美术治疗测试 Ⅰ

● 请想象一下窗外的风景。

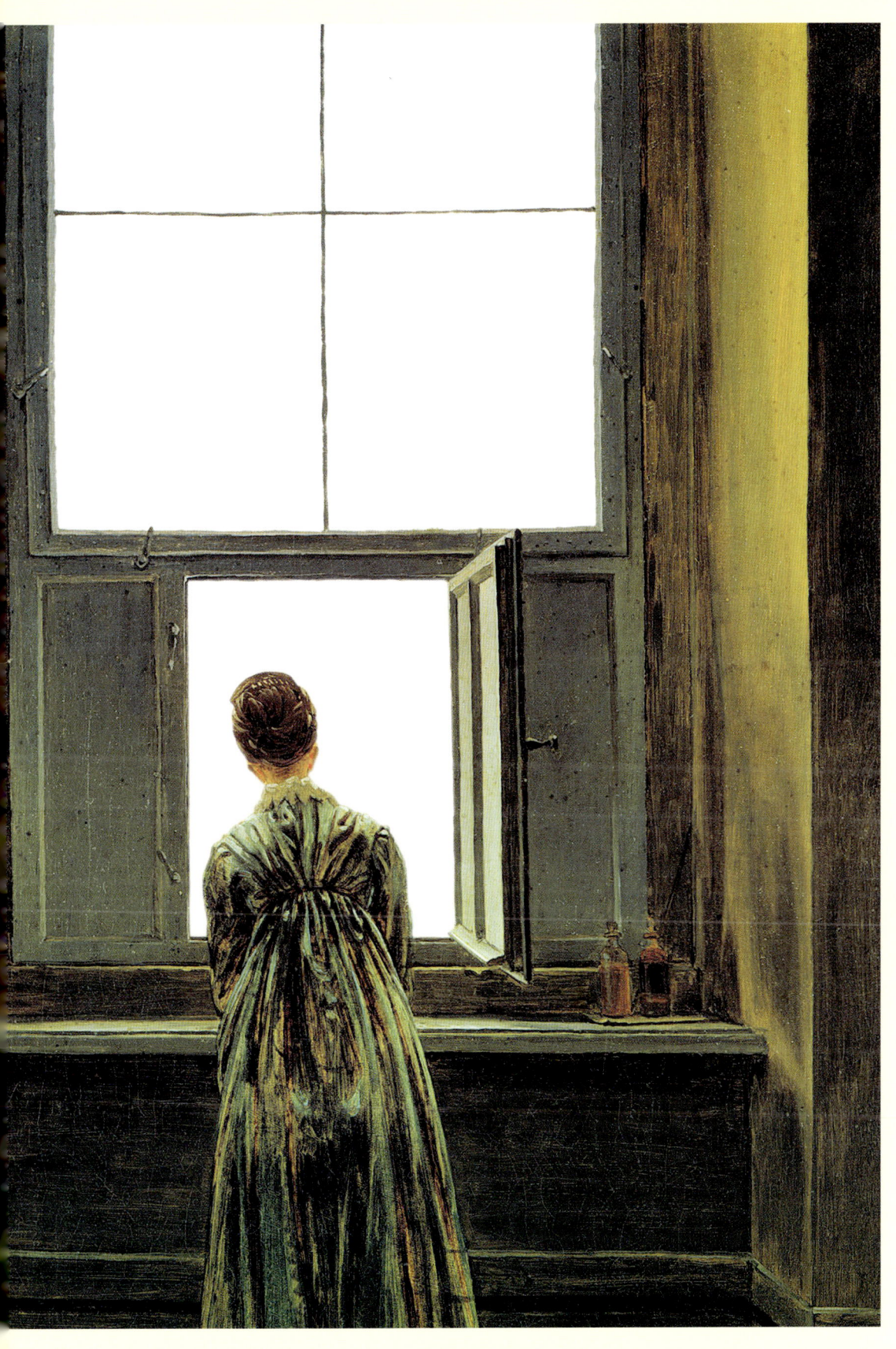

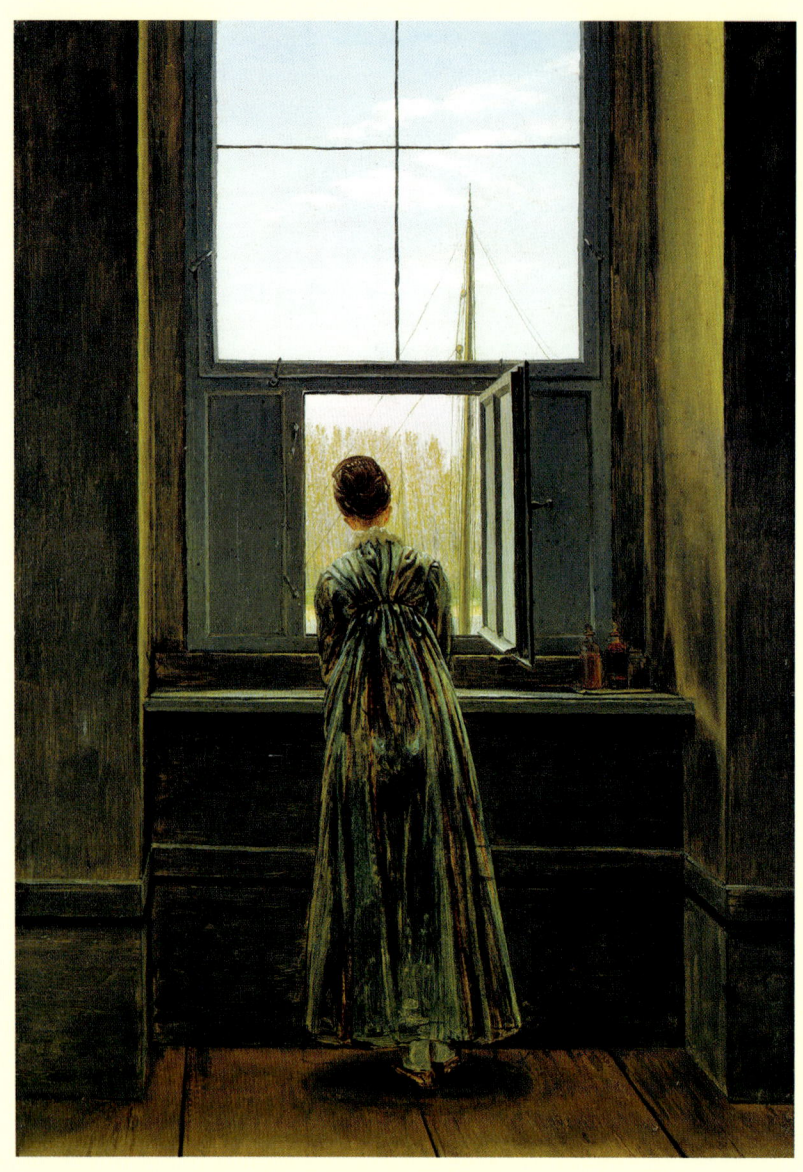

原作:卡斯帕·大卫·弗里德里希(Caspar David Friedrich)的《窗边的女人》(*Woman at Window*)

这是什么测试呢？

首先把画作和欣赏者的视角设定在"站在里面注视外面"的相同环境中。因为画中的人物是站在建筑物里面的，给观者一种安定感，可以对外部表现出感情和想法，从而观察出对外部环境是怎样的感知。

自我的内心状态：

窗的表现

- 关闭的话——内心处于封闭状态
- 有很多格子纹样的窗格子的情况——想要管控或是遏制的状态
- 窗户打开，人物采取一种积极的姿势进行动作变化——与外部环境接触的积极状态

窗外的风景

- 温暖晴朗，使用明亮鲜艳的暖色调——肯定的视角
- 阴天下雨等其他恶劣环境——否定的视角

如果想象的是对于自我有意义的场所，也可以看出其自身所感和外部环境的联系。

测试的意义

可以更为客观地观察自身与外部环境的关系。两者关系性下降的话，通过建筑物里的人物所处的安定环境，提供与外部环境接触的机会。而且直接去表达自己与外部环境的关系的话，也能更好地主导自己的生活。

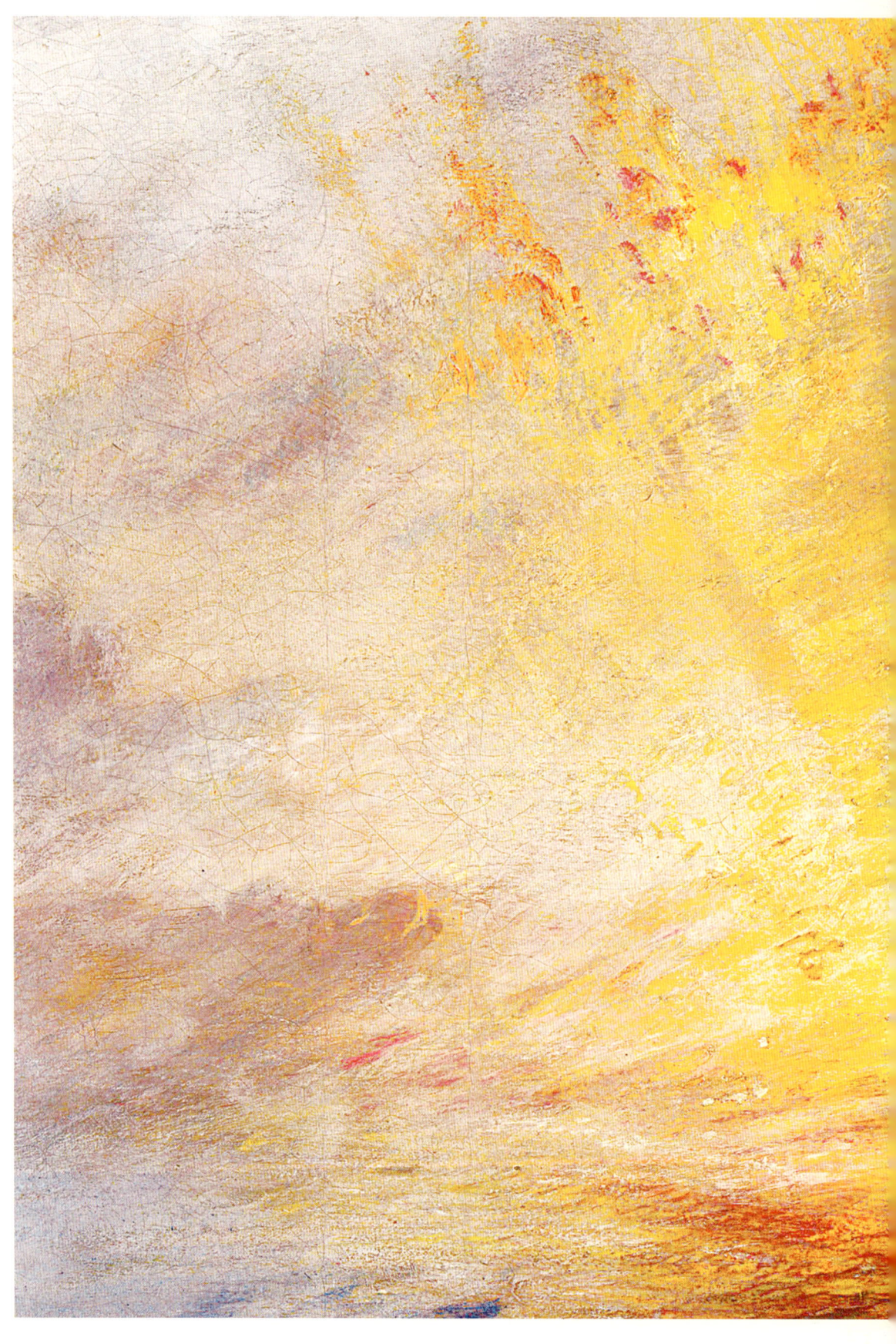

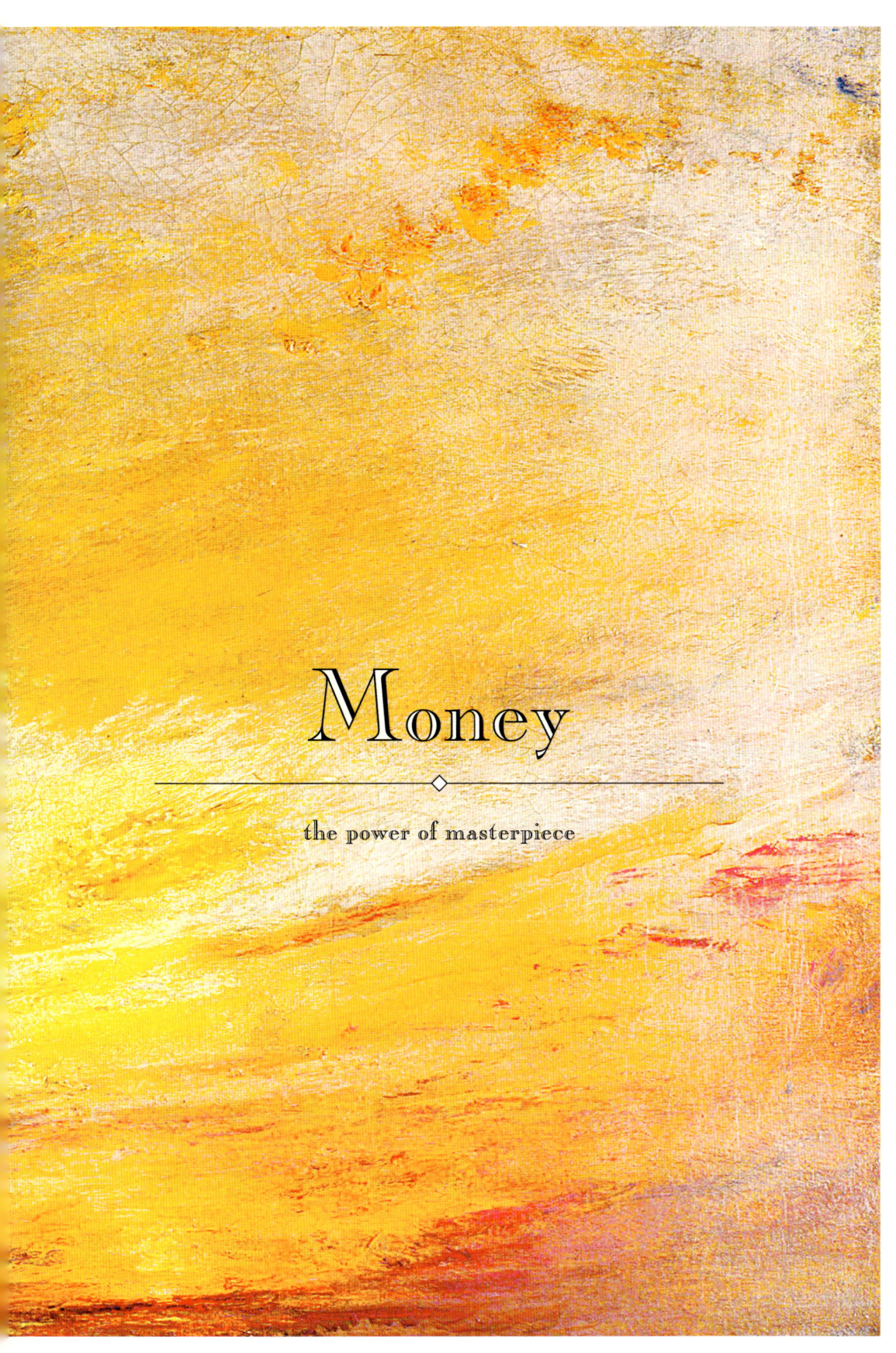

Money

the power of masterpiece

Money

01

幸福离不开

粉色

让-奥诺雷·弗拉戈纳尔
Jean-Honoré Fragonard

《秋千》
The Swing

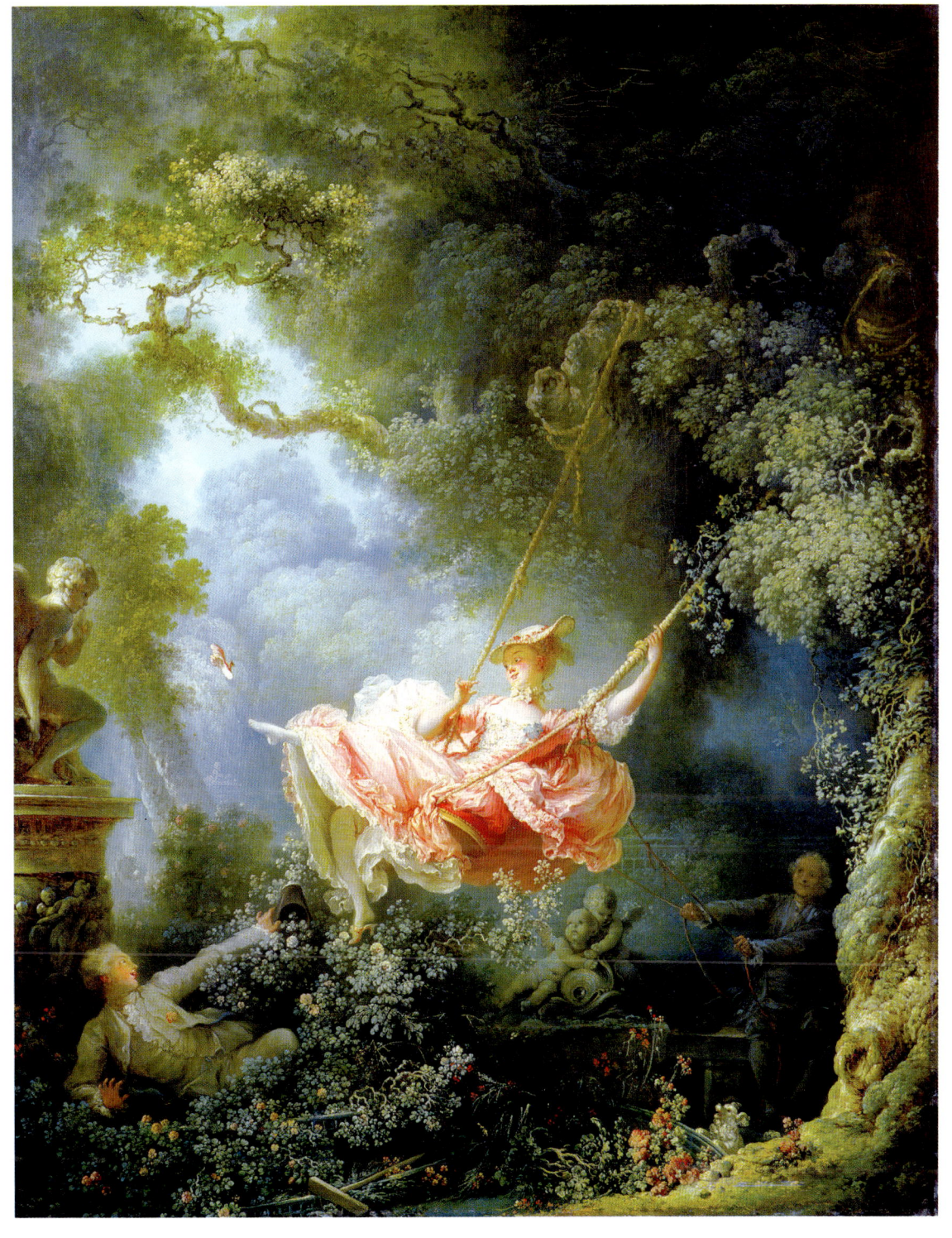

让-奥诺雷·弗拉戈纳尔 / 1767 / 布面油画 / 81 cm×64.2 cm / 华莱士收藏馆（The Wallace Collection）

感觉如何呢? 能感受到画中没有任何忧虑,一种富足和自由的感觉吗?

漂亮的蕾丝裙、深爱的王子、私家的庭院,只要有钱就可以得到想要的一切。摇荡着的秋千,也能让人感觉到不被束缚的自由。

在树木草丛的昏暗背景的对比下,粉色更加让人眼前一亮了。

那些不用为金钱而伤脑筋的人们看到这幅画,心情会变得非常好呢。这正是"粉色"所起到的显著作用。

"幸福"离不开"粉色"

这是因为粉色是一种安抚内心、缓解紧张的颜色。

在美国的某所监狱里,总是有犯人之间打架斗殴的事件发生。狱方无奈之下将监狱墙壁颜色换成了粉色,结果真的平静了很多。

看重这一现象的学者做了一次临床试验。

让人们面对着被刷成蓝色的墙面举哑铃,发现他们比平时要举得快很多。那么在充分休息之后,再去面对着被刷成粉色的墙的话,按理说也应该没问题吧。

结果呢? 举哑铃的次数锐减。

经测定发现,只在短短几秒钟内,肌肉的强度就出现了缩减。

正在阅读以上文字的女性读者中,不知是否有很多会说,"没想过这些复杂的道理,就是单纯地喜欢粉色啊"。粉色是一种被很多女人"单纯"地喜欢的颜色。

通过对小孩子的观察发现,如果对小女孩说,"请挑出代表女性的色彩",她们便会挑出粉色来;对小男孩说,"请挑出代表男性的色彩",他们则会挑出蓝色来。然而并没有人教过他们这些。一个关于儿童和色彩的实验结果表明,女孩在选择彩色蜡笔的时候,大部分都会选择粉色。*

学术界对此的推测是,粉色代表着母亲的形象,并且它还是羊水及子宫的固有色,携带着母性本能的女孩,天生会感受到粉色是一种温暖的颜色。

* 不仅如此,我们还发现选择蓝色的女孩有很强的理性和理智的倾向。

这样来看,也正因为这位少女忠实于自己的本能,让欣赏者在观看的同时,心情也能变好。

Money

02

赚钱可以
幸福的话

希罗尼穆斯·博斯
Hieronymus Bosch

《死神与守财奴》
Death and the Miser

还记得全世界最有名的吝啬鬼吗?

说的便是狄更斯小说《圣诞颂歌》中的那位主人公斯克鲁奇。他跟随着精灵看到了自己的过去、现在和未来。全世界都沉浸在圣诞的气氛中时,他一个人彻底被疏远了。即使偷死人身上的钱,他也从没掉过一滴眼泪,这种只关心自己的人,绝不会醒悟的。

这幅画中精灵带走的吝啬鬼形象就是因钱而备受煎熬的我们的未来写照。金钱并不是全部,这句话真的是一句令人警醒的平凡真理啊。

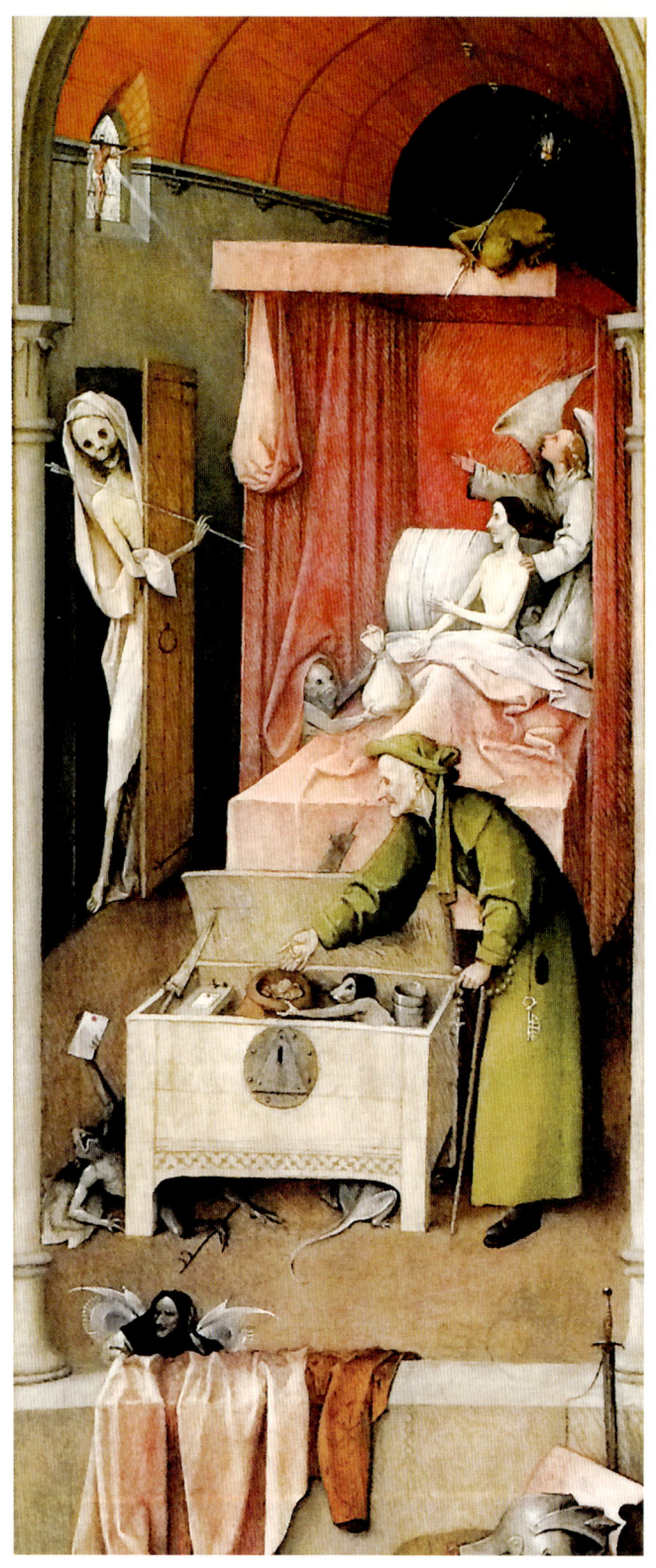

希罗尼穆斯·博斯 /1485—1490 / 画板油画 / 93 cm×31 cm/ 华盛顿国家美术馆（National Gallery, Washington）

整个画面那种毫无生命力的氛围，反而突显出了坛子里满满的金币。骨瘦如柴的守财奴、骷髅头、魔鬼构成了这幅画。就连守财奴挂着的拐杖看起来都是那么干瘪。守财奴没有顺着天使指引的方向抬头看到阳光，而是把手伸向了魔鬼递来的只露出一点点的钱袋子。而那个沉甸甸的钱袋子，令人感觉到的却是生命在下沉。

金钱并非就是幸福的保障。这幅画让我们思考如何用金钱得到真正的幸福。

Money

03

我成了富翁的话,
也想要与人们分享

摩西奶奶
Grandma Moses

《大家缝活动》
The Quilting Bee

现在要介绍的这幅画与前面那幅给人的感觉截然相反，充满了幸福感。

有充足的钱可以支配，在非常宽敞的房子里摆上各式美食，招待四方来客，一幅悠然自得的景象。

当在金钱问题上受到挫折和遇到困难时，这幅画可以带给我们一种甜蜜的虚拟满足。

我们经常很自然地认为"有钱当然好了"。

那么钱又到底好在哪里呢？

有了钱，可以买名牌，可以去旅游，甚至可以在社会上炫耀，类似的理由还有很多。

但我要重点提一下"还可以购买时间"这一点。

因为没有钱，所以把自己的时间都花在赚钱上，而如果有了钱，便可以灵活地支配时间去花钱。如何利用时间也是重要的问题。根据《华尔街日报》（*The Wall Street Journal*）上一篇调查金钱与幸福的关系的报道，与购买物品（持有）相比做点什么（经验）更能带给人满足感，这与收入无关，为他人花钱的时候，人更能感觉到幸福。我在做咨询的过程中发现，韩国人如果有了钱，会对能跟父母平安地聚在一地这样的人情处事方面抱有着很多的期望。

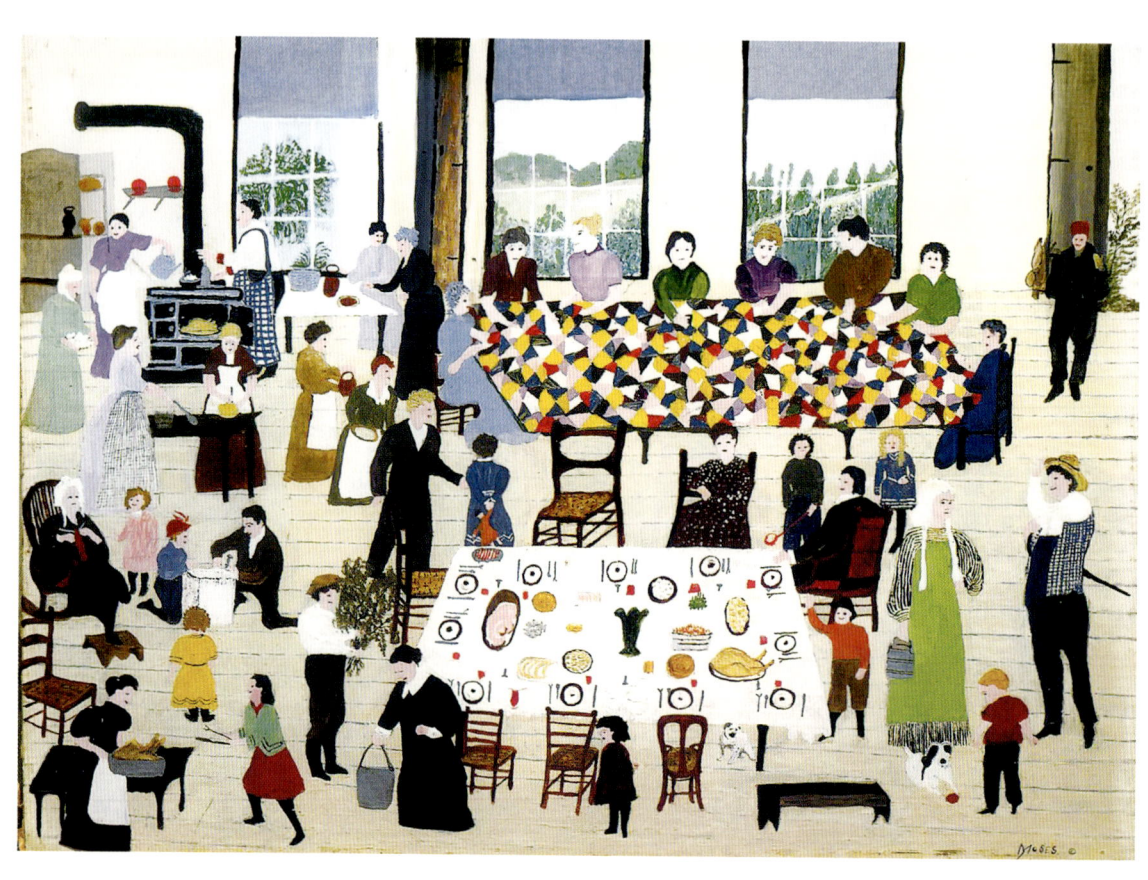

摩西奶奶 / 1940—1950 / 木板油画 / 50.8 cm×61 cm / 私人收藏

这幅画能给人带来幸福感的原因,并不是因为展现了昂贵的器皿或者服饰等物质条件,而是充满了和知己朋友一起度过快乐时光的希望。

在西方,"大家缝"(The Quilting Bee)指镇子上的女性一起做被子的集会。从画里也可以看到除因"大家缝"集会而来的人以外,还有各色各样的人都聚集在了一起。

老奶奶与绅士,干农活的年轻夫妇,甚至小孩子和桌子底下的小狗,没有一个雷同的姿势,给人感觉到的是每个人都在为什么而忙碌着的活力和生气。

然而这样是否让整个画面看起来杂乱无章呢?

画中表现出的人物并不是很具有真实感,而是像被切割好的图形一般简单。

色彩鲜艳却并不刺眼。相较于原色,使用的是明亮度较高,饱和度却较低的淡紫色和豆绿色。让欣赏这幅画的人在熙熙攘攘的人群中感受到放松的感觉。

Money

04

拥有世界上的一切
是至高的着迷

古斯塔夫·克里姆特
Gustav Klimt

《向日葵花园》
Farm Garden with Flowers

现在送人礼物时,大家都会看重品牌或是实用性,"送花"则被说成浪费钱,甚至还会有人说出"很快就凋谢的花买来有什么用呢?"这样令人伤心的话。可是送花为什么会没有效用呢?像痴呆患者、癌症患者、临终病房的患者等最喜欢的就是花。无论是什么花,花自身所带有的色彩和香气,以及那无与伦比的生命力,都能让人感受到魅力。来接受美术治疗的压力咨询者们最喜爱的也正是

有花的画。

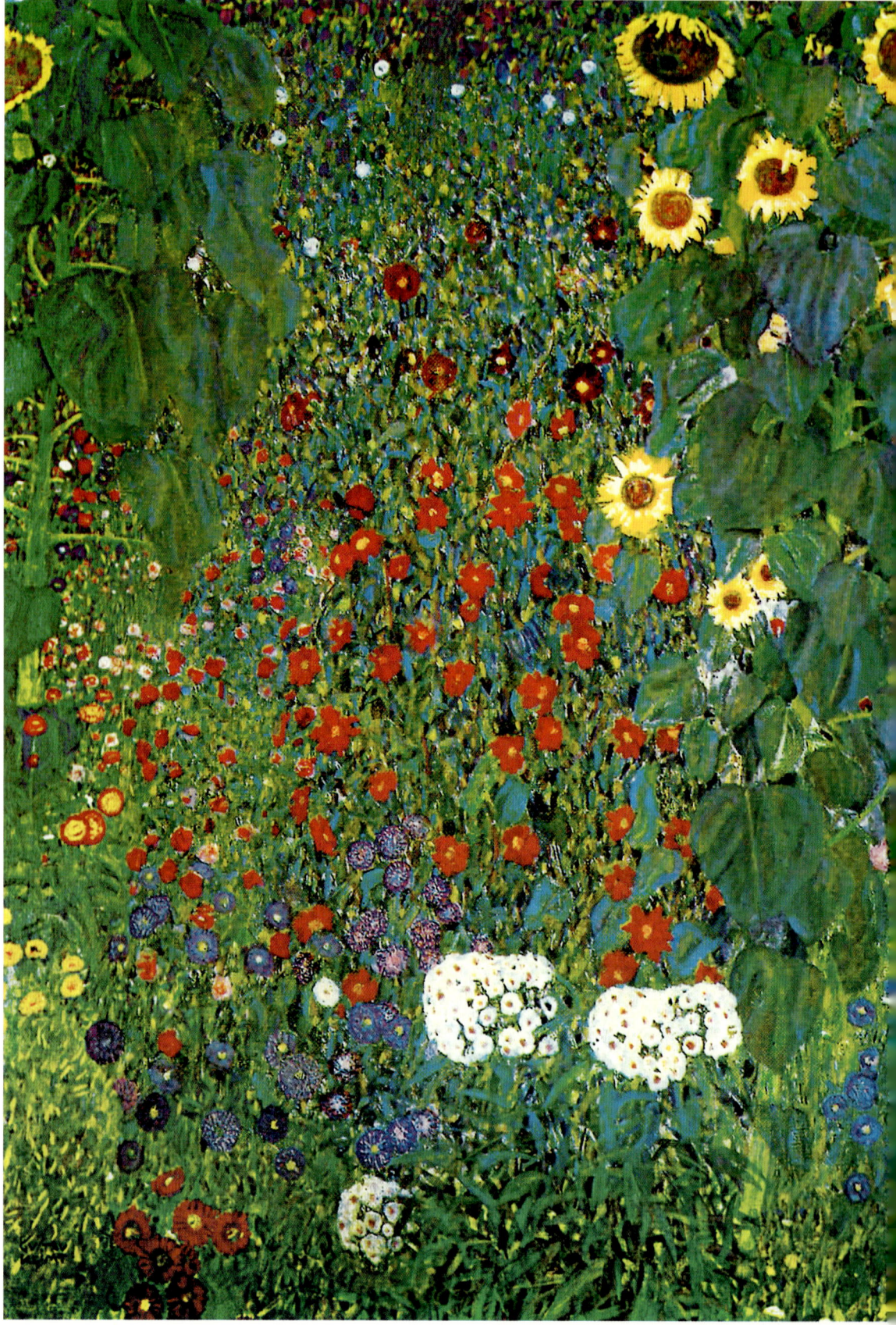

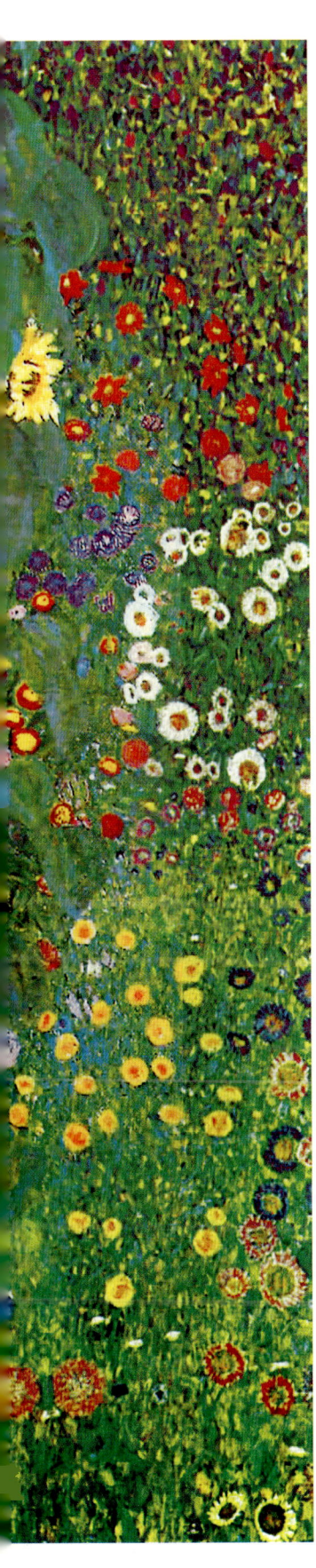

古斯塔夫·克里姆特 / 1905—1906 / 布面油画 / 110cm×110cm
奥地利国家美术馆（Austrian National Gallery）

这幅画中的花并不是孤零零地只开着一朵，而是各种各样的花都在一起盛开着。觉得某些东西十分匮乏的人，在这幅画中更能感受到一种迷人的感觉。一直有金钱压力的人会发出类似"啊啊……这些如果都是钱该多好啊"的感叹呢。

各种各样的花满满地在一起已经很好了，这幅画更是灵活运用了亮度对比较大的颜色，给我们传递了能量。

明度是指颜色的明快和昏暗的程度，颜色只有跟周围相比较来看才能有更确切的感觉。可以试想一下，只有红色的金枪鱼片和金枪鱼片被盛在盘子 里端上桌的情形，后者更能让人感到有食欲吧。

我们对事物的感觉并非单单地只依靠于视觉。70% ~ 80% 的感觉也受到味觉、嗅觉或者听觉的左右。所以明度对比越强，对人视神经的刺激越大，内心也就越会有能量。

在这幅画里，像自然的草地一样的绿色背景中，与绿色明度对比最强的红色的花正在盛开。还有像太阳一样放射着能量的向日葵的黄色，干净明亮的白色，这些也给视觉带来了各式各样的刺激。

在给恋人送花的时候，也可以考虑一下这幅画。当对方筋疲力尽的时候,用明度反差较大的颜色组成的"花束"来作为礼物，怎么样呢？

Money

05

被梦想开始的喜悦
传染了

阿博特·格拉夫
Abbott Fuller Graves

《养老金》
The Nest Egg

这幅画是美国银行（Bank of America）的收藏作品。

现在我们所熟悉的美国银行，是作为美国的四大银行之一，与世界500强中80%的企业建立关系的巨大金融公司。而您知道这幅画所描绘的是，1910年时才经营了6年，可谓新生的美国银行吗？那时它是主要经营类似服务于年轻夫妇的"种子基金"等小额存款业务的社区银行，而如今却将全世界的金融玩于掌中。一开始的时候，不管多么微不足道，都抱着一切皆有无限可能的心态，精彩就会不断向你靠近。

这幅画中就满含着这样所谓最初的精彩。现在刚走向社会的新人，总是担心着什么时候才能存到钱的人们，我会对他们说，看看这幅画吧。

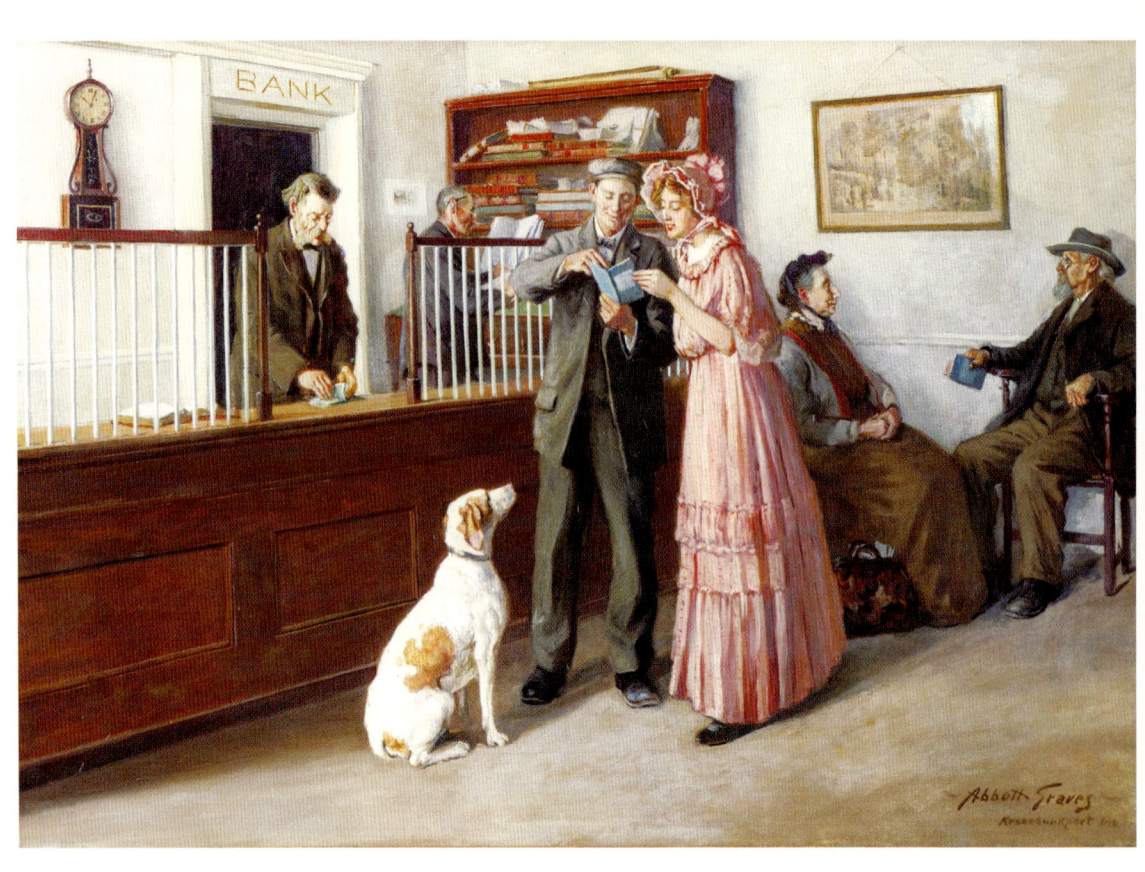

阿博特·格拉夫 / 1910 / 布面油画 / 81.2cm×116.8cm / 美国银行收藏馆（Bank of America Collection）

两个年轻人正打算取出一直存着的钱。男人目不转睛地看着存折，嘴角上扬；女子则穿着代表幸福的粉色衣服。全身花白的大狗，也目光坚定地盯着存折。无论要开始做什么事，钱都是非常重要的媒介。

这幅画还对比了后方的那对老夫妇。穿着暗色衣服的老夫妇，两人保持着一定距离坐着，都没有在看存折，而是在看着对方说话。这也更加能突出年轻夫妇面对一个新开始时的新鲜、兴奋和忐忑。或许如今正在享受安定和悠闲生活的老夫妇，在起初也和这对年轻夫妇没有太大的区别吧。

某个远大目标可能只是刚刚起步，但这种单纯快乐的开始，难道不是我们的幸福吗？

Money

06

给我自己的
休息

威廉·透纳

Joseph Mallord William Turner

《被拖去解体的战舰无畏号》

The Fighting Temeraire Tugged to Her Last Berth to Be Broken up

即使为了赚钱也一定要有休闲的时间。当我们为了生计奔走之时，总会感觉到连休闲都是一种奢侈了。这样的时刻，欣赏一下这幅画吧，虽然只是短暂的观看，但却可以使我们的内心感受到万籁俱寂般的宁静。

让我们来看一下这些船吧。

画面上有一些不顾冒出的火焰依然坚守工作的船，还有一艘块头很大，却静静地漂浮着的船。

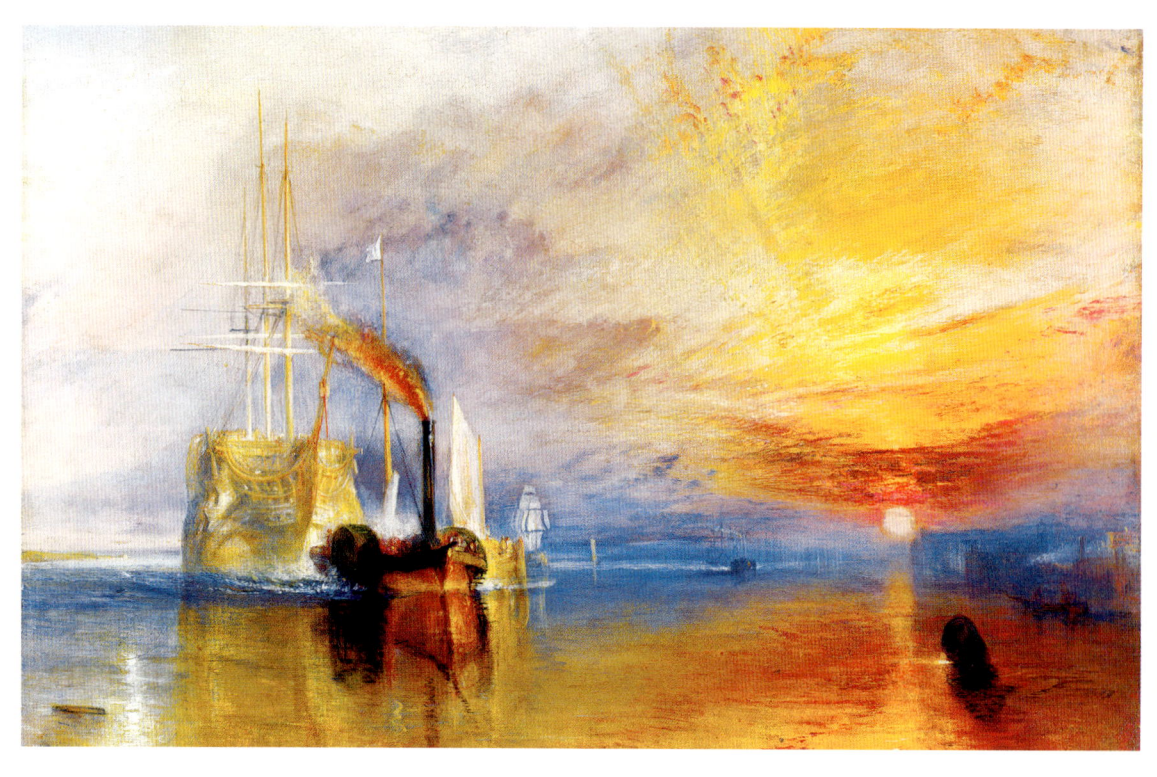

威廉·透纳 / 1839 / 布面油画 / 91cm×122cm / 伦敦国家美术馆

如此巨大的一艘船，闲置在那里什么都不做，应该会有人在计算这一天得有多少损失吧。但这却是一艘哪也去不了的船。

就像狂风巨浪掀起时应该停止航行，或者远航前对设备进行整理一样，我们作为人偶尔也需要一个歇口气的时间。

事实上，这幅画描绘的是在特拉法尔加海战（Battle of Trafalgar）中立下汗马功劳的无畏号，被解体前拖靠在最后停泊地点的样子。拖靠完成的时间虽是早晨，画家却在背景中加入了晚霞，描绘出一种落日时分的景象。能够温柔地拥抱着归来的英雄的自然景观，晚霞是最好的了。

停驻的船舶和空中的晚霞带来的平和温暖的感觉，可以让我们那辛苦了一整天的身心休息一下。

Money

07

梦想成为明星

埃德加·德加
Edgar Degas

《明星》
The Star

最近，真是有太多人想成为明星了。

虽然已有多达 200 万名的企划社练习生或是艺人志愿生，但某个问卷调查发现，普通成年人看到赚钱很多的艺人们时，也会回答说自己想要成为艺人。不少人攒了十年赚来的钱，还不及明星拍一次电视广告赚的多，所以也是出于一种羡慕的心情吧。有意思的是，那些梦想成为明星的人，选出来的非常有治疗效果的画，也都是一些所谓成功人物登场的画。《明星》便是其中一幅。

因为自己不是明星，看到这幅画时，会产生一种相对的被剥夺感，或者是心情变得不好——这些可能只是偏见。看到了自己做不到的事情或者得不到的东西，应该会感觉到一定的快乐。我们把自己想象成聚光灯下的明星，体验着那个人的生活，在共感中可以得到快乐。

这便是

明星的效果。

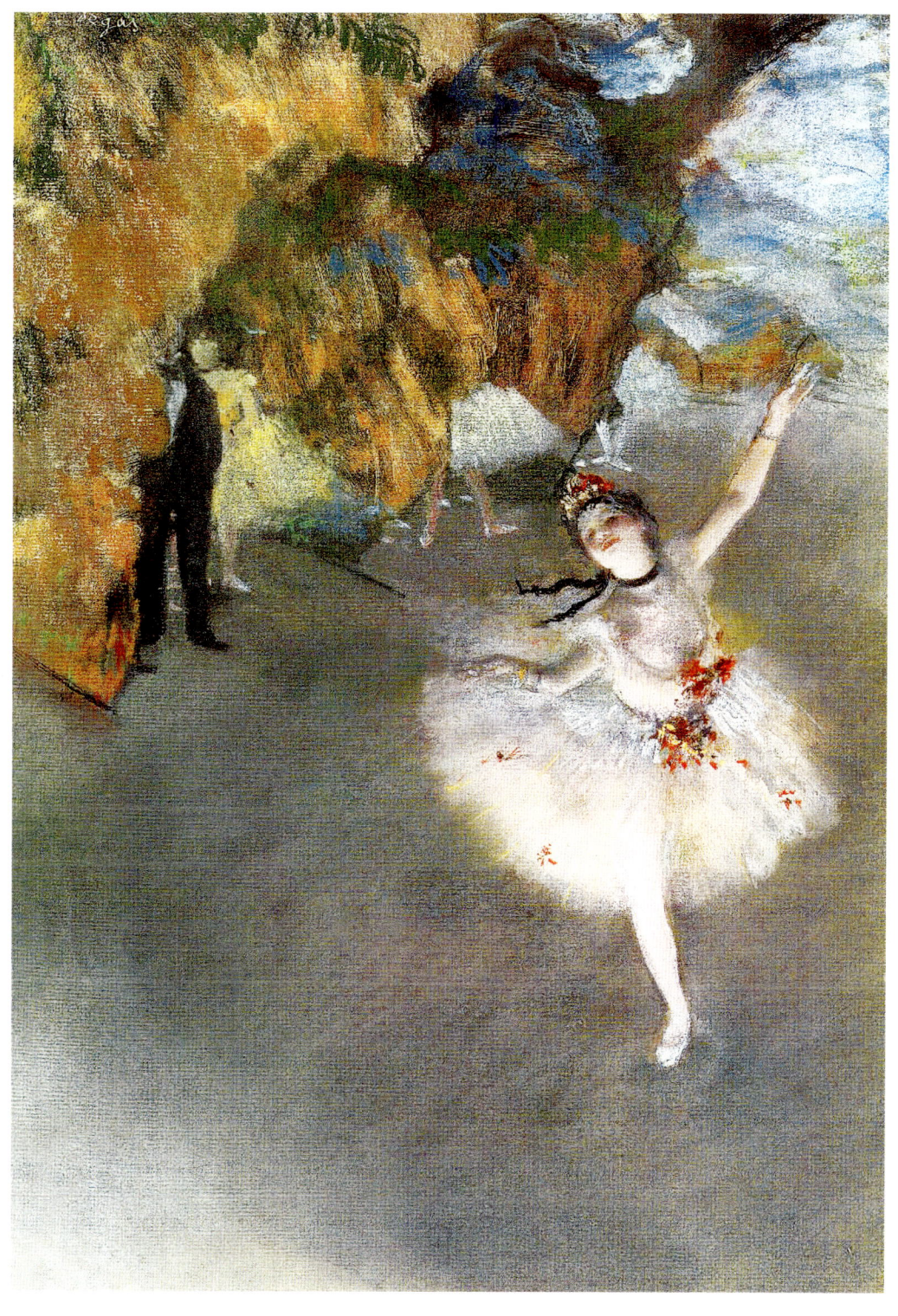

埃德加·德加 / 1876 / 纸上的彩色蜡笔 / 58cm×42cm / 奥赛美术馆

Money

08

只是让心
平和的画

让-弗朗索瓦·米勒
Jean-Francois Millet

《春天》
Spring

"在首尔住了30多年,城市的生活真让人窒息。类似的烦躁想法一直从脑子里抹不去。现在很想闻着清新的田园气味,悠闲地度过余生。清晨听着鸟叫声起来,白天在宅子前后的田地里种上新鲜的蔬菜,光是想想都觉得很兴奋呢。"

许多上班族对于退休生活的奢望就是过上悠闲的田园生活。四五十岁的男性上班族对此感触颇深,作为男人,作为家长,一生中大部分的时间都是在做一些强制性的工作,无论是想做还是不想做。来我这里咨询的人,被问到"赚了钱以后打算做什么呢?"这样的问题时,经常回答说,"老了之后,弄一套田园别墅过日子一定不错。"对于这些人来说,这幅画便是他们体验自我梦想的田园悠闲的媒介。

仔细看下这幅画,里面没有什么可以称为"主人公"的东西。再努力去找也找不到任何深意,不过就是一幅

看上去"很好"的画而已。

暗色系的色彩有助于对天空和大地轮廓的勾勒。如果用亮色系的话，画面的华丽会让视觉受到冲击，让人不自觉地想要在这画中寻找什么。

乍一看这幅画和它的名字"春天"并不是很协调，但却幸亏这样暗色系的处理，给这幅画提供了"没有什么特别期待"的放松感。想一想平时在看电影的时候，因为有所期待，睁大眼睛看着一个个要素被连接到一起，结果非常疲劳，甚至感觉到失望，不是吗？

这幅画诱导我们放下紧张的意识或状态，似乎将紧缚在我们身上的衣服都脱去一般，使我们解除掉了警戒与武装。

也正因为这样，我们可以沉浸在梦幻的平和感中。

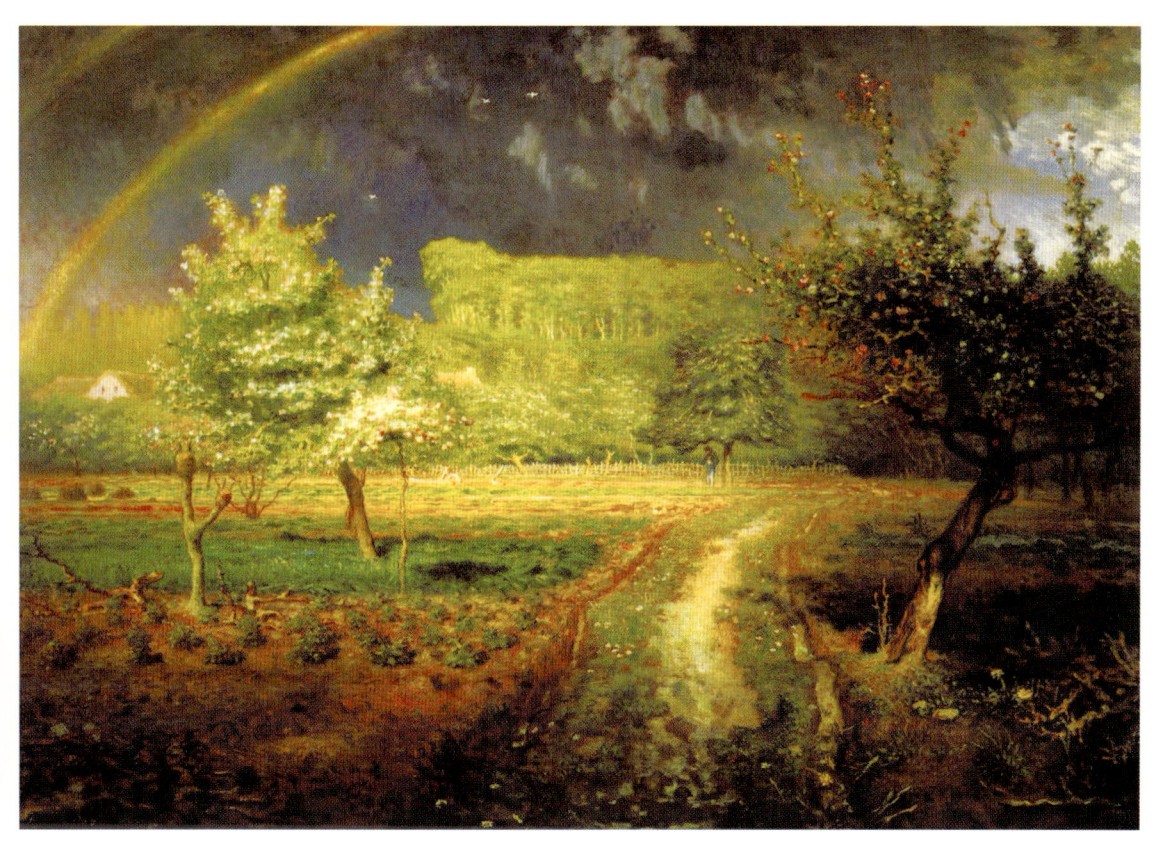

让-弗朗索瓦·米勒 / 1868—1873 / 布面油画 / 86cm×111cm / 奥赛美术馆

Money

09

比金钱重要的东西

弗朗索瓦·热拉尔
François Pascal Simon Gérard

《丘比特和普赛克》
Cupid and Psyche

心理学认为，人的一生会有四个叛逆期（也称作危机期）。处于这些时期的人是非常需要关爱的。

第一个叛逆期在 3 岁左右，第二期在 7 岁左右，第三期大致就是青春期，第四期则会发生在中年。前面三个叛逆期，都可以得到自己父母的包容，而到了第四期则必须从自己的配偶那里得到包容了。如果得不到的话，无论在物质方面得到多大满足，都会感觉到内心的缺失，忧郁感也会随之而来。

听过一些成功 CEO 夫人们的谈话，感觉她们在不同的华丽外表下，内心多有不够满足之感。

虽然有钱，可是却没有可以用于花钱的对象。因为对方非常的繁忙，夫妻之间的爱或者对家庭的责任根本就不足，这些丈夫令人寒心的状态，给了她们很大的伤害。

独占着这些女人的

爱情的画，

就是这幅画。

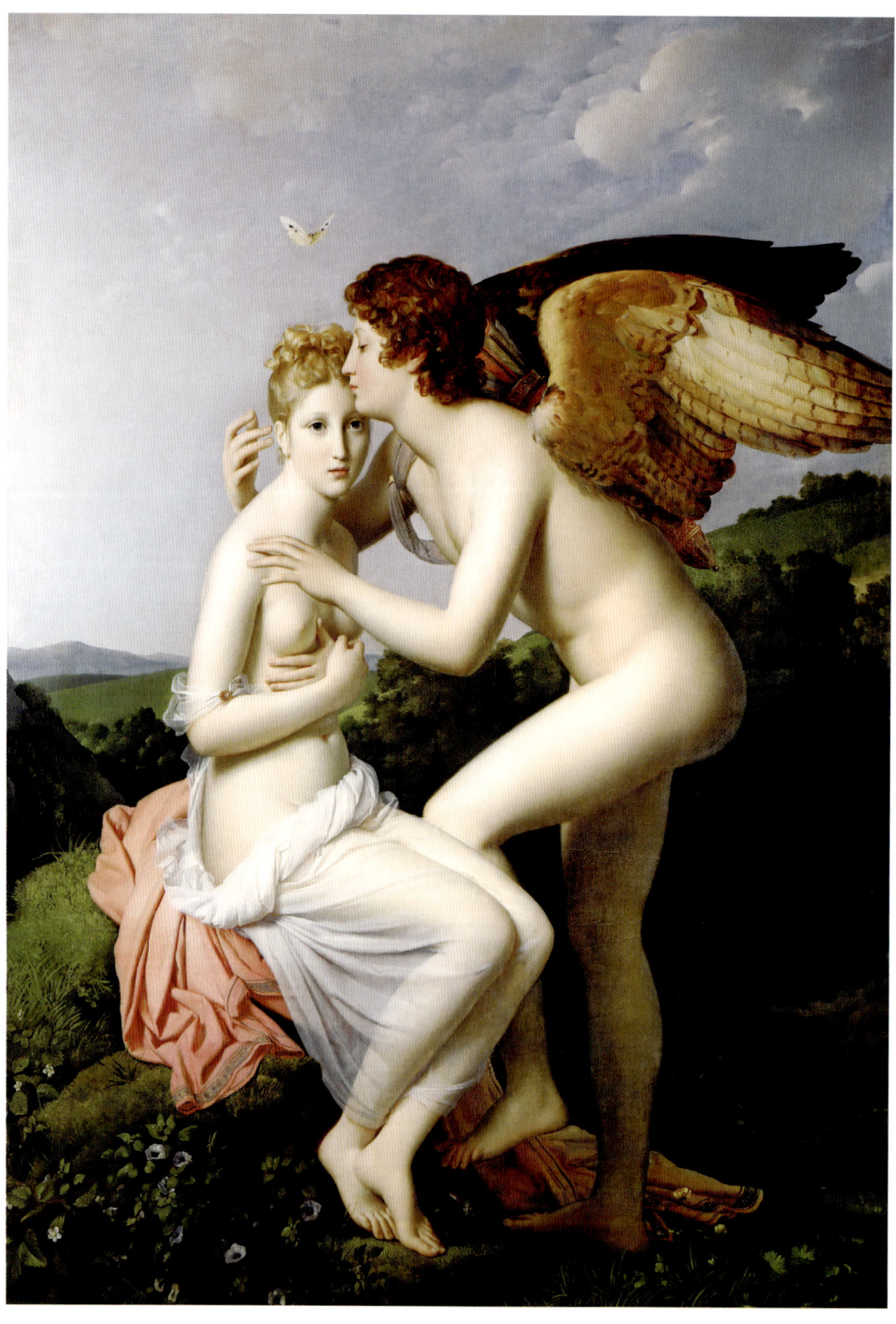

弗朗索瓦·热拉尔 / 1798 / 布面油画 / 186cm×132cm / 卢浮宫博物馆

这幅画描述的是爱情中的"初恋"。我们在初恋的时候是怎样的呢？留有漂亮的虎牙，看上去有那么点傲慢也很帅气，经常一意孤行，一举一动都是美妙的。因为第一次所带来的激情，周边的不足都看不到了。因为年纪轻的缘故，双方还有些青涩生疏。

都没有关系，去掉伪装，接近彼此的本来面目吧。

对于渴望感情上的慰藉和渴求爱情的人来说，这是一幅可以让他们想起爱的初心的作品。

Money

10

努力工作
而不觉辛苦的秘密

文森特·凡高
Vincent van Gogh

《麦田与收割者》
Wheatfield with Reaper

在这幅画中,凡高运用落日余晖下的金黄色光线来表现谷物的线条。谷物本身的自然黄色传递着安详与希望。

然而,令我们充满激情地走近这幅画的理由却更接近它的本质。

原因很简单,丰收的金秋,硕果累累的景象本身就传递着愉悦与希望。

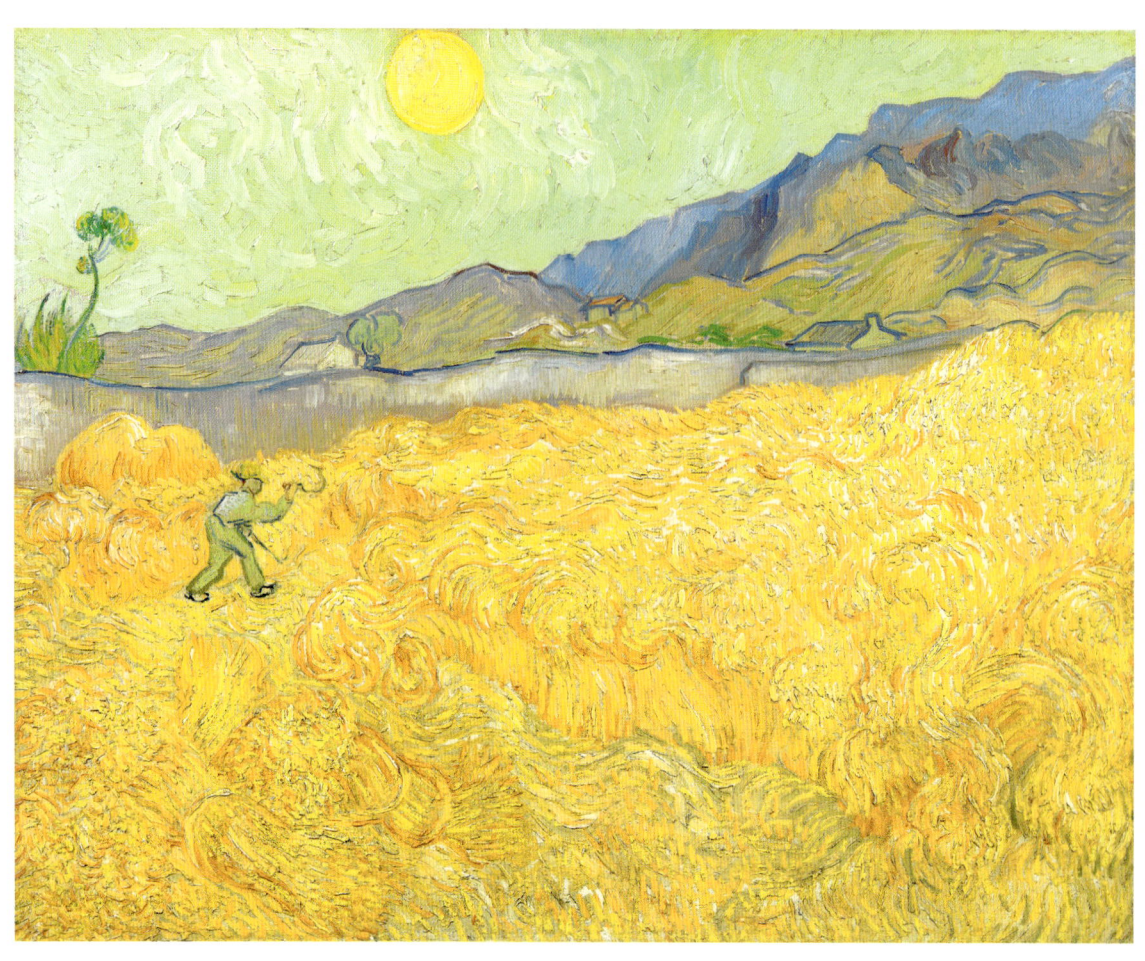

文森特·凡高 / 1889 / 布面油画 / 73.2 cm×92.7 cm / 凡高美术馆（Van Gogh Museum）

可是，每当我们努力工作却没有得到充分的回报时，或多或少都会感觉到压力。在当今社会，工作的回报一般通过物质、报酬来体现。根据美国心理学家弗雷德里克·赫茨伯格（Frederick Herzberg）的"双因素理论"（Two-Factor Theory），报酬在这里就是左右着其中"不满足因素"的诱因。获得很多金钱并不一定能够使人立刻感到满足，但是得不到充足的报酬，却是诱发不满足的主要因素。不满足因素是人类实现自我之前，一种源于人类生存的最原始的欲望。由此可见，就算是一个并没有渴望成为亿万富翁的普通人，也还是会因为报酬不足而产生压力。

> 金钱是一种努力被认可的象征，是我们在追求目标的过程中，依据成果所能预见的产物。

工作繁重，夜班漫长，报酬却少得像老鼠尾巴一样，这样的抱怨与不满，随处可以听到。然而播种后等待收获的过程不也让我们得到一种治愈感吗？若能在经历了漫长的等待之后迎来丰收，那么对于就像农民一样艰辛耕作的我们，会记住回报带来的甜蜜滋味。

Money

11

用画来把握
自己的现实

爱德华·蒙克
Edvard Munch

《生命之舞》
The Dance of Life

这幅画中的三位女性让人瞩目。

一位穿着白色衣服，一位穿着红色衣服，另一位则穿着深紫色衣服。

自己更加接近于这三位中的哪一位呢？

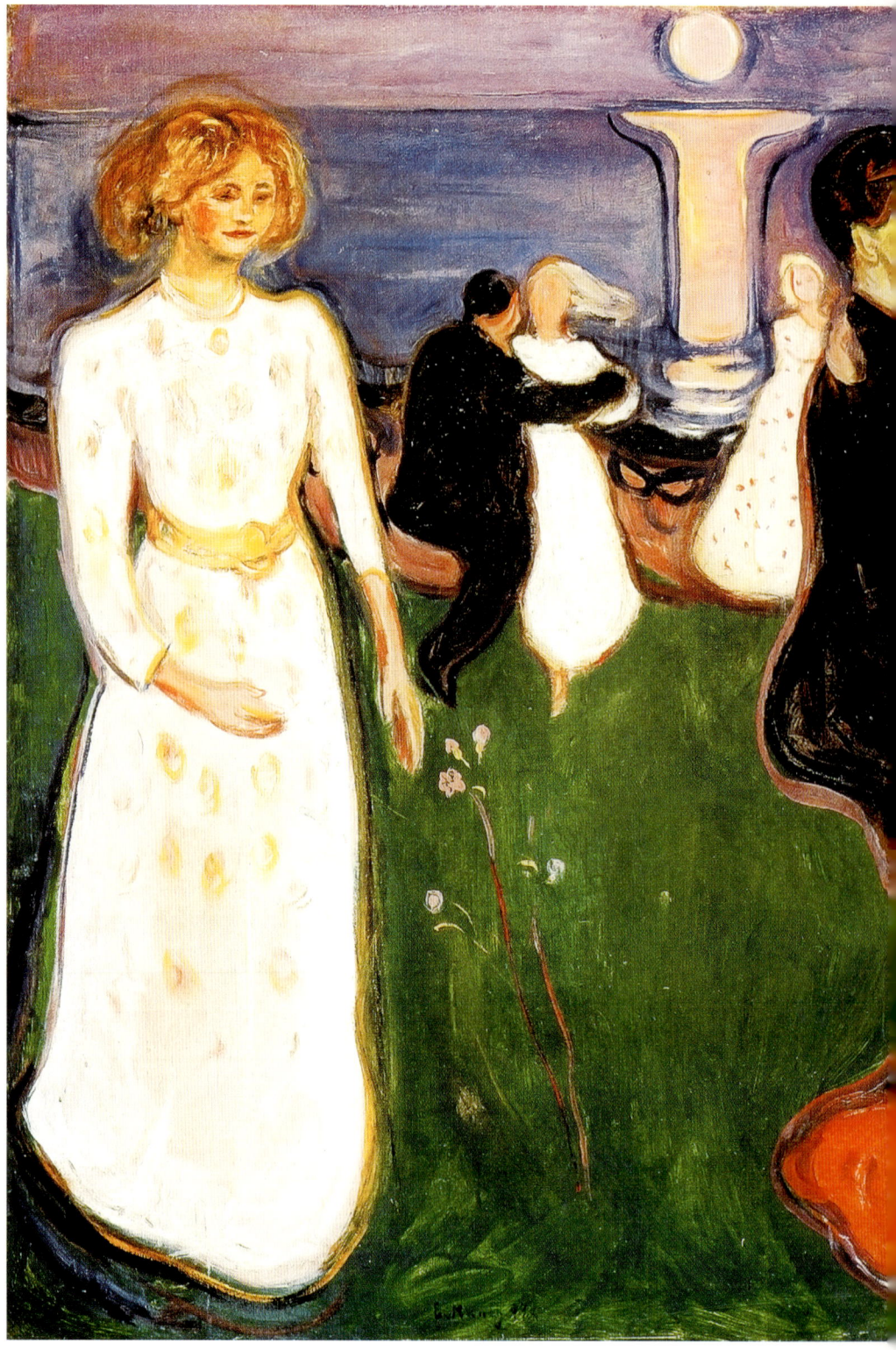

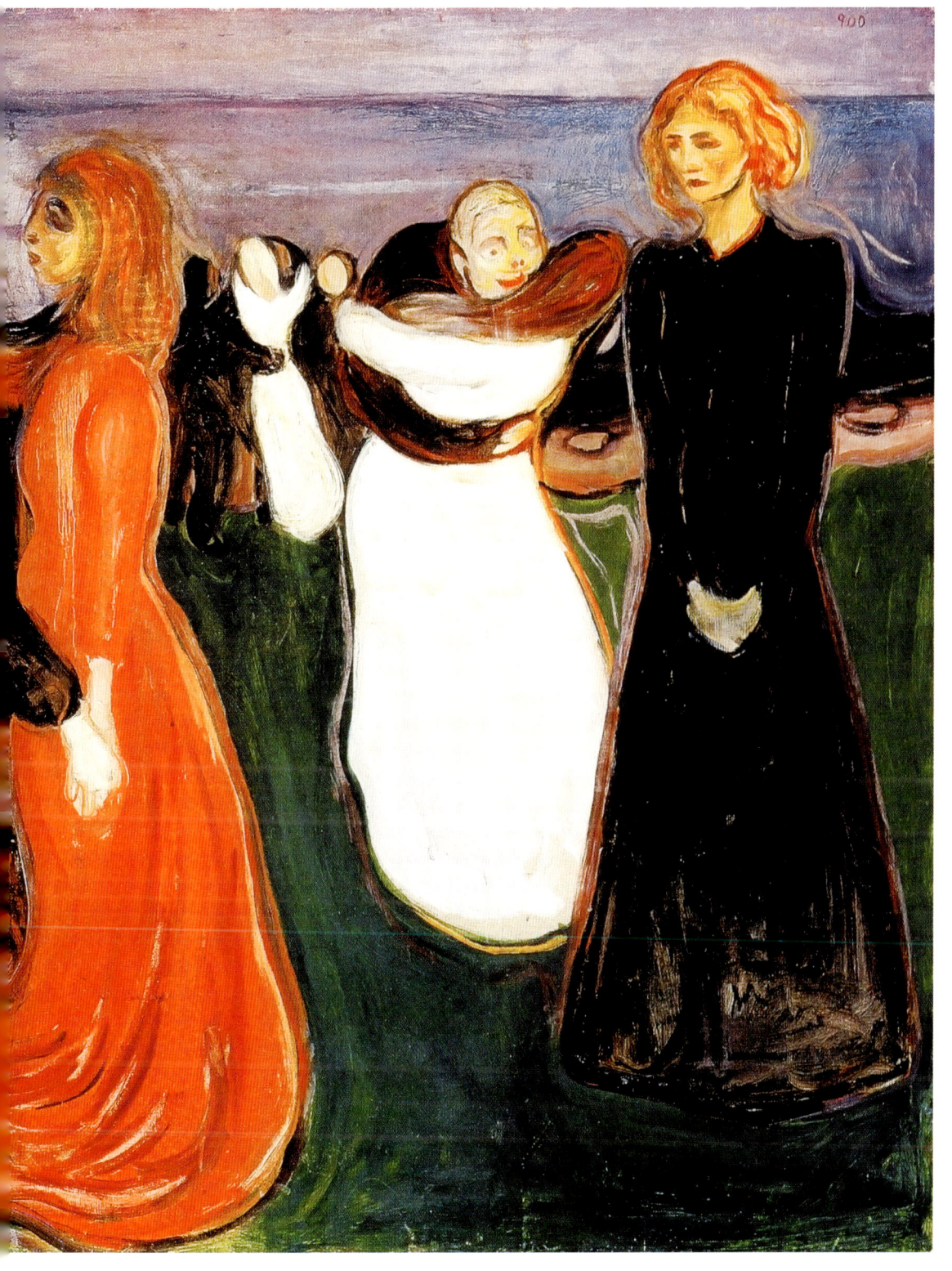

爱德华·蒙克 / 1899—1900 / 布面油画 / 125cm×191cm / 蒙克美术馆（Munch-museet）

我和那些因为压力而来咨询的中年女性们一起看着这幅画,开始了美术治疗。

"中间那位跳舞的女性,我好像就是这样生活的。"

"那么你觉得这个女人是哪种类型的呢?"

"虽然跳着舞,却也并不怎么有活力。"

"为什么呢?"

"因为经济方面的原因吧,只是能维持温饱的水准。再有点钱的话,难道不想要过得优雅和高尚吗?"

"有了钱的话,要做什么呢?"

"想去旅行,培养孩子……去一个能自己独处的地方。想这样生活,也穿穿这些女人们穿的晚装。"

有压力的人们,很少能够正确地认识到自身的压力。

如果说是因为某些事情,那么到底是因为什么事情而有压力呢?为什么在繁忙的时候没有压力,闲下来的时候却会有很多压力?很多时候我们自己也不知道。因为从人本身到收入,各种因素都混杂在了一起。

对自己将要说的话做好了准备,直接说出"就是因为这个问题"的人真的不多。这个时候,能唤起人们的潜意识的媒介便是"画"。

蒙克的这幅画中有三类女性人物登场。她们看起来多姿多彩的前提是金钱上富足。

穿着高洁的白色衣服的那位,被塑造得看起来优雅高尚。穿着华丽红色衣服的那位,外向的形象,更符合日常中的快乐。然而如果没有钱购买晚礼服,就会在聚会上被冷落,因而垂头丧气。金钱就像这样让我们的自身定位发生改变。甚至可以预见,她们的表情都将会是相反的。

在这样的画中,自己和哪一位更能产生共鸣呢?为什么会这样呢?通过画中的故事联系到自我的故事,那么疑问可能就被解开了。来咨询的人也多少会说"丈夫也是那样,孩子也是那样,很多很多的压力",进行抽象的控诉。选择这幅画,也可以让我们窥探一下问题究竟是什么。

"并没有赚到钱,只是倾诉一下不满,会对消除压力有帮助吗?"也有人提出这样的疑问。事实上,想依照自己期望的去生活,最好的办法就是去赚钱。因为外表而有压力的话,就去整容;因为未婚而有压力的话,那就去结婚不就可以了吗?如果这样还是不行的话,我们还可以寻求其他的治疗方法。比如,通过这样的美术治疗,至少先会对"我是这样的啊"的现实有一个清晰的认识。认识到现实后,我们会再因为"我要怎么办",而在现实中寻找语言来表达吧。还会把感情代入所谓"这样做怎么样呢"的假设中,这种寻找希望的过程也将成为缓解压力的重要环节。

Money

12

放下
金钱的负担

米开朗基罗·梅里西·达·卡拉瓦乔
Michelangelo Merisi da Caravaggio

《老千》
The Cardsharps

在这幅画所描绘的时代，人们最畏惧的三样东西就是女人、酒和赌博。

针对赌博的警告，今天依然有效。

实际上,就算不是因为赌博,还是有很多人受到金钱的压力。不知何时,为了人类的便利而发明的金钱,反而凌驾于人类之上了。这个时候,就需要唤醒淡薄金钱的意识。卡拉瓦乔的《老千》,就是一幅有这样力量的画作。

这种正在打扑克的两个人之间的气氛,和很多赌场的乌烟瘴气截然不同吧?

光彩照人的美少年虽然想要捞一笔,但更重要的是,他们身上有那种在金钱游戏中"不要陷得太深的感觉"。

旁边的大叔偷看了牌之后用手指给出信号,少年把牌藏在背后,给我们一种隐秘的紧张感,然而真正抓住我们视线的却是白净清秀的年轻人的表情。不管是什么都不知道的纯真,还是知道了假装不知道的自在,年轻人那种镇静坦然的表情,让这样的扑克游戏不像是危险的赌博,而只是一个简单的"游戏"。

这幅画所呈现出的赌博时的泰然自若和滑头,给了那些过分信奉金钱,或是因之备受压力的人们一种新的刺激。

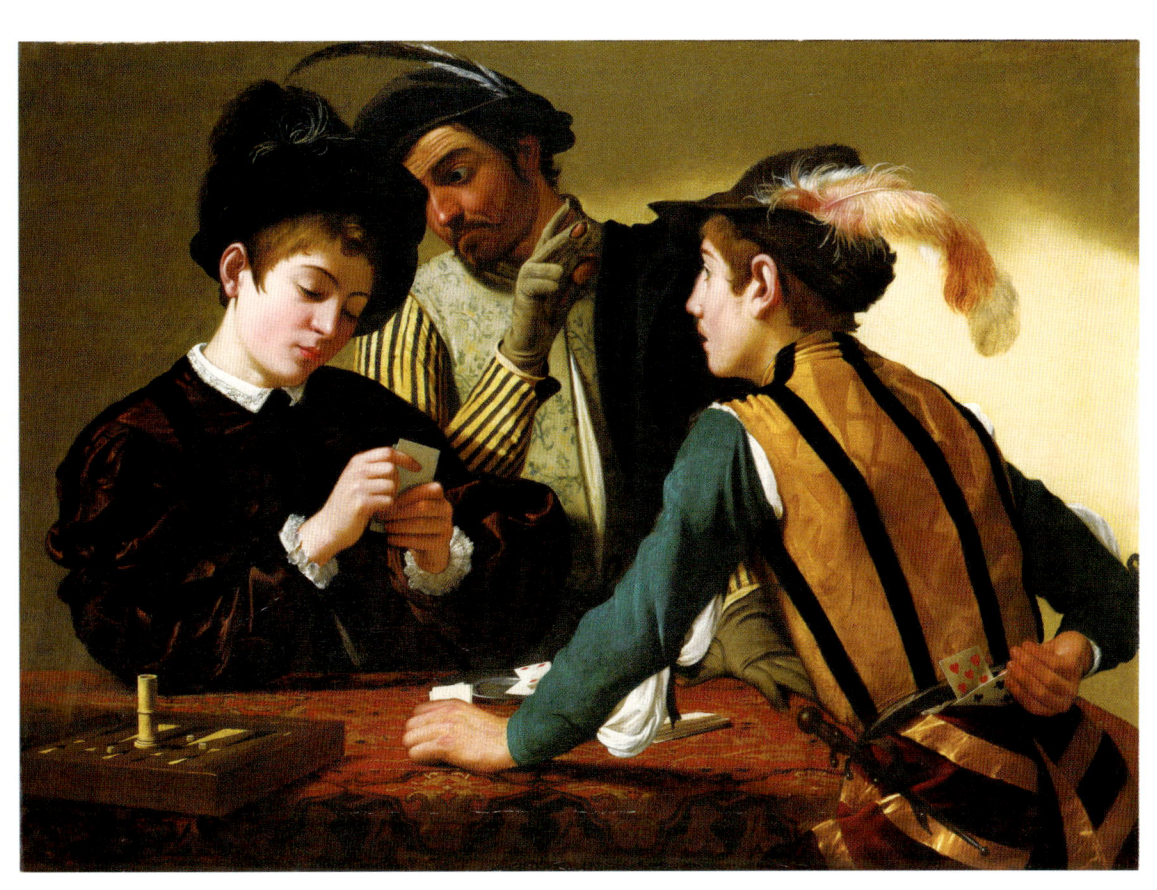

米开朗基罗·梅里西·达·卡拉瓦乔 / 1595年左右 / 布面油画 / 94.2cm×130.9cm
肯贝尔艺术博物馆（Kimbell Art Museum）

Money

13

能赚钱的工作中，
没有不费力气的

迭戈·里维拉
Diego Rivera

《卖花的人》
The Flower Seller

马蹄莲是一种优雅却又以自我为中心的花。被巨大的叶子厚厚包裹住的花有着很强的存在感。虽然满天星也是高洁的白色,但马蹄莲不似满天星,她从来不需要绿叶来装饰,自己就是中心。在婚礼那天,最耀眼的主人公——新娘手中都会拿着马蹄莲吧。

哪怕只有一朵,也绝对是孤傲而又美丽的马蹄莲,在画中堆得满满的,给我们带来了强烈的感觉。

先不管那些吸引人眼球的华丽的马蹄莲,

来看看这个背着花篮的女人吧。

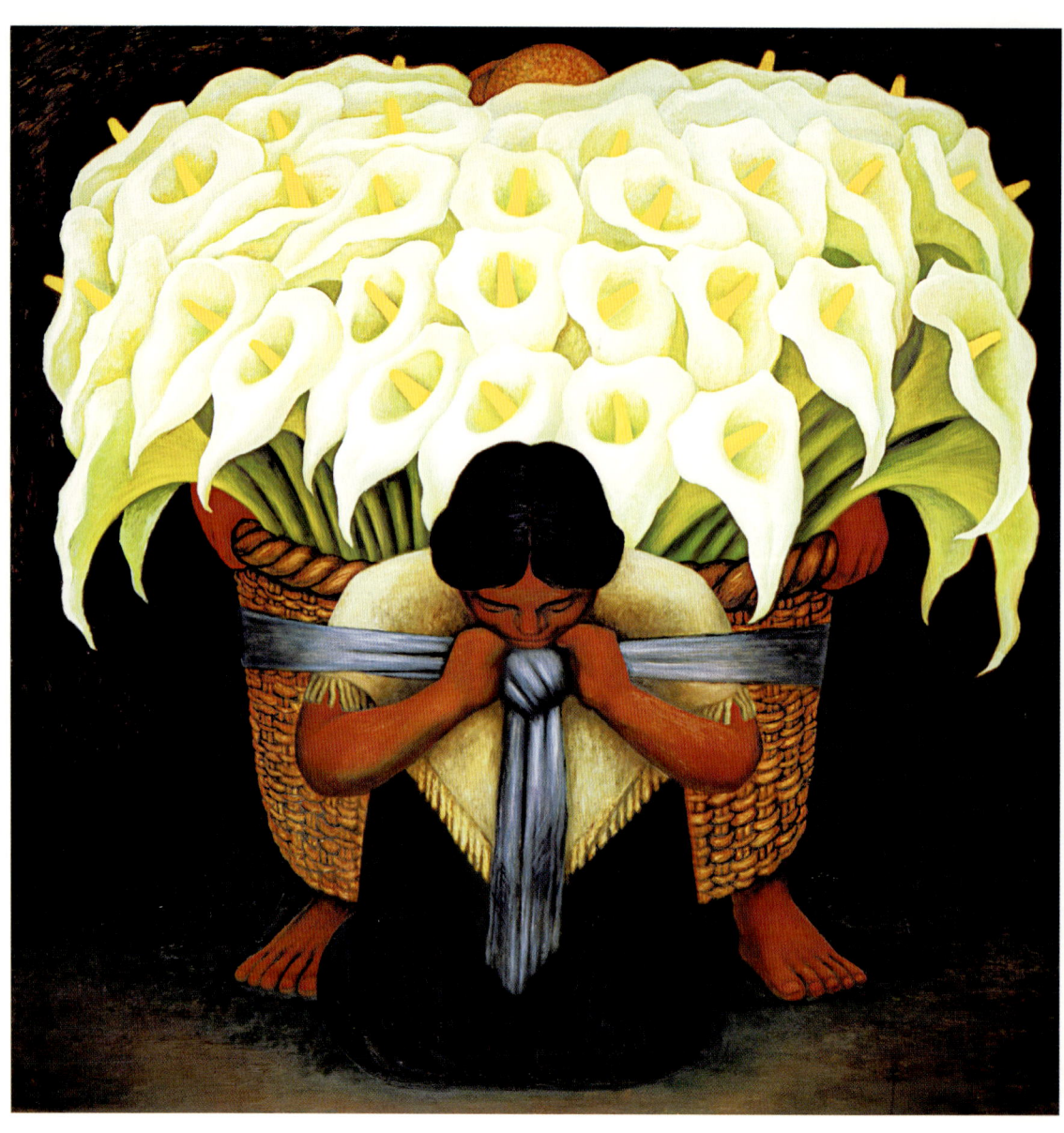

迭戈·里维拉 / 1942 / 纤维板油画 / 122cm×122cm / 私人收藏

她为了卖这些优雅美丽的花，跪在低处。在这个为谋生而卖花的女人身上，我们看不到美丽，只看到了沉重。如果身后没有人帮助的话，她就会被花篮压垮了。

像这样看来，一切看起来华丽漂亮的事物中都隐藏着劳动的辛苦。仅拿美术来说，怀着"艺术是崇高美好"的心态，梦想着成为画家，但必须要准备入学考试，必须一生都要不间断地练习，突破与自我的斗争。将此作为谋生的手段，会更加备受压抑。卖花也是一样的。这并不是一件能够轻易地说出"看着花工作是多么美好啊"的工作，在别人还在熟睡的清晨，就要前往鲜花市场，必须要保持花的新鲜度，接到了私人预订还要配合时间去配送，这都是只有当事人才能明白的辛苦活儿啊。

> 别人去做，自己会发出"好羡慕啊""多好啊"这样的感叹，真要自己去做了，却是要承受负担和压力的。

这幅画便是关于辛苦时默默忍受孤独的作品。这就是那些所谓只有自己才能明白的辛苦。马蹄莲的耀眼和后面的帮手，让这幅画没有让我们完全绝望。

Money

14

在未来，我们
想要居住的风景

克劳德·莫奈
Oscar-Claude Monet

《阿让特伊的帆影》
Regattas at Argenteuil

如果成了百万富翁，

会向往怎样的生活呢？

莫奈笔下的巴黎中产阶级梦想的幸福假日景象，和现在我们所梦想的也没有太大不同。

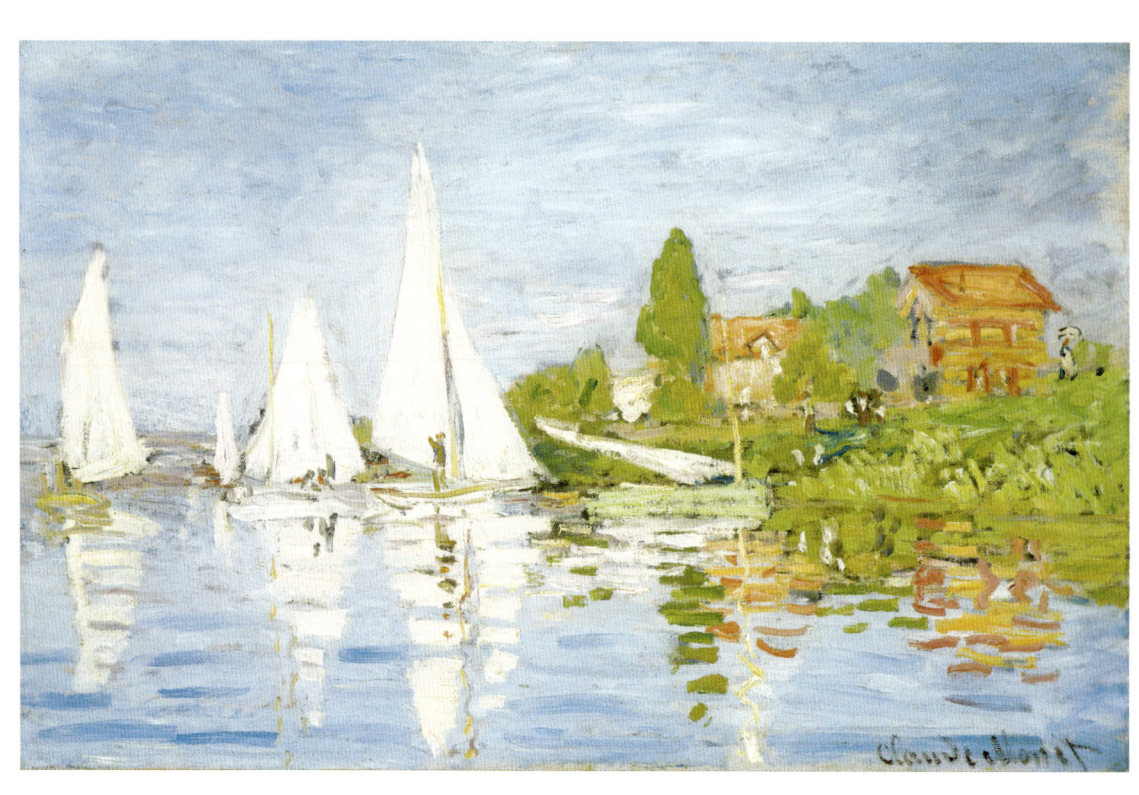

克劳德·莫奈 / 1872年左右 / 布面油画 / 48cm×75.3cm / 奥赛美术馆

产妇们是对于家庭只会往好的方面去想的人群,她们所设想的未来想要的生活景象,大部分都会出现这样的要素:

> 在海边盖房子,周末可以乘帆船,跟家人和孩子一起生活,但也不是与人隔绝的。

> 和雨后透过玻璃窗看到的景色一样,不确定的形态可以减轻身体的紧张。清淡的色调,平静的水平构图,也给我们带来了安心的感觉。来和给了我们很多能量的葛饰北斋的那幅海浪画(见第74页)对比一下看看。图像中近处的深色,和完全倒向一边纠缠在一起、充满律动感的构图,有着很大的不同。

Money

15

放下家长的
重担

阿姆里塔·谢吉尔
Amrita Sher-Gil

《古老的讲故事人》
Ancient Storyteller

常有背负着家庭经济重担的家长们因为抑郁感而来我这里进行咨询。他们并非一贫如洗,只是由于类似股票失败或者内退后找不到满意的工作等这一类事而产生了相对的被剥夺感。很多人从自己主观的贫困感中经历挫折。

在经历着翻天覆地变化的韩国,为了维系家庭做出牺牲、传统的坚强的家长形象正在被改变。

相对来说,韩国男性总是被要求表现出节制,并没有很多用兴趣爱好来缓解压力的办法,在外也不会表达"因为是男人"这样的想法,因而在心理与社会层面上更加萎靡。尤其是现在四五十岁的家长们,他们成长于经济富裕的时代,很容易被外部的压迫撼动,压迫严重时甚至会做出极端的选择。

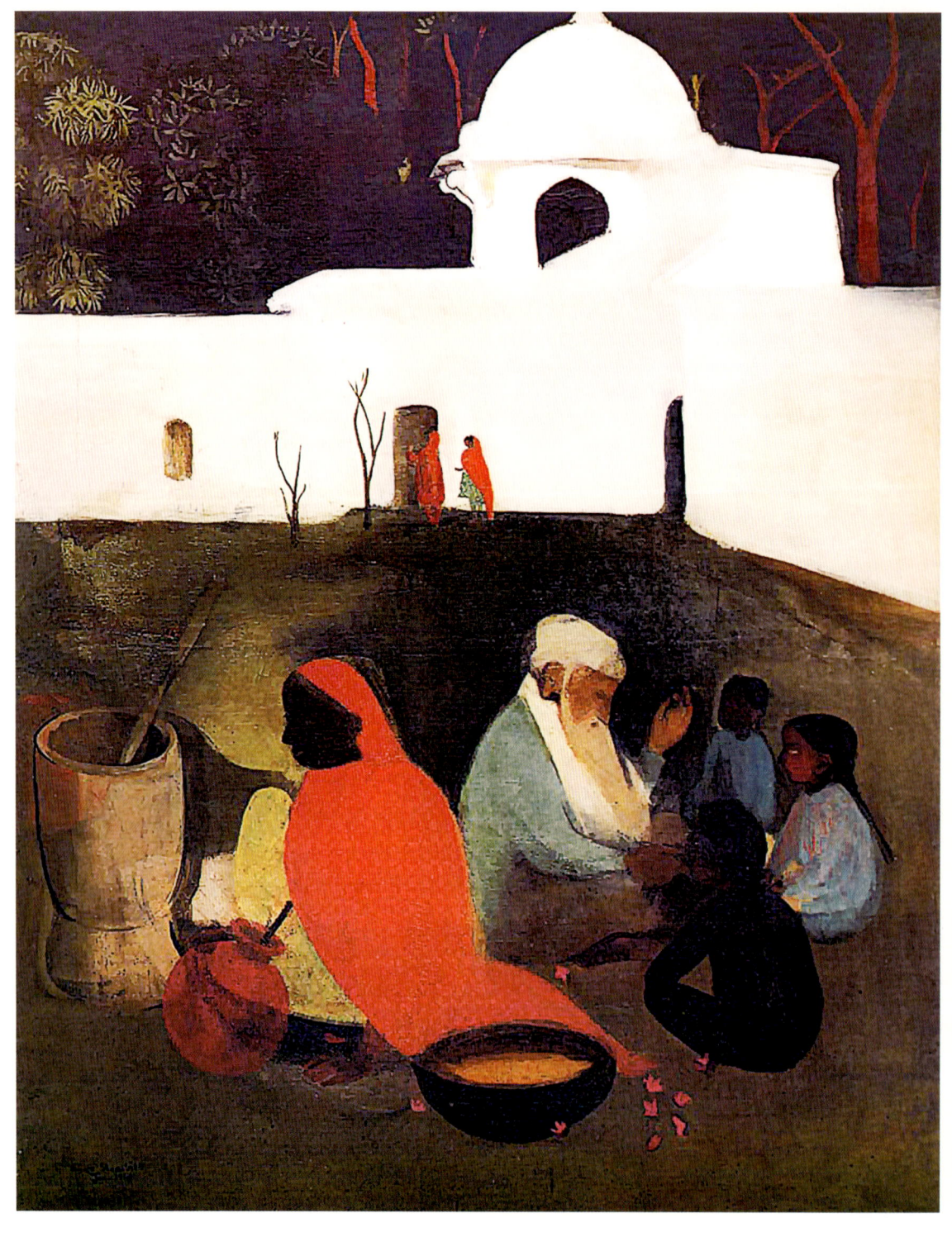

阿姆里塔·谢吉尔 / 1940 / 布面油画 / 89.2cm×72.8cm / 印度国立现代美术馆（National Gallery of Modern Art, New Delhi）

对于这样的问题，我们也不能抱怨是家长们太柔弱了。如果我们可以对家长的标准重新衡量，会令他们更放松一些，因而使家长们萎靡的事务也会随之减少。

这幅画中的家庭看起来也并不是很轻松。不过与那些拥有价值数亿的房产，却依然煎熬于主观的贫困感中的人相比，虽不富足，但却很知足的家庭面貌看起来更好呢。

作为家长的父亲，树立着权威，暂时也会放下家外的事务，舒服地坐下来注视着自己的孩子，给他们讲述着古老的故事。孩子们也沉浸在父亲讲的故事中。妻子全身包裹着的红色布料，和旁边那碗橘黄色的粥一起，衬托出了温暖的气氛。这幅画所表现的并不是"从外边赚钱回来的家里顶梁柱"这样有负担的主题，

其所呈现的"作为家庭的一员，一起分享世间的爱的家庭面包"的温馨画面，让我们的内心感到了无比的放松。

——◇ 了解自我的美术治疗测试 II

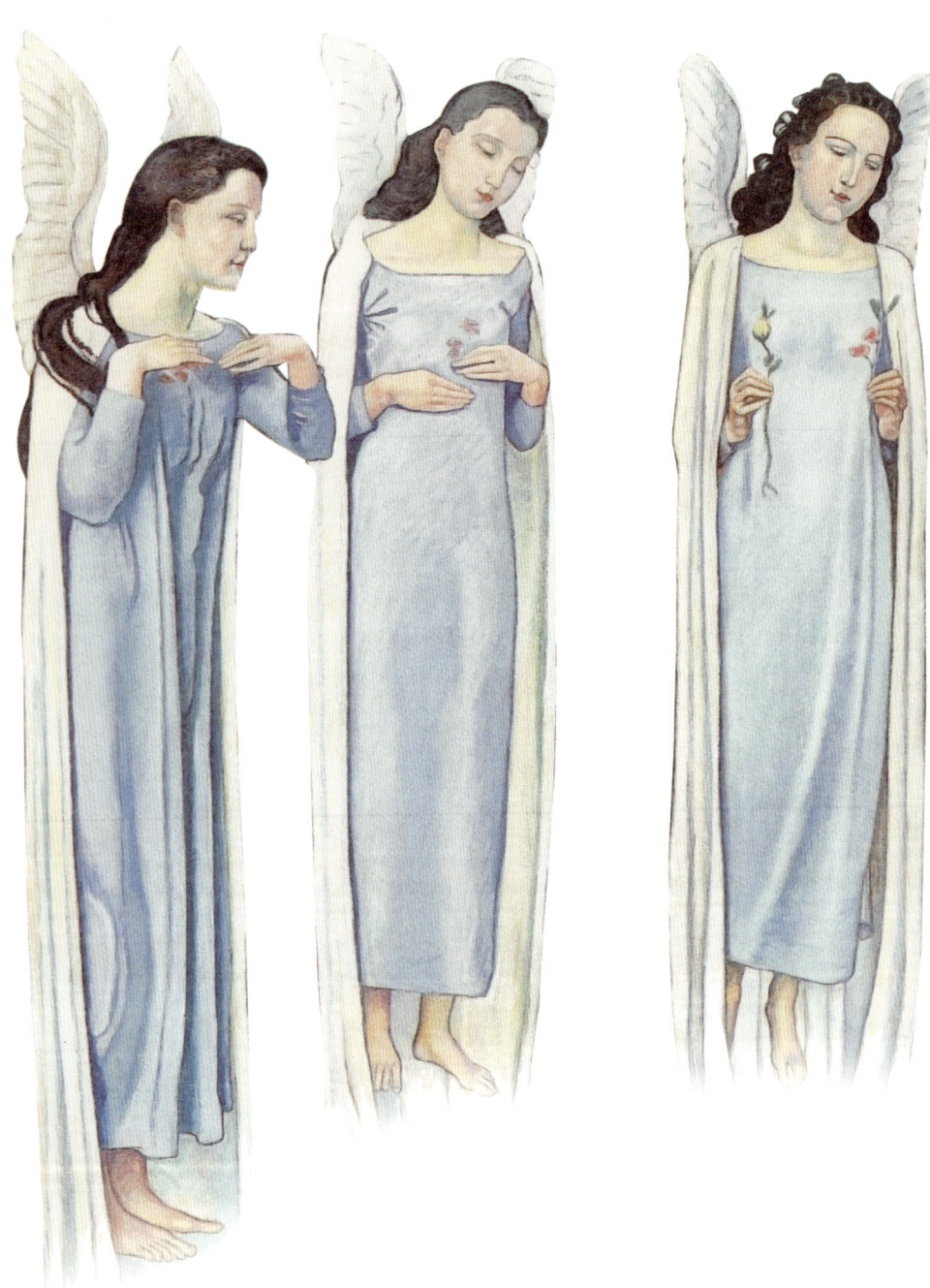

- 请在画中画出代表自己的人像。
- 假设其中一个天使是自己,想一下其他的天使会是谁呢。

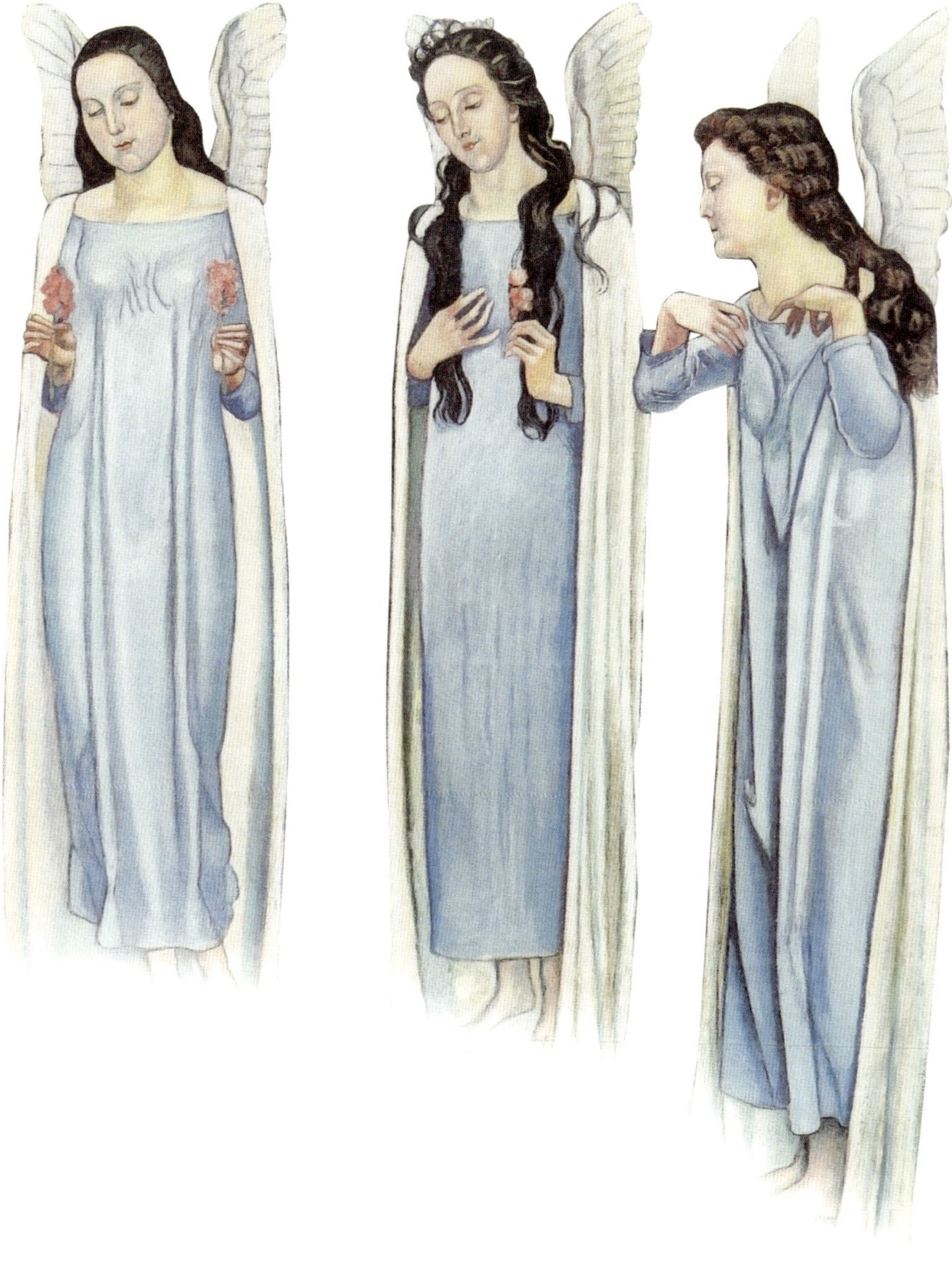

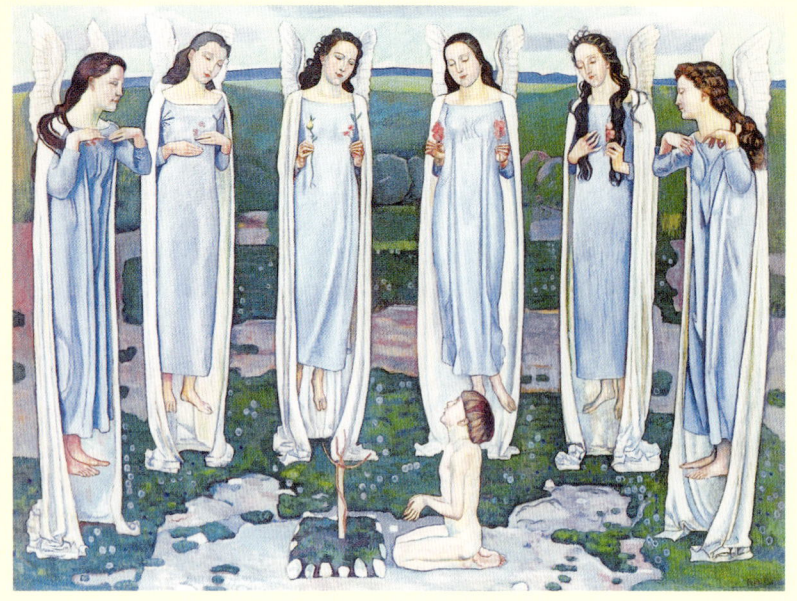

原作：费迪南德·霍德勒（Ferdinand Hodler）的《被拣选的人》（*The Consecrated One*）

这是什么测试呢？

通过对周边所展示出的保护、安全、慰劳、勉励或是孤立等形象的认知，可以反映出画者目前自身的心理状态。

画中人物很大程度上代表了与自己亲近的人以及自己。通过自画像去认识自我形象，以及对比两者是否一致，可以发现对自我的了解程度。

自我的内心状态：

人像的表现

人像的大小反映出画者的活动力或是自我的大小。纸张的大小代表了环境，通过纸和人像的大小对比，可以看出画者与环境的关系。

纸与人像的位置关系的空间象征说明：

- 纸张的中间偏上位置——不安定的自我状态
- 纸张的左边位置——内向，自我意识在退步
- 纸张的右边位置——具有开拓性的男性特征
- 纸张的下面位置——安定的状态，或是与之相反的忧郁感和失败感
- 纸张的正中央——具有积极的自我为中心的倾向

以天使为基准，人像的位置可以反映出以下性格特征：

- 天使们的上面——自我主导型性格
- 天使们的下面——忧郁或是活力不足
- 天使们的中间——以自我为中心的
- 天使们的右边——外向，具有活动力
- 天使们的左边——内向，欠缺活动力

从人像的朝向来看，正面的反映出积极的态度，背面的则是消极的态度或受压迫的感觉，侧面则是积极与消极混合在一起的态度。

天使和人像的关系

将天使看作他人的话，人像所处位置可以反映出自我与他人的关系。如果两者靠得近的话，则代表二人关系亲近；反之，则代表关系疏远。

但是如果人像与天使之间画有用作区分的直线或者曲线，则代表二人目前完全独立，毫无关系性可言。

面对排成一排的天使，如果有封闭的感觉，则代表自我目前处于孤立、烦闷或者受压迫的状态之中；如果感受到天使是在保护人像，则代表自我处于一种想要得到安慰或者安全感的状态之中。

测试的意义

不同的人物形象会表现出多种多样的主题。"进入到画中的我"或"天使中的一个就是我"等，可以从多种方向去探索自我的表现或是自我的影响力，提供了一种发现自我的机会。积极的态度，促进提升自我存在感，同时给予我们兴趣感。只是，对那些过于忧郁的人或是有自杀倾向的人来说，这一测试会有刺激其消极态度的可能性，像这种情况，可给予其恰当的安定感或是慰藉感等主题提示，灵活运用这些会有好的作用。

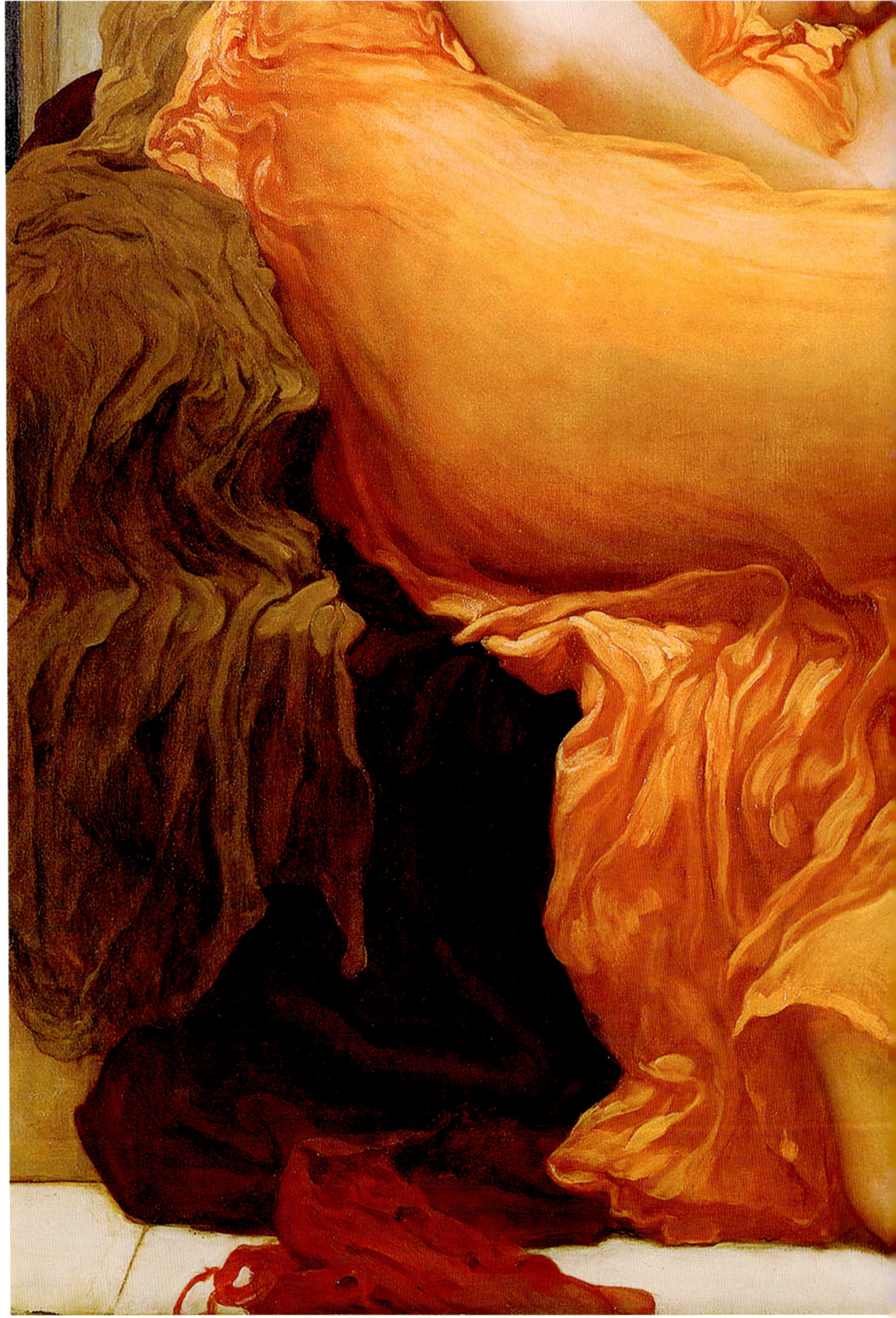

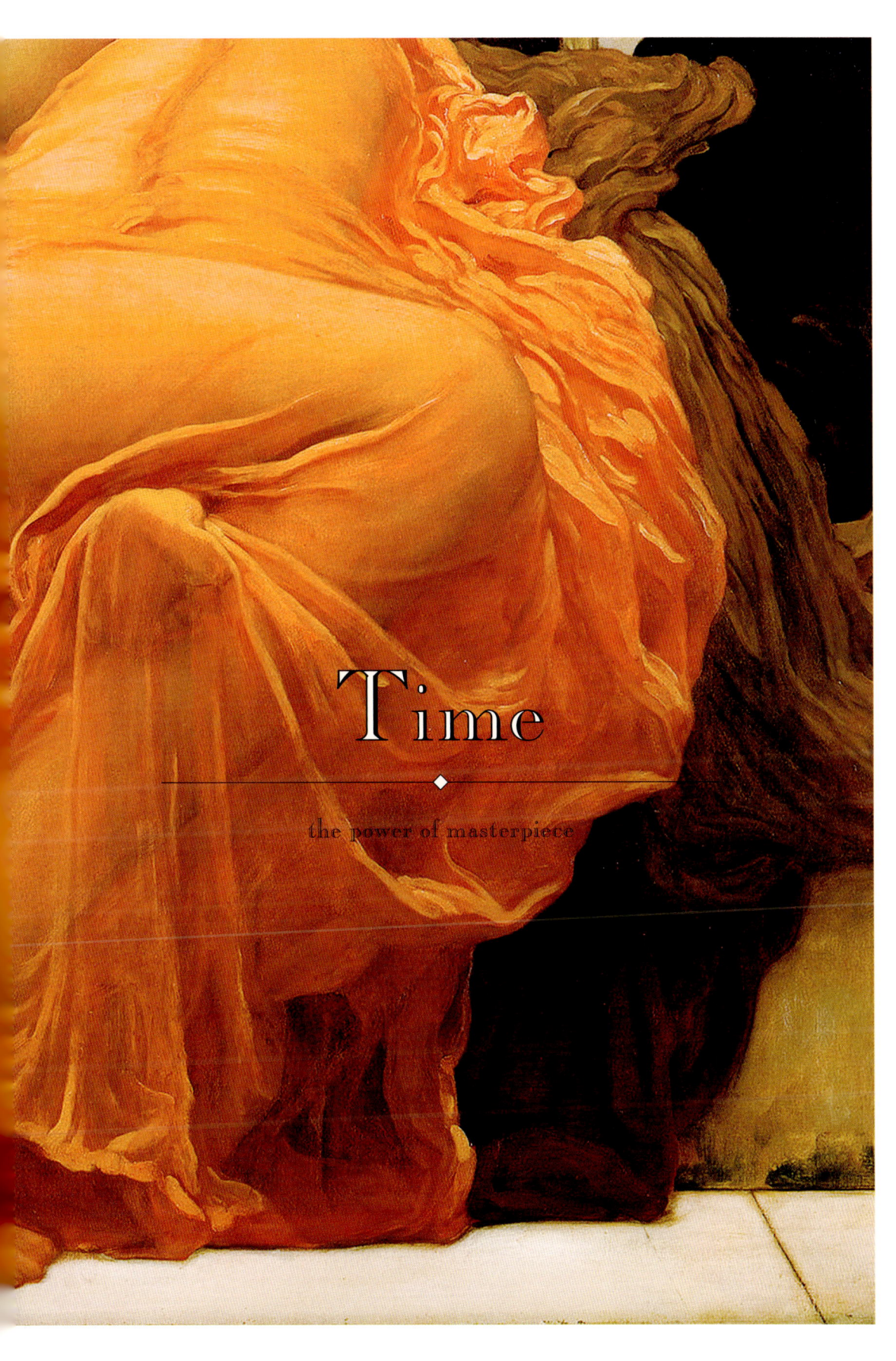

Time

the power of masterpiece

Time

01

我带着怎样的

期待生活

劳伦斯·阿尔玛-塔德玛
Lawrence Alma-Tadema

《期待》
Expectations

小说《绿山墙的安妮》(Anne of Green Gables)中的人物玛瑞拉大婶,无论心爱的安妮做什么,郊游也好,认识新朋友也好,只要安妮待在自己身边,就可以长长地舒一口气。哪怕以后的日子里会因为失望的事而担心,但是现在并不知道那些事会不会发生在安妮身上,没有必要杞人忧天。

"林德夫人说过'没有期待的人就没有失望',可是我却觉得和失望比起来,什么都不期待,会让我觉得更差劲。"

当我们成了大人,好像就会有很多因为注定会失望而抛掉期待的事情。但是期待着什么的时候,每分每秒都让人着迷,难道我们都不记得了吗?正如安妮所说的,幻想一下未来本来就是一件充满了发现和想象的趣事啊。

让我们通过这幅画再一次感受"期待的快乐"。

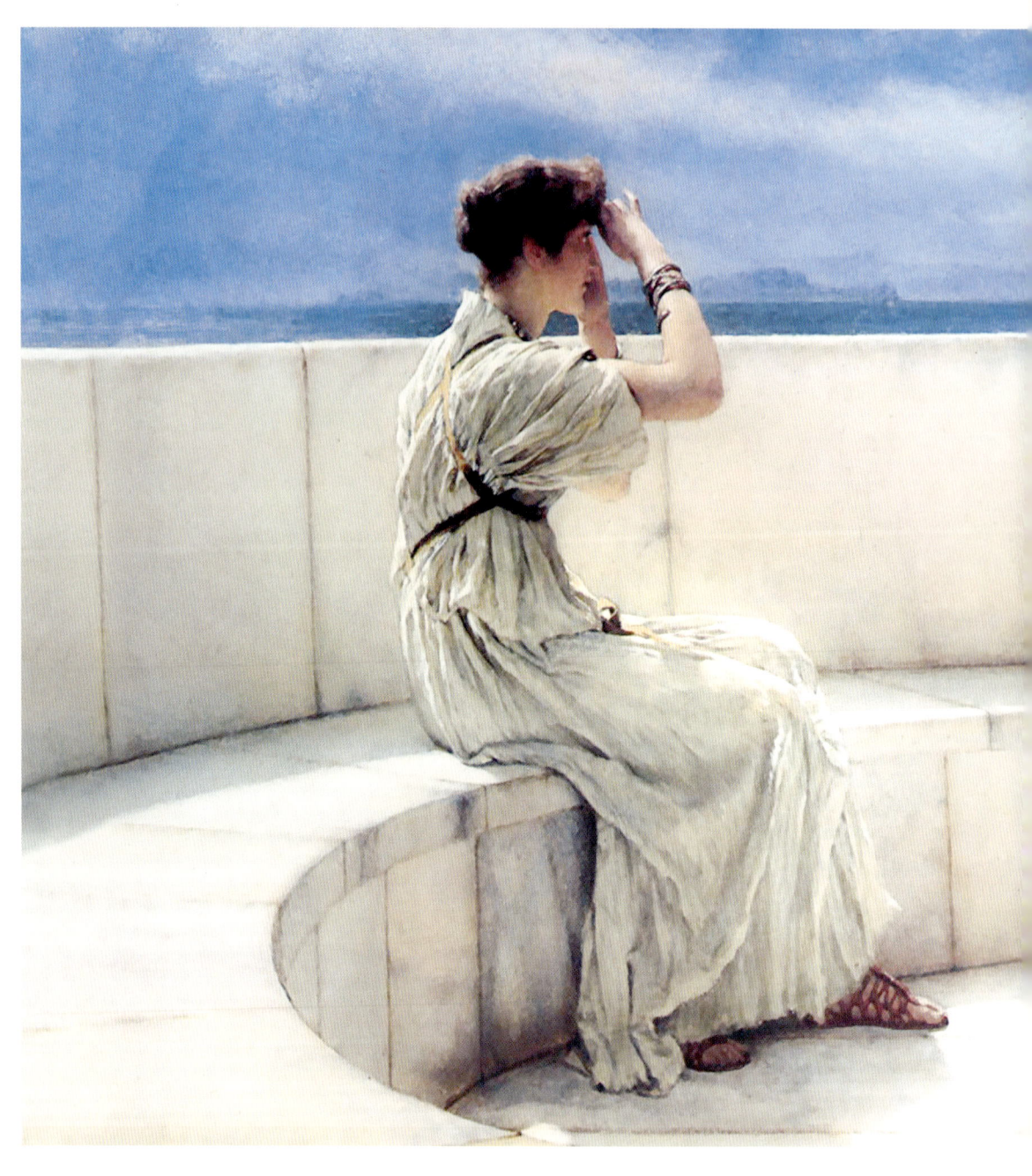

劳伦斯·阿尔玛-塔德玛 / 1885 / 版画 / 45cm×66cm / 私人收藏

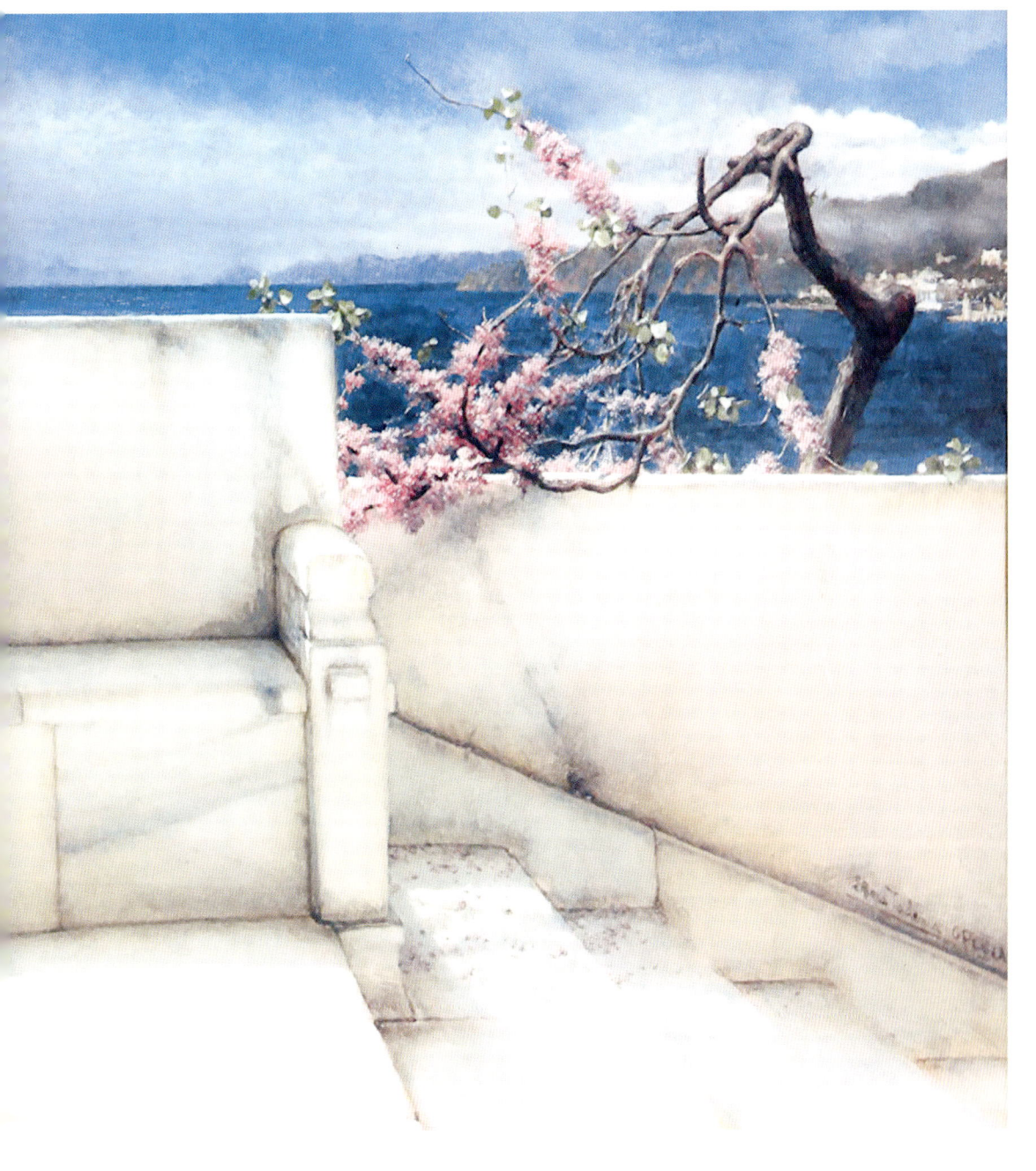

看看这个女人,虽然看起来像是在期待着什么,但并没有忽视自我的装扮。衣服和头发都没有乱糟糟的,端庄的衣服和饰品,也与齐整的发型很协调。这样的精心准备,可以看出这个人是在期待着什么的。

"这个女人在期待什么呢?"

谁要过来,我要过去吗,我的未来将会如何展开,难道不是类似这样的想象吗?无须说明,大家应该也能够从颜色的布局中感受到了这种气氛吧。

"粉红"绝对是"幸福"的颜色。虽然说是幸福,但在色彩运用上,我们需要注意的是不要把所有的事物都用粉红色来表现。

黄色、蓝色、红色,每一种颜色都很好看,眼睛是蓝色,嘴唇是红色,这样的妆容实在太浓了,甚至给人很土的感觉。画作也和这个是一样的。明度和饱和度较高的粉红色,如果过量使用,会让人眼前绚烂,但却感觉很土气。这时候如果我们稍微使用一些粉色,再配合一些清凉的蓝色和白色,就会更加放大幸福感吧。

构图也是一样,相机选择全景模式后,所有的物体都向两边展开的时候构图感觉很清爽吧。我们的视线从画的左边开始向右边移动,这个女人仿佛是向着我所看到的未来一般。

凉爽的风吹着,漂亮的花骨朵垂挂着,在地中海的大理石屋顶上,和这个女人一起期待一下我们的未来如何呢?

Time

02

因为繁忙,

非常没有精神的时候

弗雷德里克·莱顿

Frederic Leighton

《燃烧的六月》

Flaming June

六月是怎样的时节呢?

与把一切都燃尽的盛夏不同,这是一个刚刚开始"燃烧"的时节。夏天开始了,人们也变得繁忙,万物开始活动了吧。女人的衣服是象征着充满活力的橘黄色,画中大部分都是如同燃烧的火焰一般的形象。

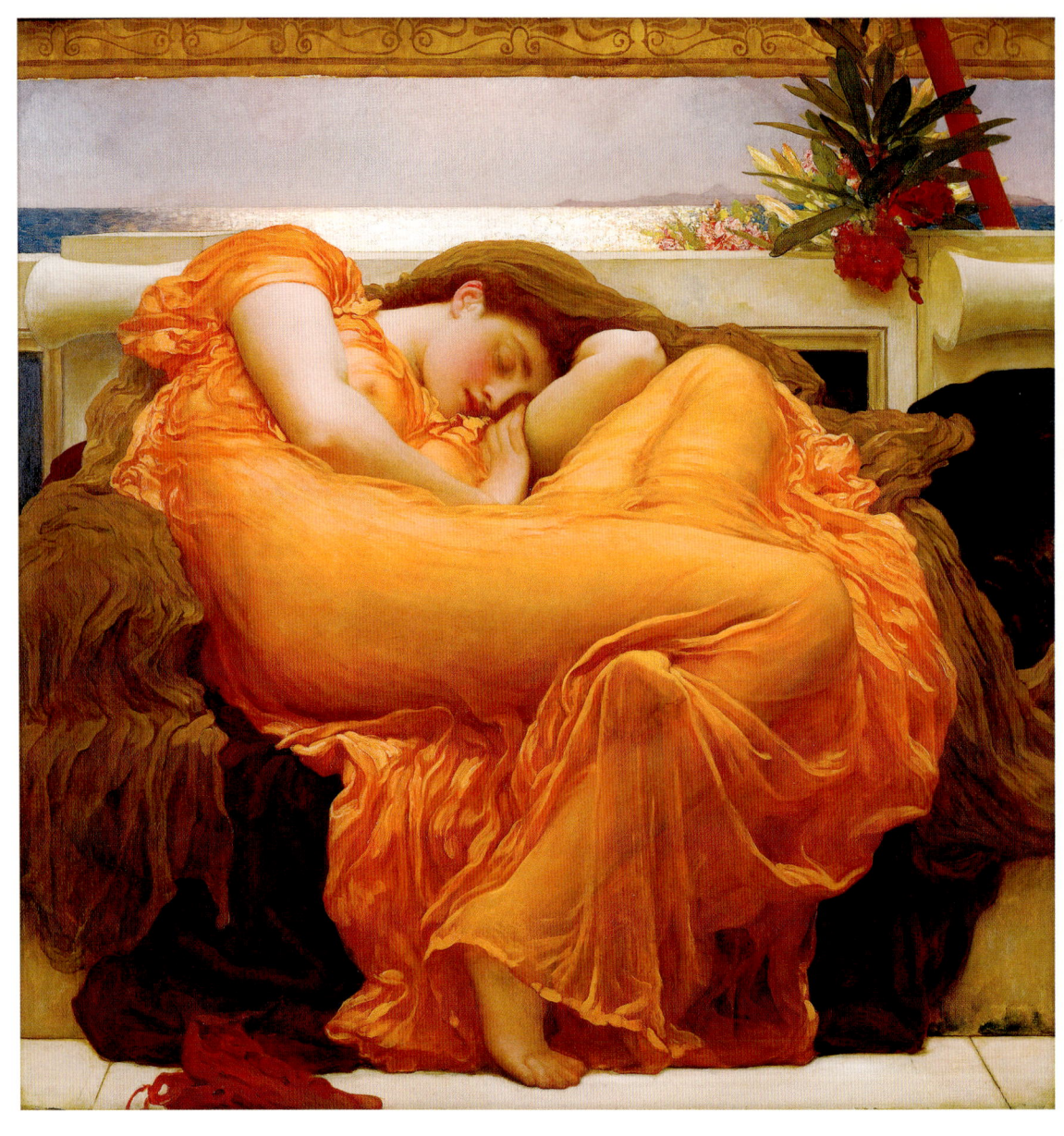

弗雷德里克·莱顿 / 1895 / 布面油画 / 119cm×119cm / 波多黎各庞塞美术馆（The Museo de Arte de Ponce de Puerto Rico）

但是这个女人在做什么呢?

她在悠闲地睡觉。

在正是活动的好时节中这样休息着,却给了我们如蜜般休息的欣赏感受。

穿着合身的薄雪纺裙,蜷曲着熟睡。以头曲枕着胳膊靠着膝盖的姿势蜷曲着,这正是婴儿在母亲体内的姿势,也给了我们潜意识中的心理安定感。

空间上看起来也是无须感受到任何紧张的安全地带。像这样穿着轻薄的衣服如果睡在野外的草丛中,必然会有警戒心吧,而这个女人睡的地方,仿佛与她的身体浑然一体,应该是她自己熟悉的沙发吧。

忙忙碌碌的时候,请给自己一个像这样短暂午睡一般的休息吧。这样的短暂休息,会让以后的时间变得更有活力。

Time

———————— ◇ ————————

03

我对未来
充满了希望

保罗·克利
Paul Klee

———————— ◇ ————————

《千里光*》
Senecio

* 一种黄色菊花。

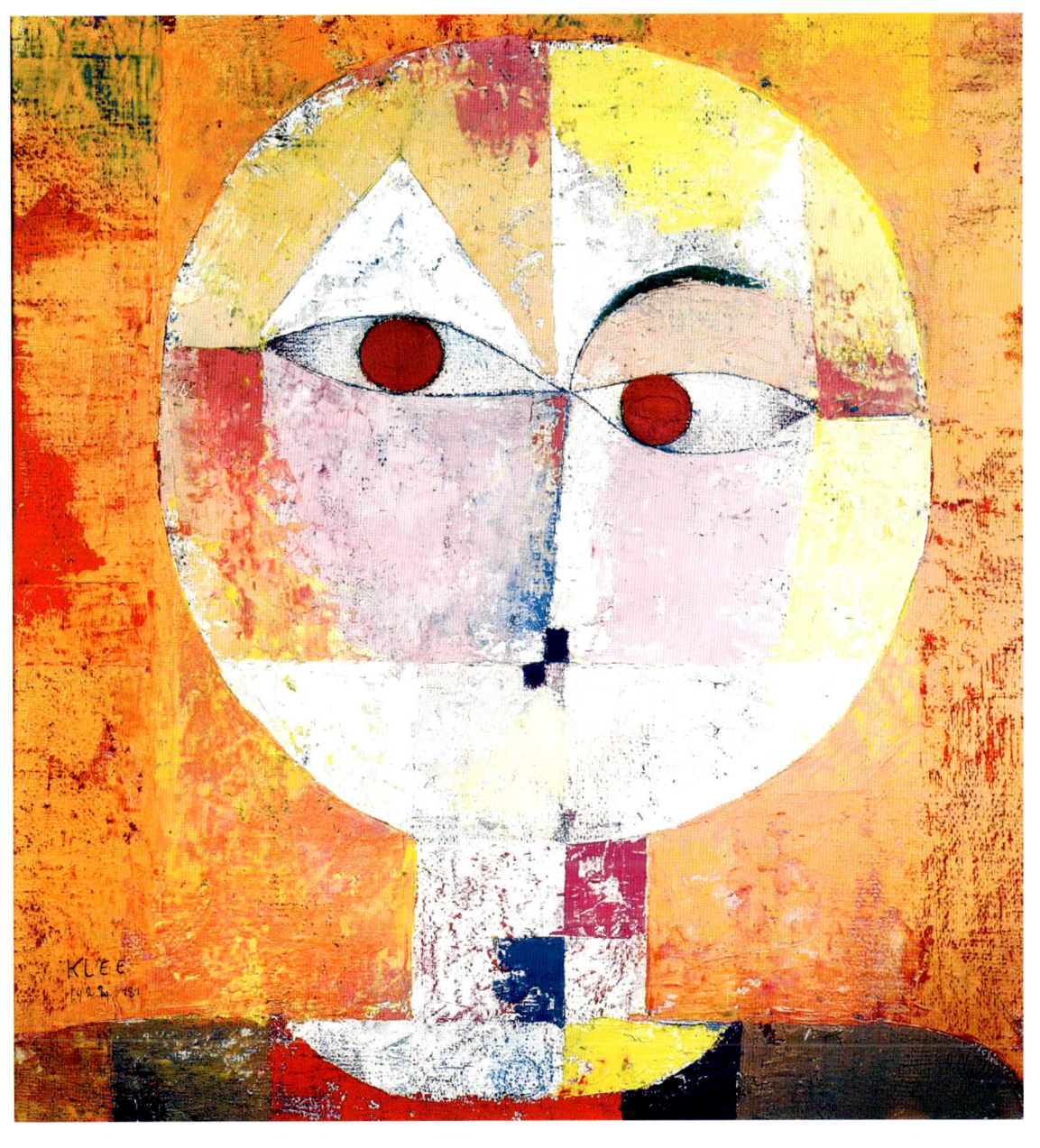

保罗·克利 / 1922 / 布面油画 / 40.3㎝×37.4㎝ / 巴塞尔美术馆(Kunstmuseum Basel)

将时间的碎片拼凑在一起完成的人像。虽然有些缺陷、不平整，还有锋利的棱角，但这样许多要素拼接而成的人脸，看起来绝不是不幸。不顾一切，只为形成一个圆形的脸庞，是单纯且快乐的。生活中当下的这个瞬间，我们虽然有些疲倦，人生也有些曲折，但一个个时间点连接起来的结果是幸福的。这幅画让我们感受到美好人生形成的希望。*

• 但是最好让整容前后或是因事故而残疾的人们远离这幅画。这幅画会让人联系到自己的状态是否也是这样，对画中身体扭曲的描绘产生厌恶的倾向。

这幅画对调节小朋友的情绪有着很好的作用。给孩子看这幅画时，"人是长这样的吗？""真的有这样的人吗？"他们会直接提出这样的疑问。破碎的脸庞，高度不一的两个眼睛，甚至只有一条眉毛，这些有趣新奇的因素会激发他们的好奇心。**

•• 经常被问到小朋友喜欢什么样的画。首要条件无疑是"有趣"。所以像这幅画就很好，因为它有充分的激起好奇心的要素。丰富的色彩也是必备条件之一，跟没有颜色的黑白画比起来，色彩多样的画有助于情绪培养。

它在色彩上也使用了孩子们喜欢的颜色。

根据一篇有关儿童和色彩的论文,小朋友最喜欢的是黄色,除此之外是红色和橘黄色。

因此,这幅画灵活地运用了黄色、橘黄色、红色等暖色调,没有比这些对孩子来说更好的了。

画中的黄色和小朋友喜欢的小熊维尼很像吧?像他的挚友小猪皮杰一样的粉红色也被注入其中。动漫中的经典卡通形象,也多以灵活运用暖色调绘制而成,而正是这一点影响了孩子们对色彩的偏好。

Time

04

就像心情放松的

下班时间一样

赫伯特·巴德姆
Herbert Badham

《夜间巴士》
The Night Bus

各位,下班回家的路上都听什么样的歌呢?

和那些能让欲望复燃的动感强劲的舞曲比起来,安静的、能抚慰内心的歌曲所吸引的人更多。
因为在一天的辛苦过后,它能给我们不需要再用力去做什么的安心感。

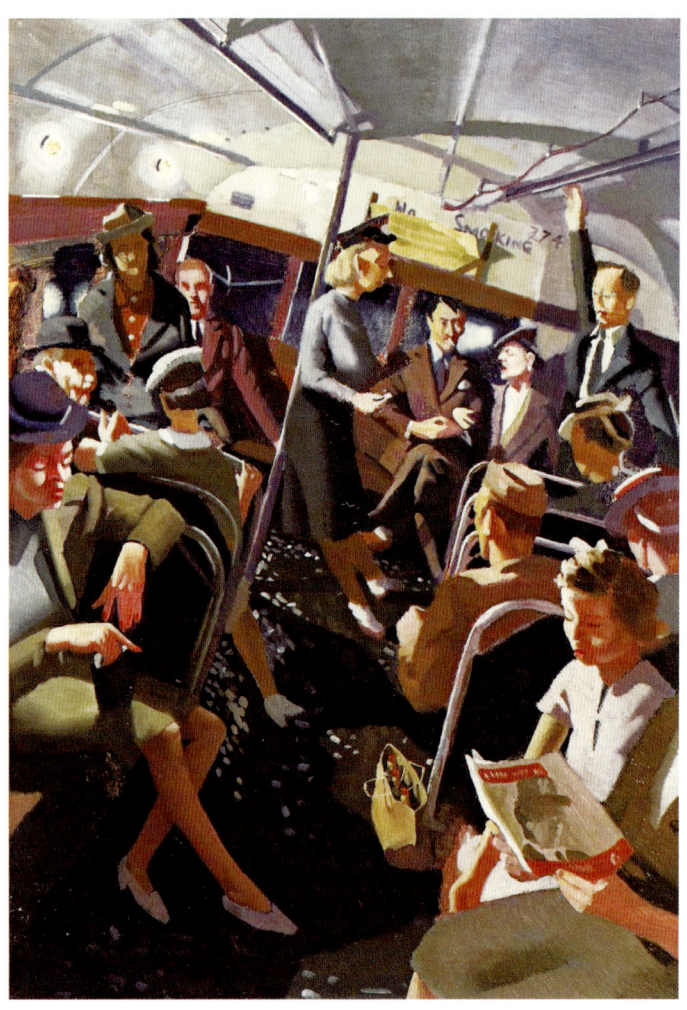

赫伯特·巴德姆 / 1943 / 板上油画 / 35.7cm×25.6cm / 维多利亚国家美术馆（National Gallery of Victoria）

《夜间巴士》这幅画，就像下班路上听的一首歌一样，是一幅能够带给我们安心感的作品。

大概是因为无论人有多少，都不需要说话吧。一整天都在喋喋不休的我们，不用说话的话，对我们的内心来说，是多么轻松啊。

夜间巴士上的人们因疲倦打着瞌睡，却也并不是毫无生机。全都穿着正装，色彩上除了红色系之外，还使用了其他暖色，看上去慵懒的气氛，突显了都市的宁静。

Time

05

被过去
牵绊的你

克劳德·莫奈
Oscar-Claude Monet

《鲁昂大教堂》
Rouen Cathedral

请在下面六张画中选出一张心仪的作品。

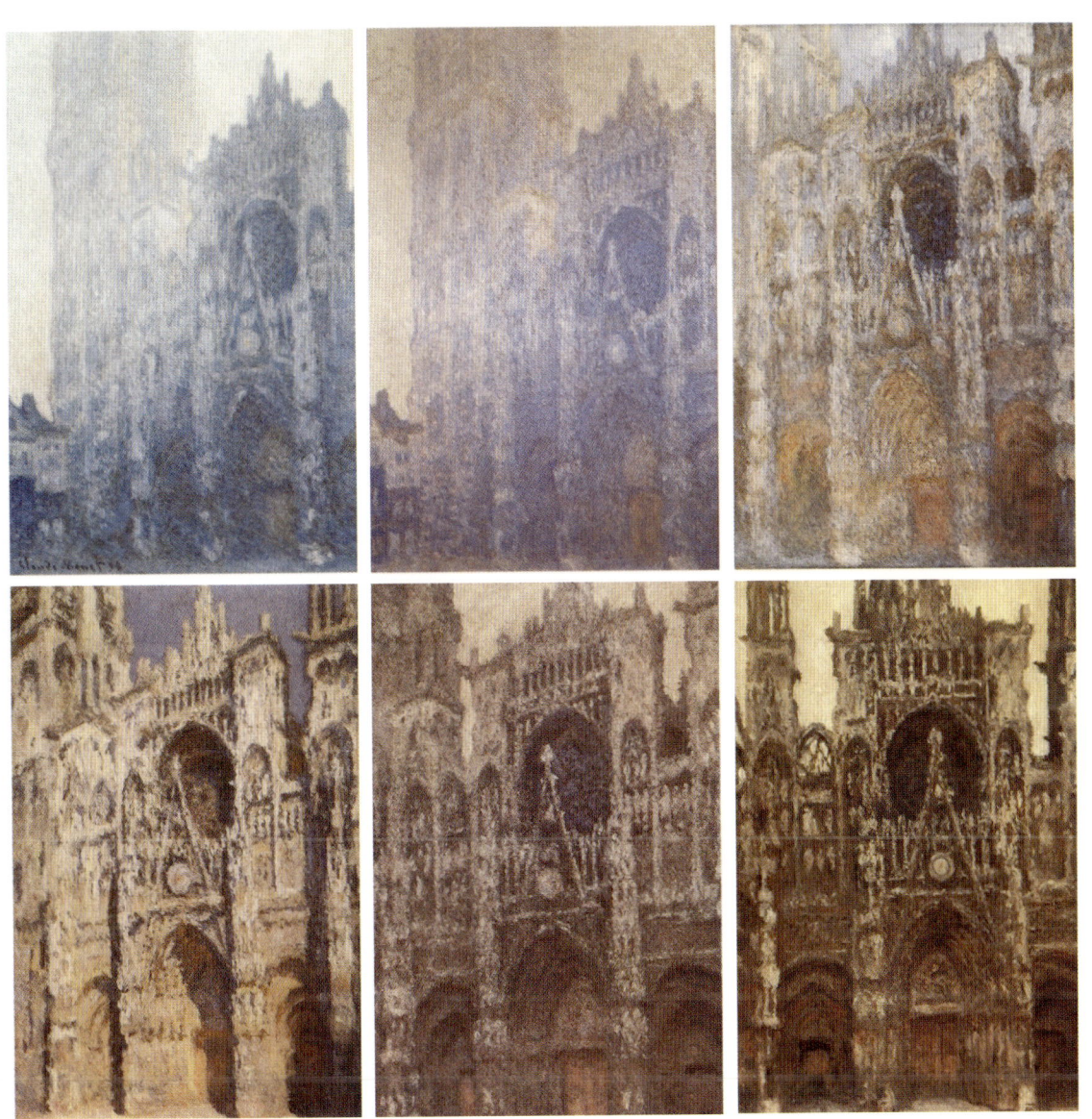

克劳德·莫奈 / 1892—1893 / 布面油画 / 107cm×73cm / 奥赛美术馆

因心痛而来我这里咨询的人在前页的六幅画作中进行选择时,相较清晰鲜明的作品,更多选择的是像蒙了一层雾似的不透明建筑形象。我们也是一样吧。伤心或者疲惫的时候,下雨天或是昏暗的夜晚反而更能够让我们的内心放松。

但是我们不能经常凝视着昏暗过日子,长久停滞在昏暗带来的放松中的话,也会成为问题。特别是因为过去某些记忆而感到疲惫的人们,陷在那些灰蒙蒙的记忆中就像深陷古堡中无法被解放出来一样。

对于这些人来说,凝视莫奈的《鲁昂大教堂》系列作品,通过想法的转换,成为自我疗愈的契机。

在这六张画中,最清晰地描绘出鲁昂大教堂面貌的是第四张画。但是,随着从早上到夜晚的时间的流逝、光的变化,以及画家给建筑物赋予新色彩,鲁昂大教堂看起来成了红色的、金黄色的、灰蒙蒙的。

那并不是教堂本来面貌的变化。

我们的过去也是一样的。

过去发生的事，只不过是一个"事件"，而人们对此却过分地美化或是悲观。通过内心的眼睛再次分析那些明亮的或是黑漆漆的过去，虽然到现在为止它们还在抓着你的心，但事实上，这不过是"曾经发生的事"还没有过去罢了。

当你经常执着于过去的时候，没有必要一直守望着已过去的东西。

实际上，和沉缅于过往回忆相比，现在转身，面向未来，可以发现更精彩的东西。走向前去看看如何呢？

把你困在古堡里的其实是你的心，能把你从古堡中解放出来的也正是你的心。

治疗的时间过去后，便是事后调整心情的时间，当你爱上了清晰的建筑形象，直面现实的判断力也会应运而生。

Time

06

客观地看待
自我的问题

卡斯帕·大卫·弗里德里希
Caspar David Friedrich

《云端的旅行者》
Wanderer above the Sea of Fog

殷熙耕的小说《鸟的礼物》中12岁少女珍熙因为战争而失去了父母。一个孩子在这样的年龄却承受着如此难熬的痛苦,她是以怎样的方式忍受的呢?

珍熙的特别之处是具有独立分离的"两个自我"。在难以描述的伤心中挣扎坚守着的自我,想到另一个自我时,心情又会变得很平静。小小年纪便采取愤世嫉俗的态度处世,让读者感到又伤心又好笑,这种方法却也能让我们感受到她那叠增的痛苦。

美术治疗中最具有强效的力量之一便是,以客观的视角观望自我的问题,使其产生变化。

从这方面来看,弗里德里希的《云端的旅行者》便是一幅能够为挣扎在过往痛苦中的人们提供新方向的出色作品。

跟随着去看看吧。

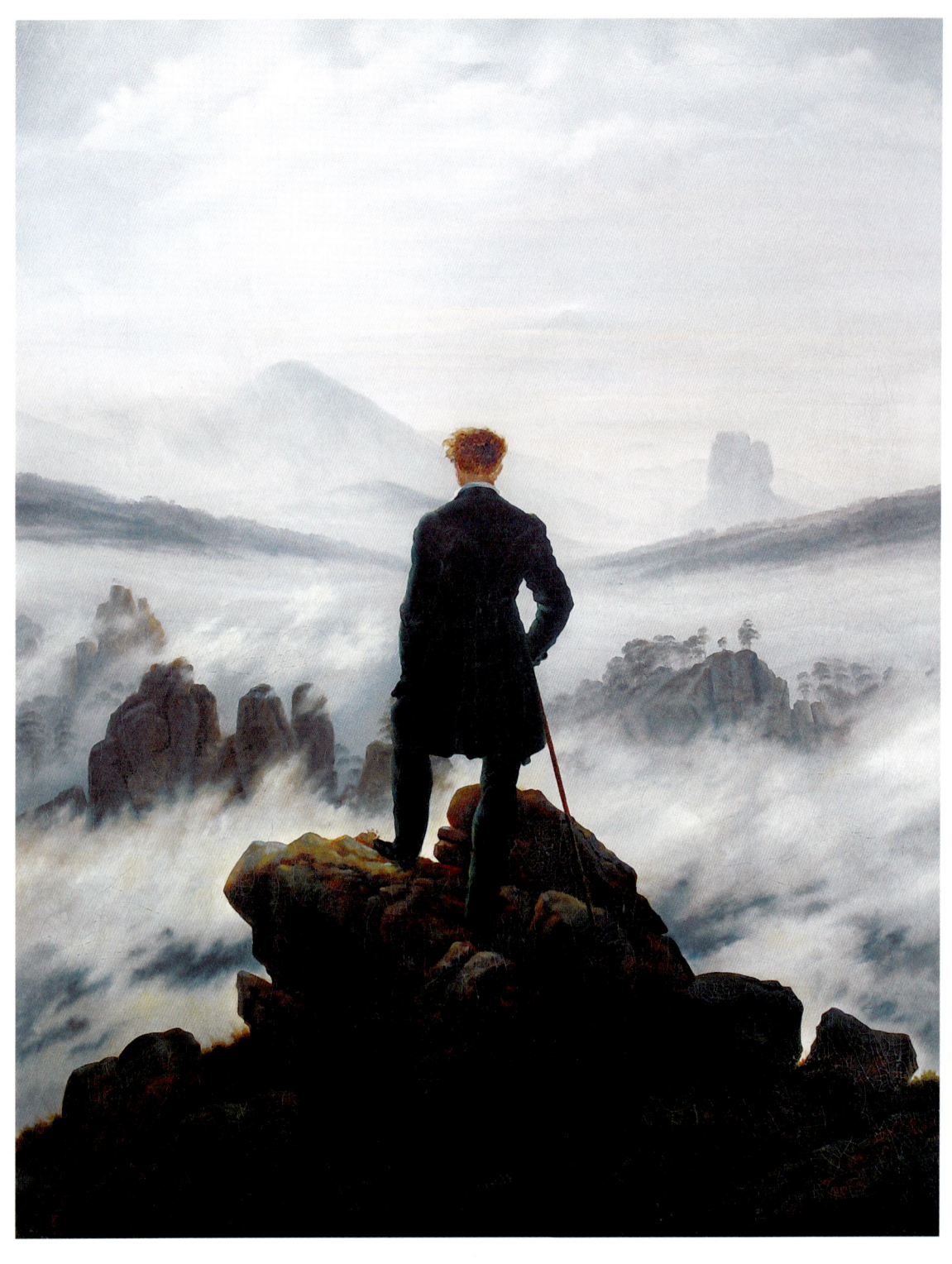

卡斯帕·弗里德里希 / 1817年左右 / 布面油画 / 94.5cm×74.8cm / 汉堡美术馆（Hamburger Kunsthalle）

一个人爬到高高的岩石顶端，伟岸地矗立着。

岩石下是大自然的波涛在咆哮，头顶是一望无垠的天空。紧凑的构图中，站在中间位置的那个人，看起来就像成了世界的唯一中心。

这个人就是你。想象自己正处于这个背对着我们的人的位置，以他的视线，看看他所看到的东西，仿佛一切都被踩在了脚下。

我们狂烈暴躁的感情和伤痛正是像这波涛一般。波涛并不知道自己会粉碎，并不会因撞到矗立在岩石上的身躯，而发出"痛苦！""好疼！"这样的嚎叫，就连被那种感情笼罩住的自身也看不到了。

俯瞰一下波涛会怎样呢？

可以观察到"一个因为痛苦而翻滚的我""一个因为疼痛而嚎叫的我"。虽然看到的现象只有一个，但这样便可以让我们的感情稍微恢复平静。

通过这幅画，来低头看看自我的问题，客观地分析，冷静地思索。因为过去，依旧会心痛，以其他的视角来看的话，那些苦痛的巨浪并不能轻易地将自我包裹，我们有预感自己将成为苦痛的征服者，也就是说我们会成为那个在云端的漫游者。

Time

07

想要摆脱
现在的我

弗里达·卡罗
Frida Kahlo

《剪发的自画像》
Self-Portrait with Cropped Hair

各位是如何解决不顺心的事的呢？

如果是东西就换掉，如果是画就擦掉。

然而若不顺心的事是"厌恶现在的自我"，该如何是好呢？也是一样的。

换掉或擦掉"现在的自我"，心理上会舒畅些。

范德堡大学（Vanderbilt University）约翰·F·肯尼迪人类发展和教育研究中心的特拉维斯·汤普森（Travis Thompson）博士的团队研究表明，对自我加以身体刺激的时候，大脑会分泌 β-内啡呔（beta-Endorphin，一种有镇痛作用的激素），它有让心情变好的效果。约5万～30万美国人，为了体验这种效果，会做出刺激自己的大脑或是唤醒肌肉等行为。

虽然也许并不清楚，但是大家可能都会有这样缓解压力的经历。

某一天，突然剪了头发，完全改变了着装款式，或是扎了耳洞这样的事，都是破坏"现在的自我"的负面性行为吧。但这些都是在改变可能改变的地方。

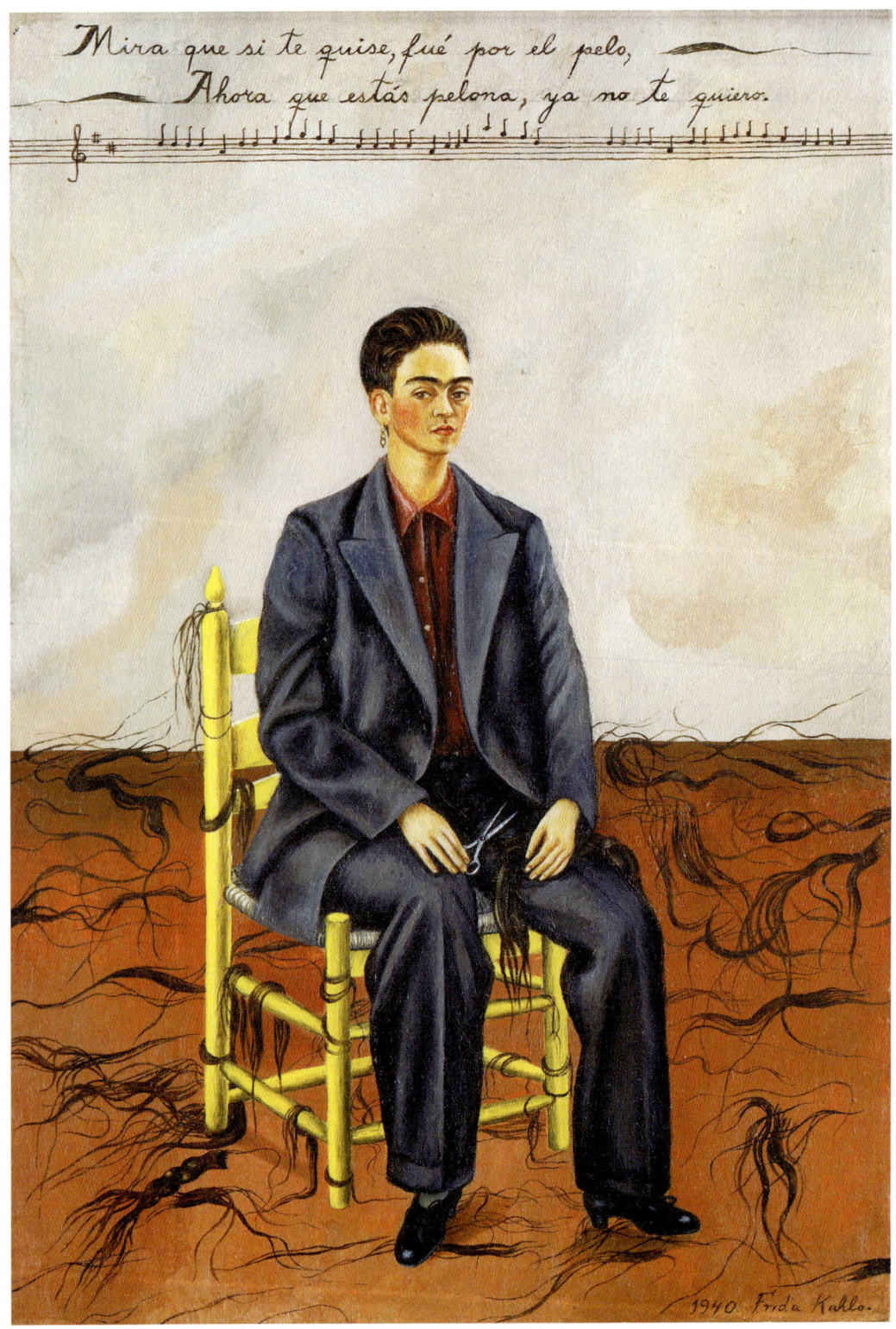

弗里达·卡罗 / 1940 / 布面油画 / 40cm×27.9cm / 纽约现代艺术博物馆

通过欣赏画也能间接地感受到自我否定的舒畅。具有代表性的画便是弗里达·卡罗的《剪发的自画像》。画中的女人用剪刀把长头发全部剪掉了。

摒弃女性的特征，穿着男人的衣服。这都是为了寻找新的自我的苦闷痕迹。

而让卡罗变成这样的罪魁祸首，便是那个与她展开世纪恋爱的男人——迭戈·里维拉。卡罗在日记中曾写道："感觉我被关在了你的恐惧、苦恼和心跳声中。"多么热烈的告白。卡罗为了当时最优秀的画家、激进的革命家里维拉，愿意把自己的灵魂连根拔起。然而大男子主义意识强烈的里维拉却和卡罗最好的朋友或者妹妹保持着暧昧且毫无愧疚的关系，给卡罗的灵魂造成了深深的伤害。

画的上方是卡罗亲手抄写的墨西哥歌曲的歌词。
"看吧，我曾那么爱你，是因为你的头发吧。如今因为你没有了头发，我也不能再那么爱你。"

正如我对你强烈的爱一样，同时我也会有怨念，爱着你的我，窥见到了去除杂念决然的意志。为了重获新生，我要抛开现在的我，告诉自己无论多么伤心，也要做出否定之前的我的决定。

Time

08

女人教给我的
三个人生阶段

古斯塔夫·克里姆特
Gustav Klimt

《女性的三个阶段》
The Three Ages of Woman

这幅画能使有一定阅历的中年女性面对悔恨，敞开心扉。

可以从画中描绘的脸部、皮肤、健康等方面都出现变化的女人身上，感受到悲伤与惆怅。更年期抑郁症当然也是这种变化中的一种。家人却无法理解这种由于雌性激素减少造成的情绪起伏。例如，经常会听到"妈妈突然变得好奇怪"这样的质疑。中年女性很大的悲伤便是在生育完以后，会被周边的人只作为"妈妈"看待。或许你就是因为一根白发会受伤的女人。

这些人会特别理解这幅画中表现的复杂心境。

"对啊,养孩子的时候,真的很幸福。"

"年轻的时候真好啊。"

陷入中年忧郁的女性,通过温暖的拥抱着白皙肌肤的母女,回想过去,追忆当时的美好。

在向着老年而去的变化中也会有这样的感觉。

> 对妈妈要多理解一些,分享彼此的故事,
> 这才是最好的治疗方法。

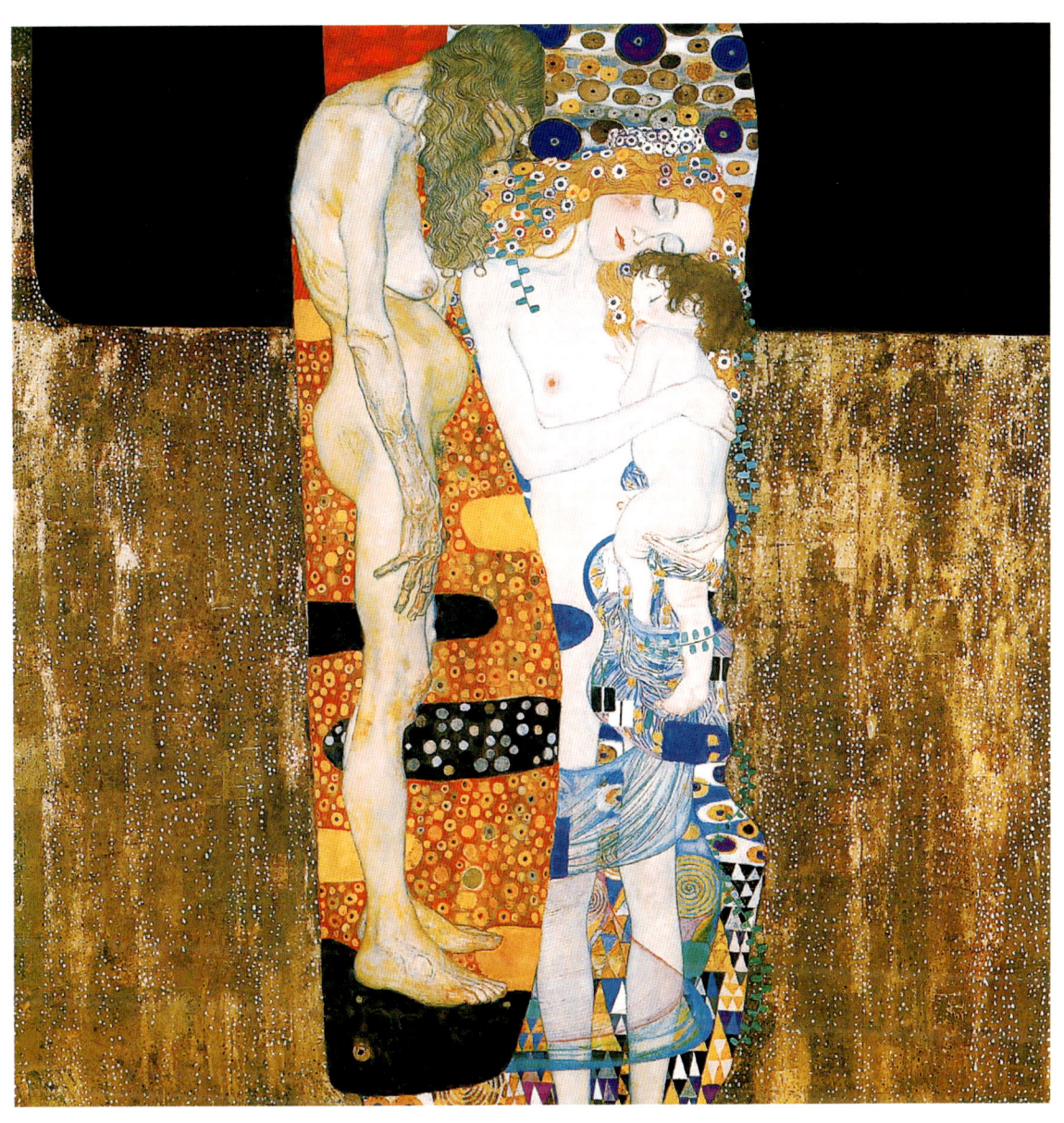

古斯塔夫·克里姆特 / 1905 / 布面油画 / 178cm×198cm / 罗马现代艺术博物馆（Museo di Arte Contemporanea di Roma）

Time
——◇——
09

撇掉对未来的
不安

老彼得·勃鲁盖尔
Pieter Bruegel the Elder

——◇——

《有伊卡洛斯坠落的风景》
Landscape with the Fall of Icarus

很多人到了 30 岁左右,都会感觉到需要对未来做出真正的规划了。但是面对不可预知的未来,也会产生茫然与不安。

"继续做这个工作吗?换一个地方吗?还是深造学习呢?"

在这种很难有正确答案的问题前,痛苦地徘徊的人们,会对这幅画有着切身的体会。

"为什么选择这幅画呢?"

"因为有大海啊。舒服凉爽,好像另一个世界似的。"

很多人被这幅画中带有神秘气氛的未知世界——大海所吸引。

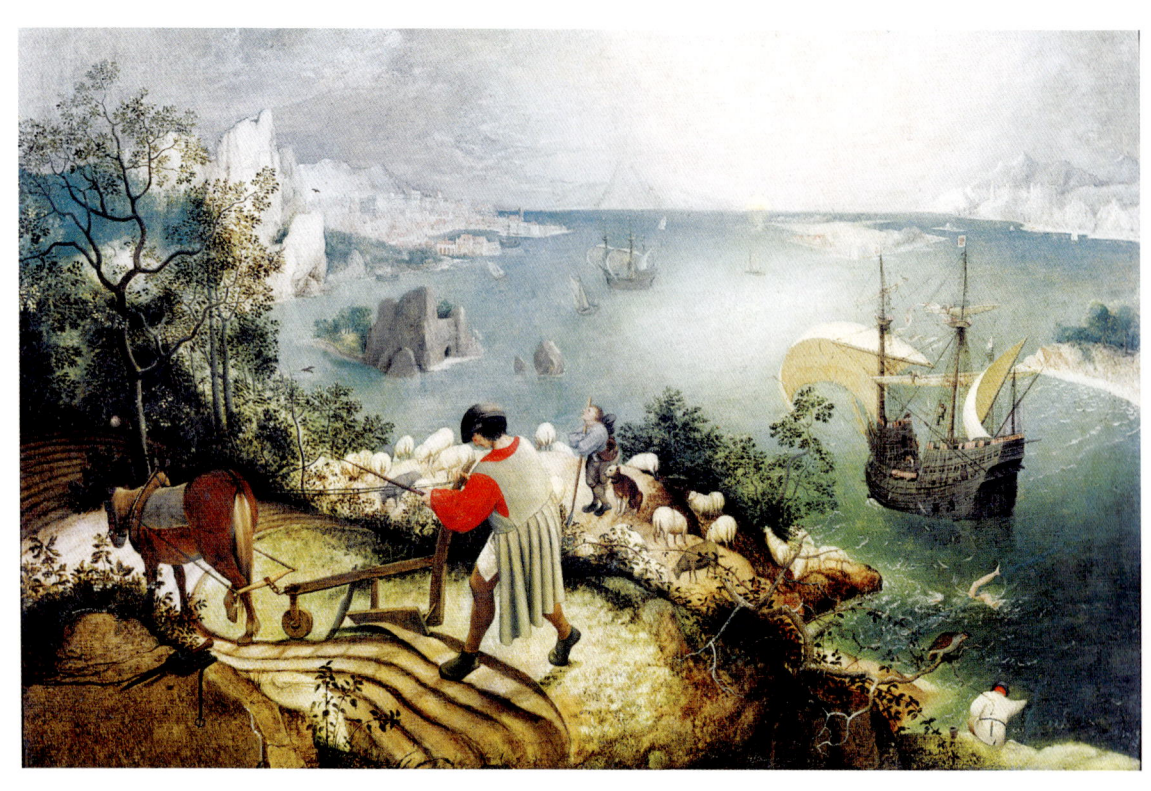

老彼得·勃鲁盖尔 / 1558 / 布面油画 / 73.5cm×112cm / 比利时皇家美术馆（Royal Museums of Fine Arts of Belgium）

再看一下吧。画的前方有一个正在辛辛苦苦地干活的人,脚扎实地踩在土壤上,目不转睛地在耕地。身后不远处的未知大海中泛着光,还有暗礁,水面上漂着的帆船,掉入水中正在挣扎的伊卡洛斯。未来就是眼前这未知的一切。

这幅画将远处隐约缥缈的大海与近处确实存在的大地进行对比后,让我们把注意力集中在实实在在存在着的当下。

心理学者们将这种现象称为"正念"(mindfulness)。《哈佛健康月刊》(*Harvard Health Publications*)中曾提到,与回忆过去和计划未来相比,专注于当下可以减少压力,提高睡眠质量,并且能够降低血压。

这是面临问题,抓住重点的方法。像现在正在照射的太阳,无论什么时候都在那里一样,对于我们而言不管愿意与否,总是会有可能放松休息的时间的。珍重每一个被允许做事的瞬间,重要的是一心一意做好现在要做的事情。这样的话,也会有什么变化和希望的。

Time

10

一次思考
死亡的时间

保罗·高更
Paul Gauguin

《我们从哪里来？我们是什么？我们往哪里去？》
Where Do We Come from?
What Are We? Where Are We Going?

苹果公司前 CEO 史蒂夫·乔布斯（Steve Jobs）患上癌症，面对死亡的威胁，他没有停止 iPhone 开发的创造性活动，反而说，"死亡是生命最好的发明"。记住将要死去的事实，是坚持人生变化的积极的思考。

我们无法避开死亡，却可以避开恐惧。就像《我们从哪里来？我们是什么？我们往哪里去？》中展现的人生全景模式那样。

这幅作品能够帮助我们改变对必须经受的死亡的理解。

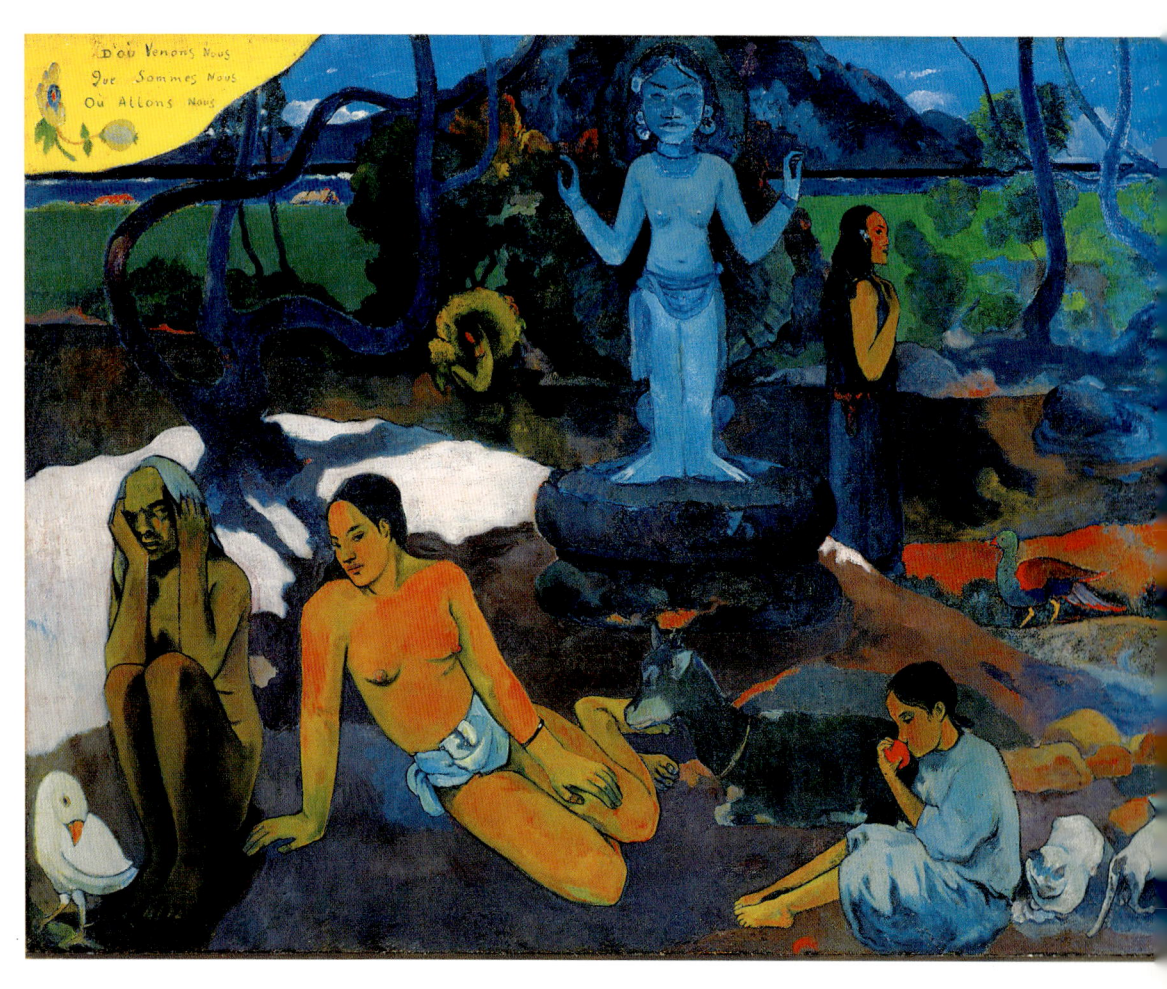

保罗·高更 / 1897—1898 / 布面油画 / 139.1cm×374.6cm / 波士顿美术馆

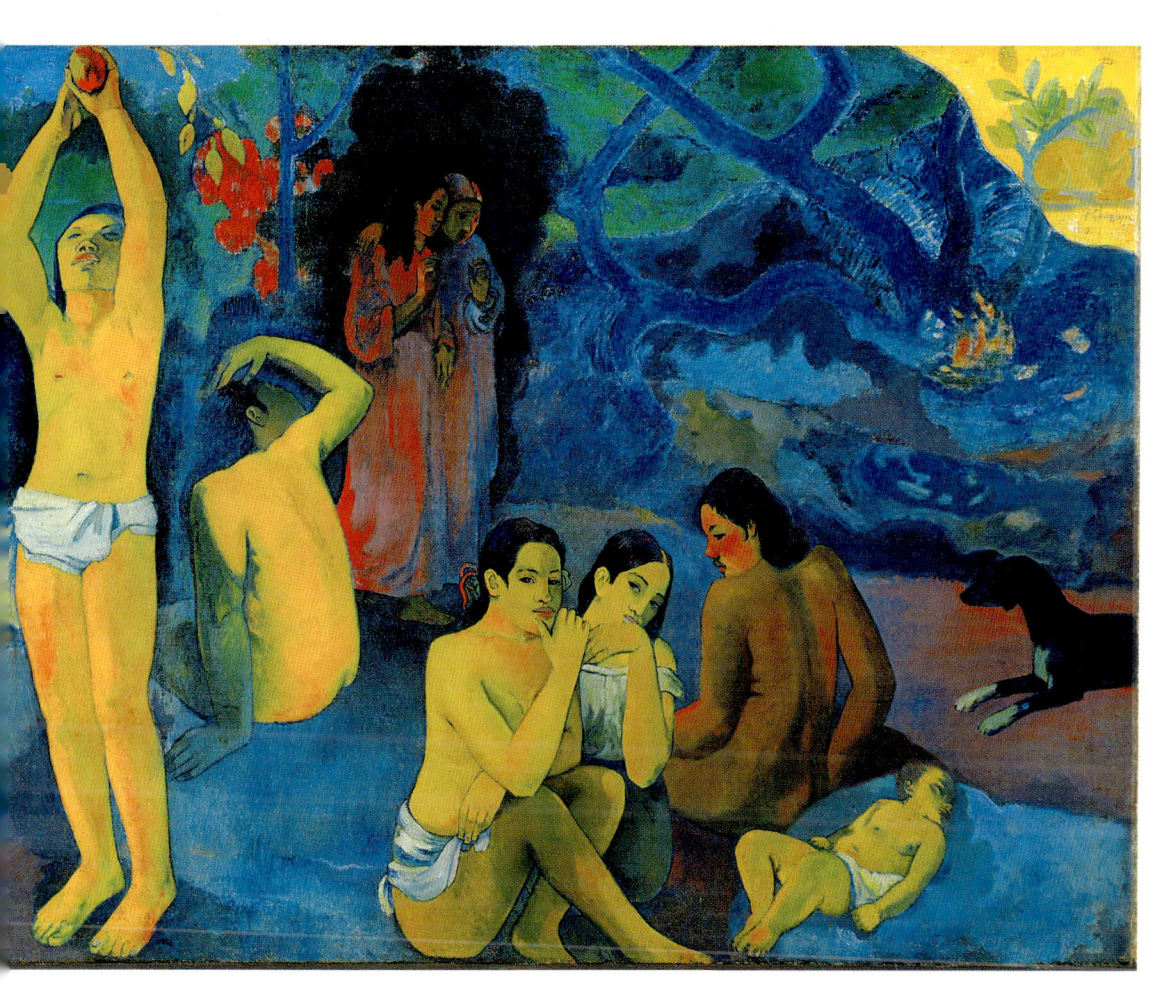

各位在欣赏这幅很宽的画时，会从哪里开始看呢？

与东方绘画不同，西方绘画一般是从左往右的。

然而在这幅画中，特别需要注意的点是从左开始并没有描绘"出生"，而是接近死亡的老人。

平时我们会特别注意画的右边那些泛着明亮的黄色光芒的年轻世界，当接近死亡时，我们则会陷入过分的伤心和恐惧中。提到变老就会联想到死亡的阴影。而大众媒体也将变老当成丑陋的东西来看待，所以老人疗养设施没有配置在日常生活的街道。

但是这幅画中,视线开始的左侧描绘的是死亡,正如我们感受到的一般,并不是刻意去夸张,而是与出生等其他生命阶段一视同仁地去描绘。

或许死亡不过是我们人生中的一个过程,自然地去接纳它,那么恐惧也将得到消解。

Time
———◆———
11

诚实给予的

生命教训

林堡兄弟
The Limbourg Brothers

———◆———
《贝里公爵的豪华时祷书（6月、2月）》
The Very Rich Hours of the Duke of Berry

有时，我们会感叹时间走得好慢啊。

大概是因为自己虽然在拼命努力，但生活却没有太大的改善。如今我正在做的事看起来是那么微不足道，什么时候我也能做成什么，把头抬起来，也就不会有什么烦闷了。

但事实上那些微小的时间累计成的岁月中，世界分明有了很大的变化。我们在这两幅画中也看到了。

这两幅画取自15世纪中期的台历，6月田野中收割干草的某一天，2月牲口槽中饲养牲畜家禽的某一天。当时的人们虽然只是充实地过着一天天的日子，但是我们却从画中感受到了时间洪流的前行，世界的风景也有着很大的变化。

这幅画通过干净的蓝色和白色带来的清新感觉，时间和季节的循环，使人感觉到的是自然诚实的生活的连续，而非压抑窒息的反复。

勤勤恳恳地去做事，把一天一天累积到一起的话，好像就能成就什么似的，我们也能被这样的积极所感染。

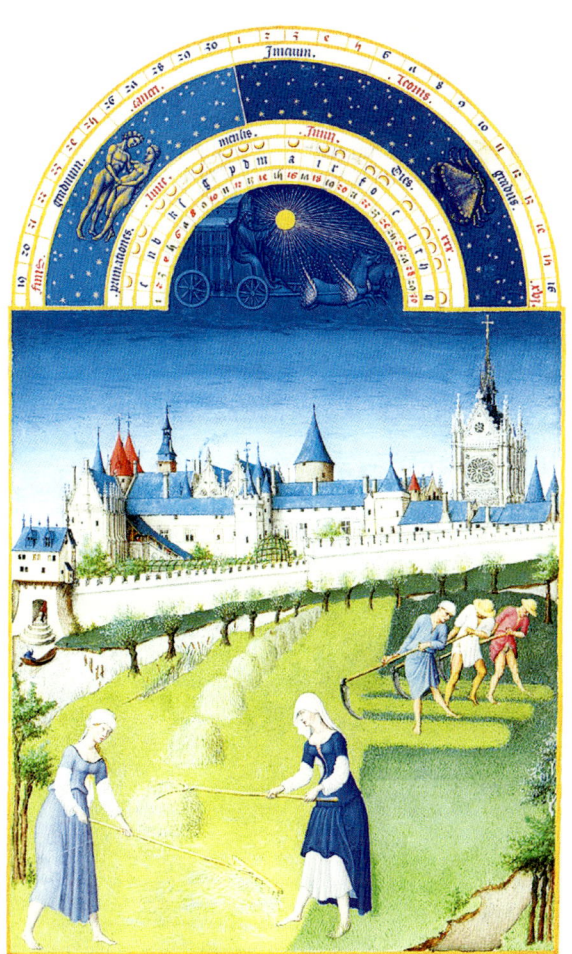
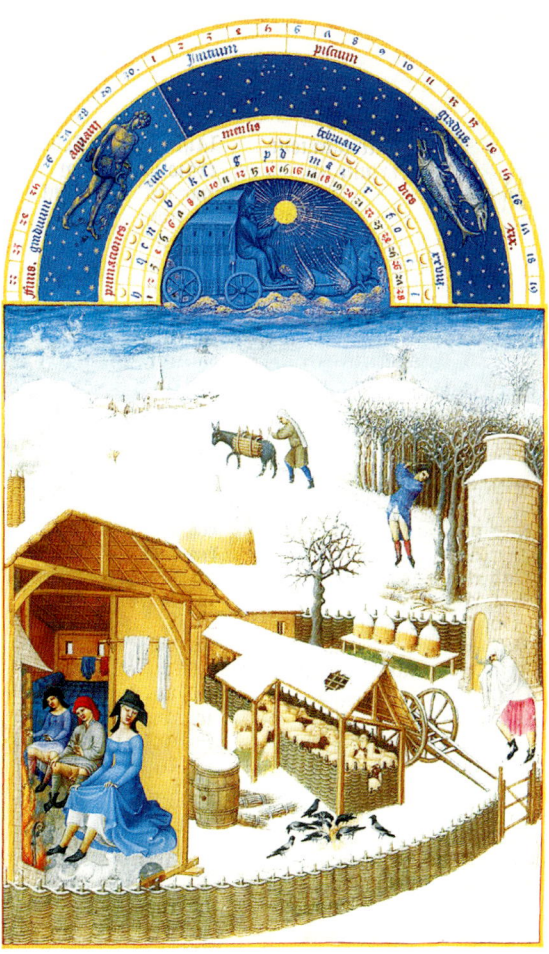

林堡兄弟 / 1412—1416 / 羊皮纸上的插画 / 22.5cm×13.6cm / 孔代美术博物馆

Time

12

时间停止的世界

阿尔伯特·比尔施塔特
Albert Bierstadt

《在萨科》
On the Saco

我去过几次蒙古。我一直无法忘却在"蒙古包"这种蒙古传统建筑中度过的夜晚,也难以用语言去描述那些洒满夜空的星星。

草原上的马看起来都是那么悠闲。

急迫从这个世界上消失了。

休憩的时间也应该像蒙古的风景一样。这幅画便是坐下来注视着,内心就可以得到休息的作品。

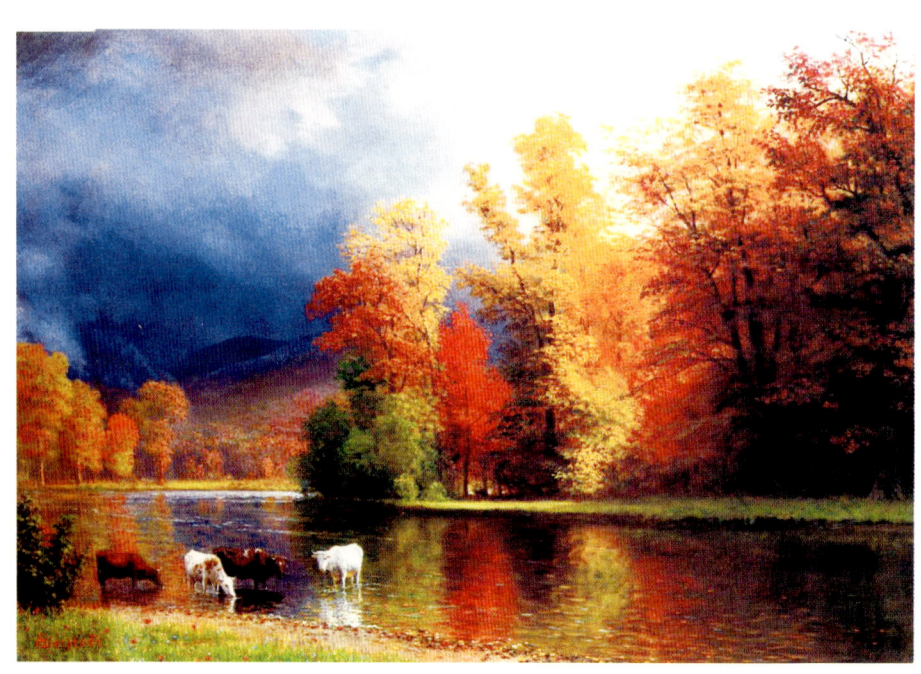

阿尔伯特·比尔施塔特 / 19世纪左右 / 布面油画 / 76.2cm×111.76cm / 私人收藏

各位在欣赏这幅画的时候,

内心也会得到空前的放松。

因为在这幅画中一点也找不到追赶时间的感觉。

喝水的牛,没有谁在催促它们;红红绿绿的秋天

景象和天空,仿佛人的手无法触摸一般。

人世间的一切仿佛都被藏了起来一样,让

我们看看这个时间静止的世界吧。

Time

13

忠实于现在的
时间吧

乔治·修拉
Georges-Pierre Seurat

《临终前的阿娜依斯》
Anaïs Faivre Haumonté on Deathbed

像空气和水这些平时看似毫无存在感,但却始终围绕在我们身边的东西,它们消失的瞬间,却让我们成了毫无尽头的无力的存在。

难道时间不也是这样的东西吗?时间就像那些理所应当获得的东西一样,只有变得稀薄的时候,我们才会去切实地珍惜。从这一点来看,这幅画真实地捕捉到了临近死亡的时间,传递出了"忠实于现在的时间"这样直白的信息。

让认为时间是免费的人欣赏这幅画会更好。时间怎么还不走,这样的生活毫无意思,有这样感觉的人,内心的状态就是这样的颜色——看到什么都是灰蒙蒙的单调色彩。

那该怎么办呢?画里临终的人并不是要放下即将熄灭的自己,而是不得不放下吧。看着这被时间强制杀死的模样,也请回头想想曾经杀死时间的自己吧。

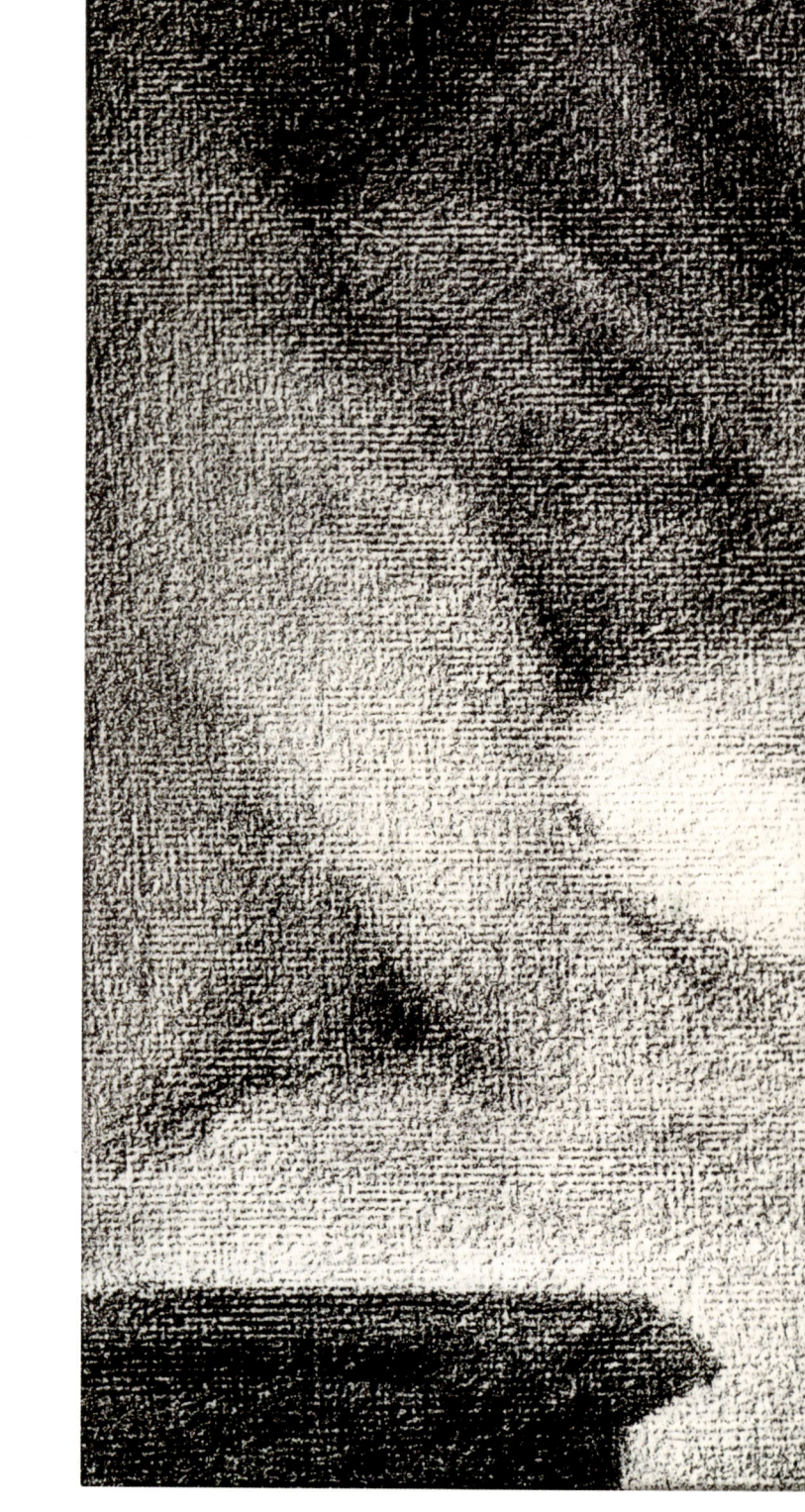

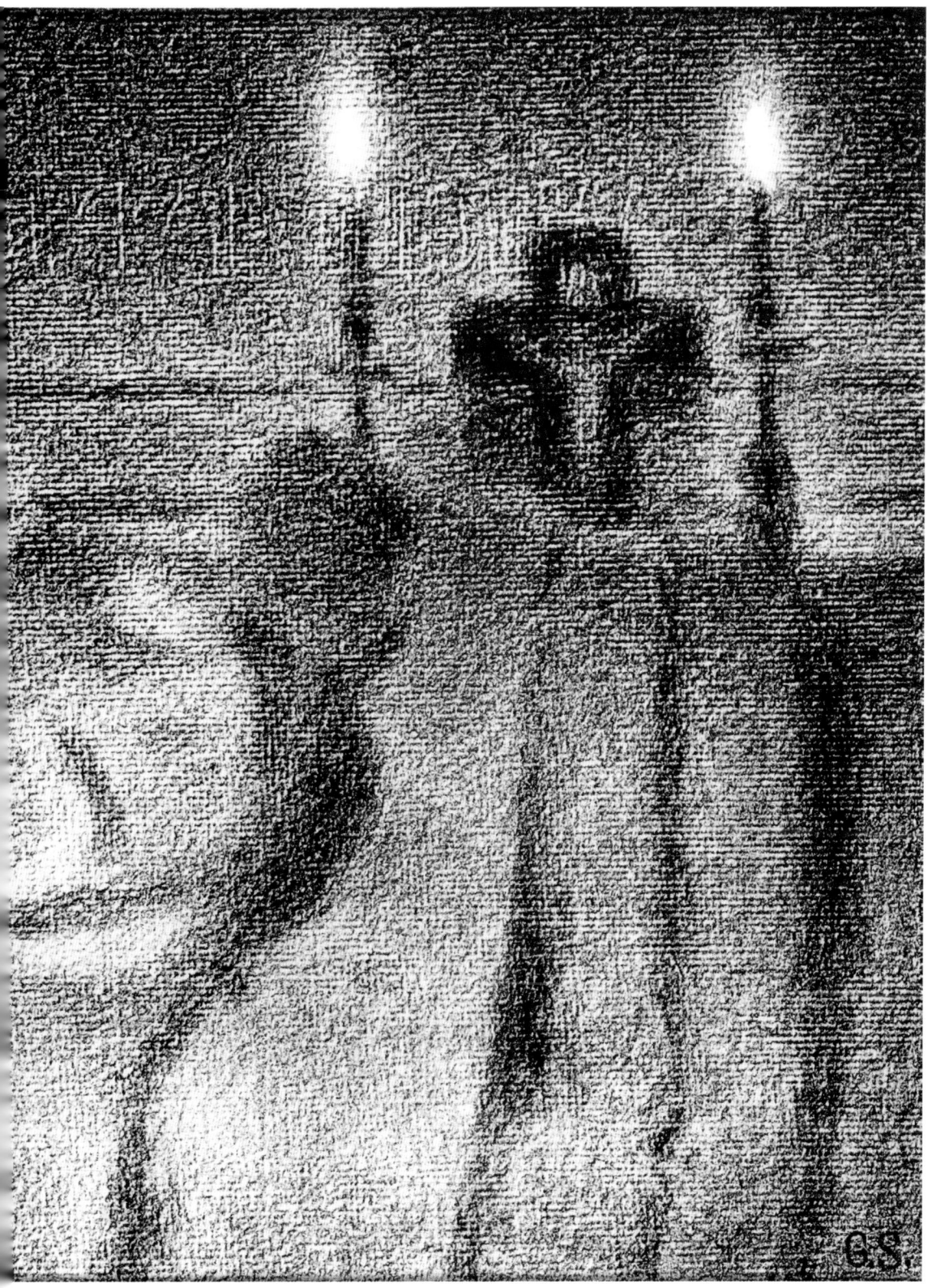

乔治·修拉 / 1887 / 水彩、素描、铅笔 / 23cm×33cm / 卢浮宫博物馆

Time

14

需要休息的

瞬间

莫里茨·冯·施温德
Moritz von Schwind

《早上的时间》
The Morning Hour

日程繁忙的人连喘口气的时间都没有吧?

我也经常这样的。一早起来就必须要处理堆积如山的事情,一天刚开始,就会有喘不过气的感觉。

所以,正式工作之前,打开阳台的窗户,吹吹风吧。再来一个深呼吸。这样的瞬间给了自我能够换气的能量。

如果连这样的悠闲也没有的话,那么就欣赏一幅画吧,也会有帮助的。

画中的女人正在从窗外深吸气。

这也是一种积极的姿势。唰地一下打开非常大的窗户,脚后跟也踮起来。这个女人呼吸到的清晨空气,仿佛也渗入我们的肺中一样,带给我们这样的感觉。

物品被平静整齐地摆放着，这里应该不是一个陌生的场所，而是一个让人熟悉的，放松自我的日常空间。

床上的床单就那样耷拉下来，东西在椅子上随意放着，都让我们感觉到，这是一天的日程开始之前的景象。像平常一样梳妆打扮，向家人问好，张罗早饭，就要开始繁忙的一天了，但在这些之前，女人做了个非常积极的深呼吸。

各位中无论是主妇，还是学生或者上班族，当你们感到一天的日程非常繁忙的时候，开始工作之前，通过这幅画做一个短暂的深呼吸吧。这有助于保持一天的活力。

没有休息的时间的时候，

便是需要休息的时候。

The time to relax is

when you don't have

time for it.

——悉尼·哈里斯（Sydney J. Harris）

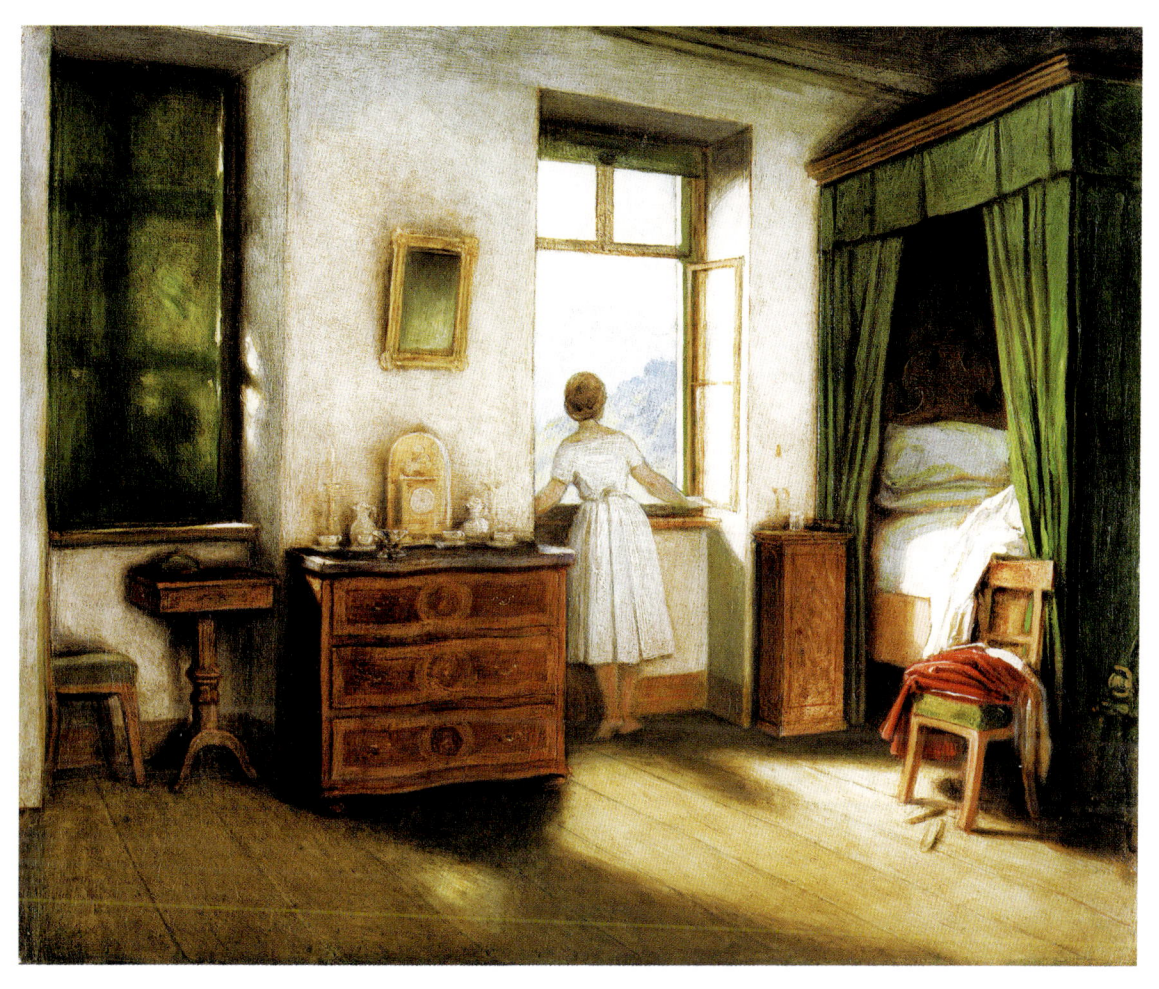

莫里茨·冯·施温德 / 1860 / 布面油画 / 34.8cm×41.9cm / 沙克美术馆（Schackgalerie）

Time
———◇———
15

关于衰老

朱塞佩·阿尔钦博托
Giuseppe Arcimboldo
———◇———
《四季》
Spring·Summer·Autumn·Winter

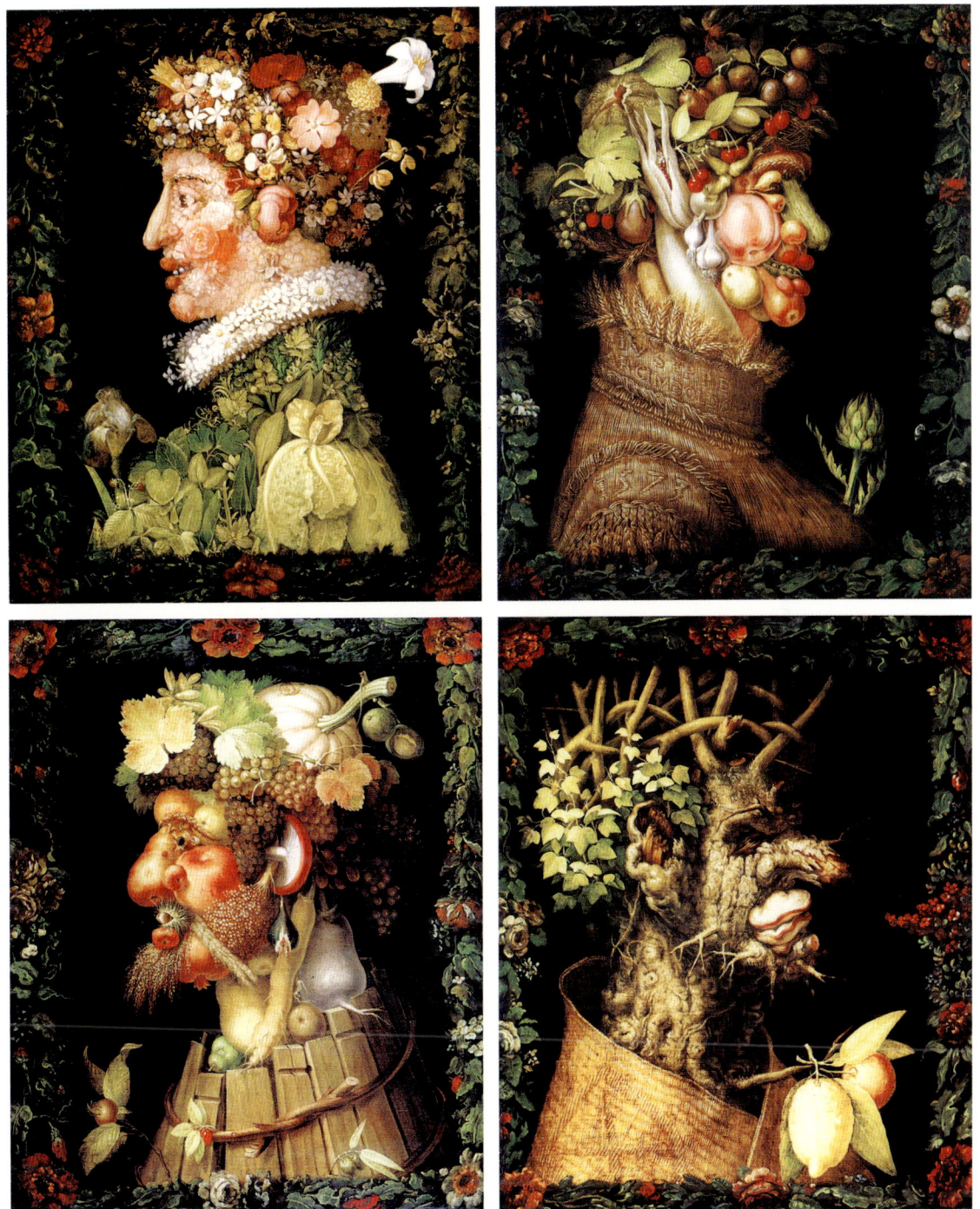

朱塞佩·阿尔钦博托 / 1573 / 布面油画 / 77cm×63cm / 卢浮宫博物馆

这是对四季非常诙谐的

表现吧?

但仔细看的话,我们能想到的人生都包含在里面了。

春天是朝气蓬勃的青年人。还有很多没盛放的花骨朵,花儿都是小小的、美丽的、轻盈的。

再来看看夏天。愉快微笑的表情,仔细一看都是就要成熟的水果和蔬菜。

到了秋天,从南瓜、葡萄串,到苹果、蘑菇,满是乱结的果实。衣服也变成了比夏天的稻草服更大的木桶,还长出了胡子。

冬天又会是怎样的呢?瞬间就变老了,满脸的皱纹,像头发一样的树枝也都凋落了。能看到熟透凋落的沉甸甸的果实。

只是单独看其中一幅的话,会有怎样的反应呢?

很多人会因感到害怕而不喜欢。特别是看到《秋天》这幅,说不定会伤心地想起自己以前不怎么样的外貌。

可是如果四张画联系起来看，感觉又会不一样。

会有"这是自然的道理啊""是很自然的东西啊"这样的认识。

扮作春天和冬天的人其实是同一个人吧。看起来让人厌恶的长满皱纹的老人，也曾是光彩照人的"花美男"。冬天并不是时间的终结，人类通过后代的延续，在大自然中不断循环。

这种本能的循环，无论力量强大还是弱小，富裕还是贫困，都没有例外。但我们对此不予理会，甚至对此加以否定。我们是经常如此吧？那么，就去好好把握到现在为止还在指缝间流逝的时间吧。

这是件值得思考的事情。

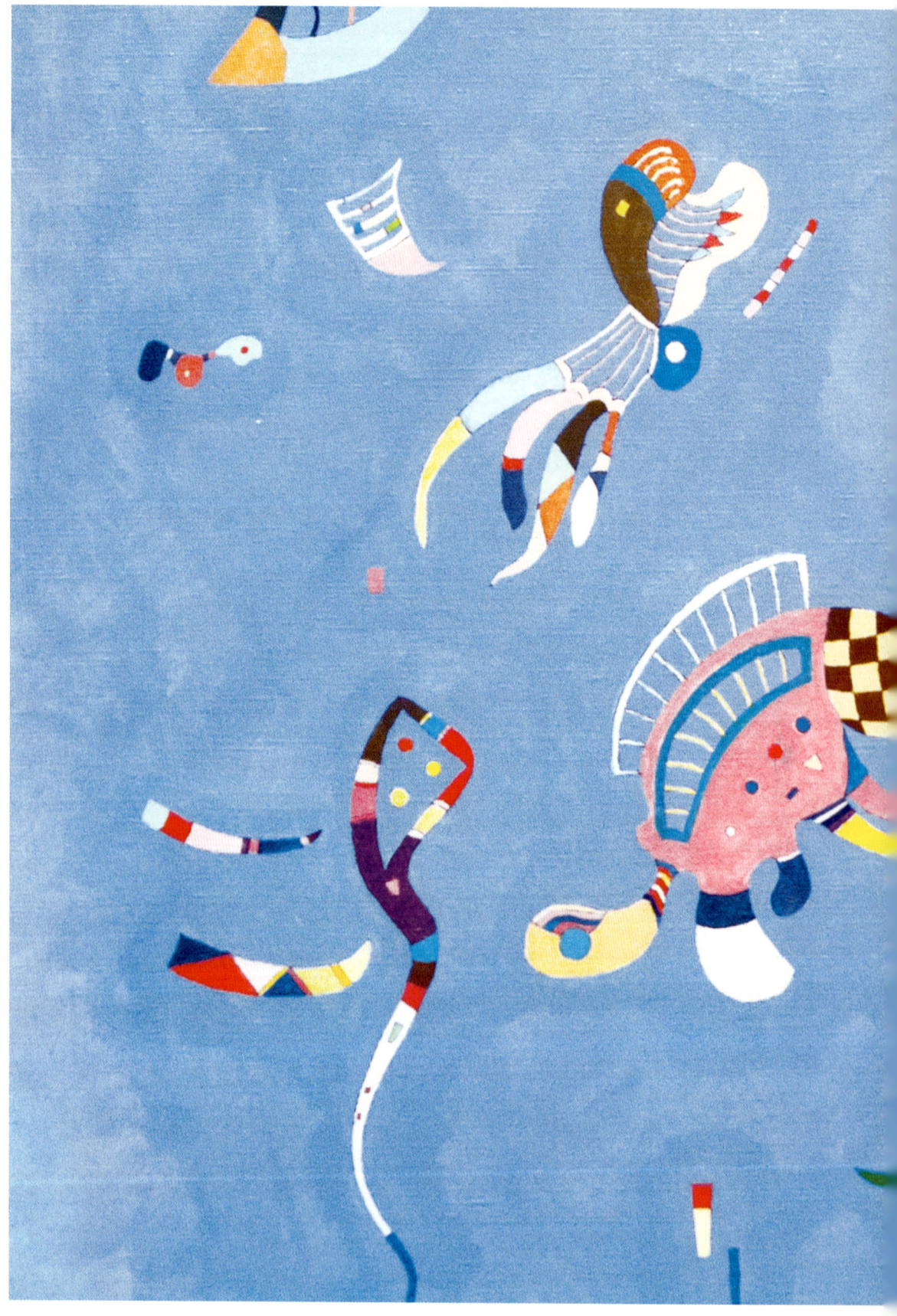

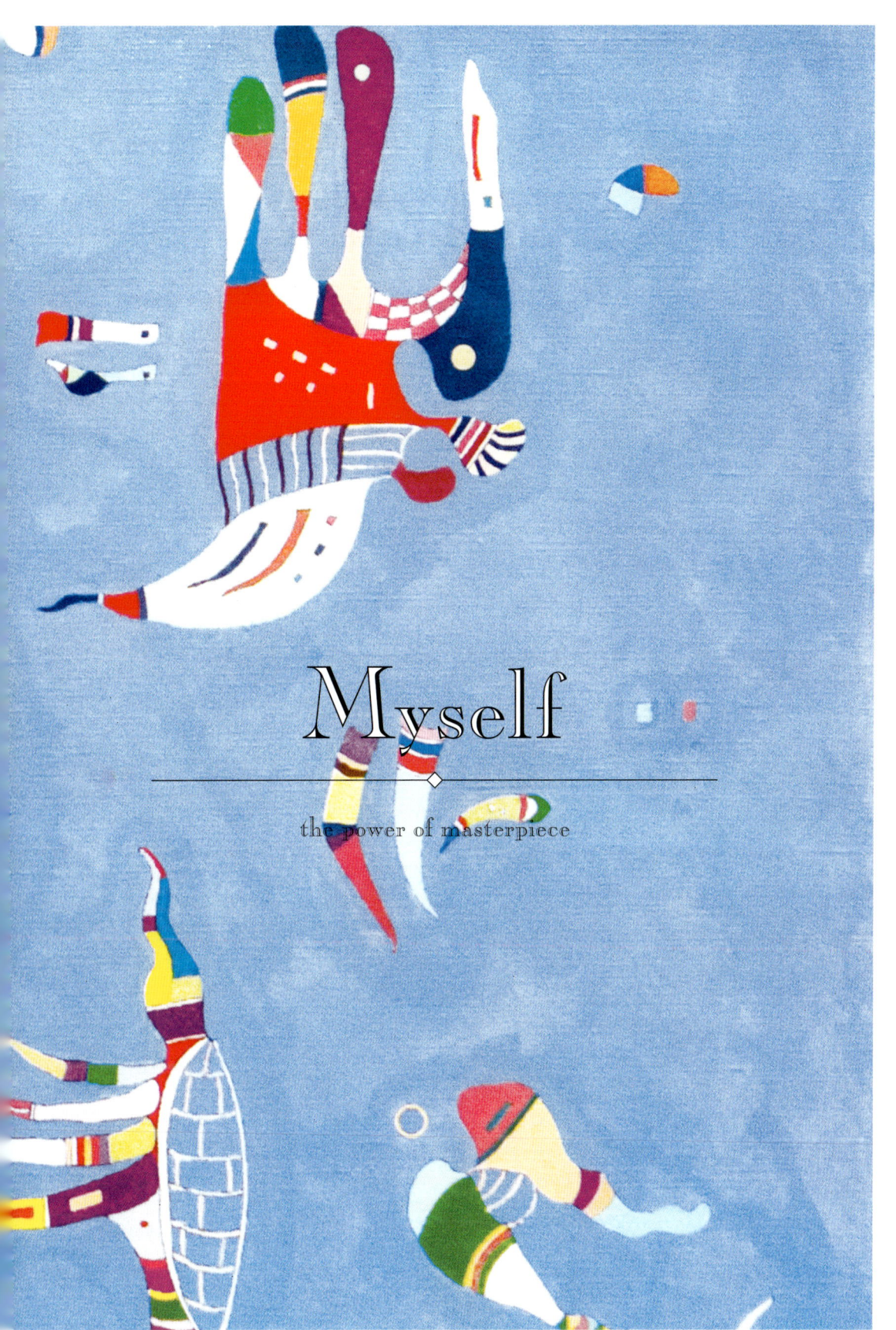

Myself

the power of masterpiece

Myself

01

哭泣是灵魂
恢复的第一步

乔治·克劳森
George Clausen

《哭泣的年轻人》
Youth Mourning

放弃那些努力去假装没关系的样子吧。

想哭的时候就去哭,是缓解压力的最好方式。

亚里士多德在《诗学》中说过,看悲剧的经验会带来情感的"净化"(catharsis)。"净化"的原意是指排泄、排出。也就是说消除掉堆积在胸口的情感残渣。

当你伤心的时候,听一首快乐的歌曲或是读一行积极的诗句,会好些吗?这样做也不错,但是聆听悲伤的音乐或是接触悲剧的事物而流下眼泪,心情反而会更加舒畅。

内心烦闷,有着很多悲伤和压力的咨询者们,看到这幅画便会呜呜地哭起来。

寒冷漆黑的夜里，一位白色全裸的姑娘蜷缩着在哭泣。

内心有多么痛苦，才会有这样的同感。只是看着这幅画就会跟着哭泣，但却也好像缓解了一些压力。

这并不是一幅让你留下美丽泪珠的消极的画。
眼中涌出的液体是眼泪，发出的声音是哭泣声。画中的女人是在用手、脸、肩膀、膝盖，甚至全身在哭泣。

为了实现情感的净化，不单单要用某个器官，而是要把各种器官关联到一起。当这些器官同时发挥作用的时刻，能更好地实现情感净化。

伤心的时候来到这幅画前，痛快地哭一场吧。眼泪和鼻涕混杂在一起，胸口和肩膀一起颤抖着，直到把眼泪哭干为止。哭泣成了恢复灵魂的第一步。

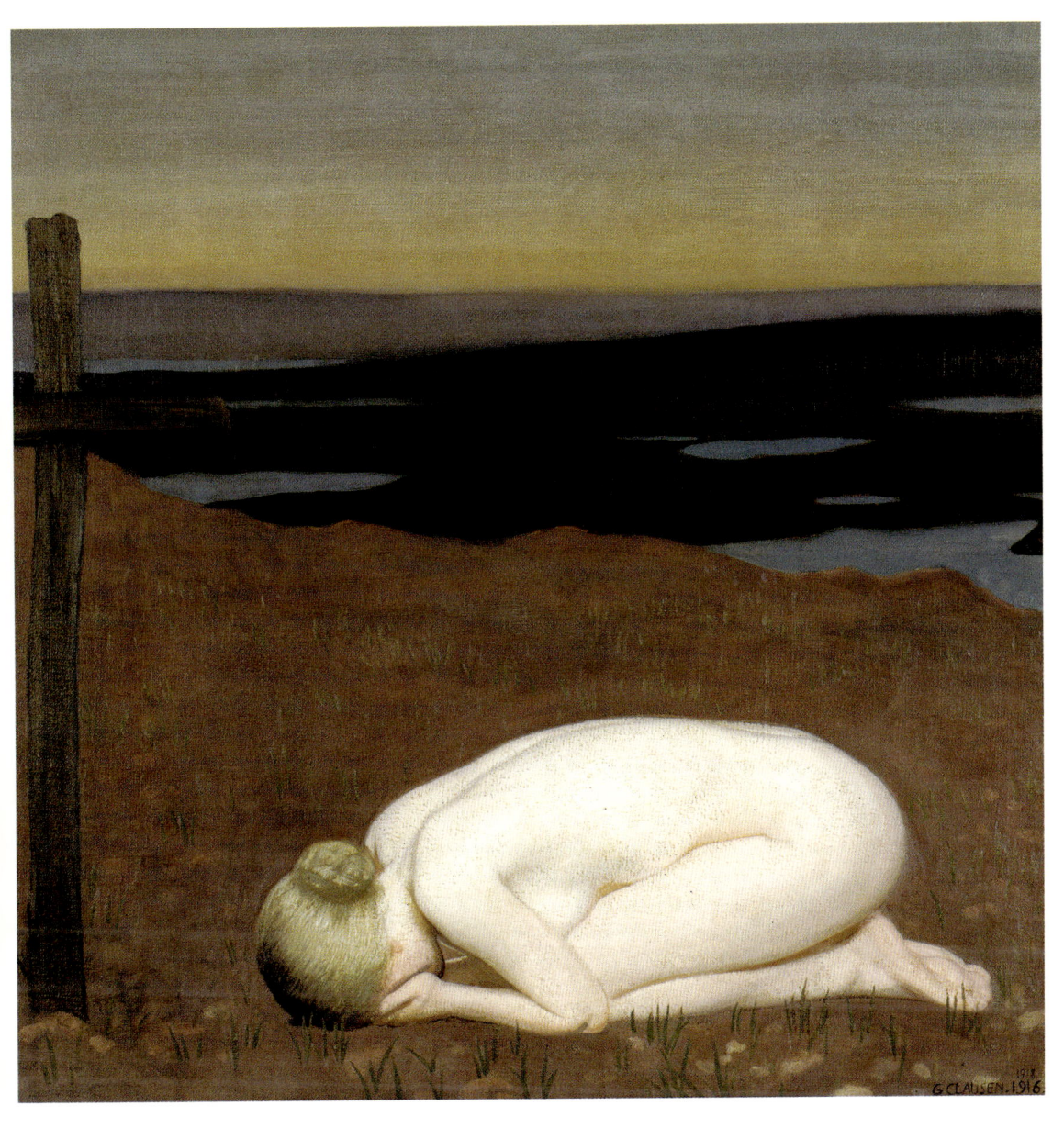

乔治·克劳森 / 1916 / 布面油画 / 91.4cm×91.4cm / 帝国战争博物馆（Imperial War Museum）

Myself

02

为了那些带着深深伤口的人们

阿尔泰米西亚·真蒂莱斯基
Artemisia Gentileschi

《抱着鲁特琴的自画像》
Self-Portrait as a Lute Player

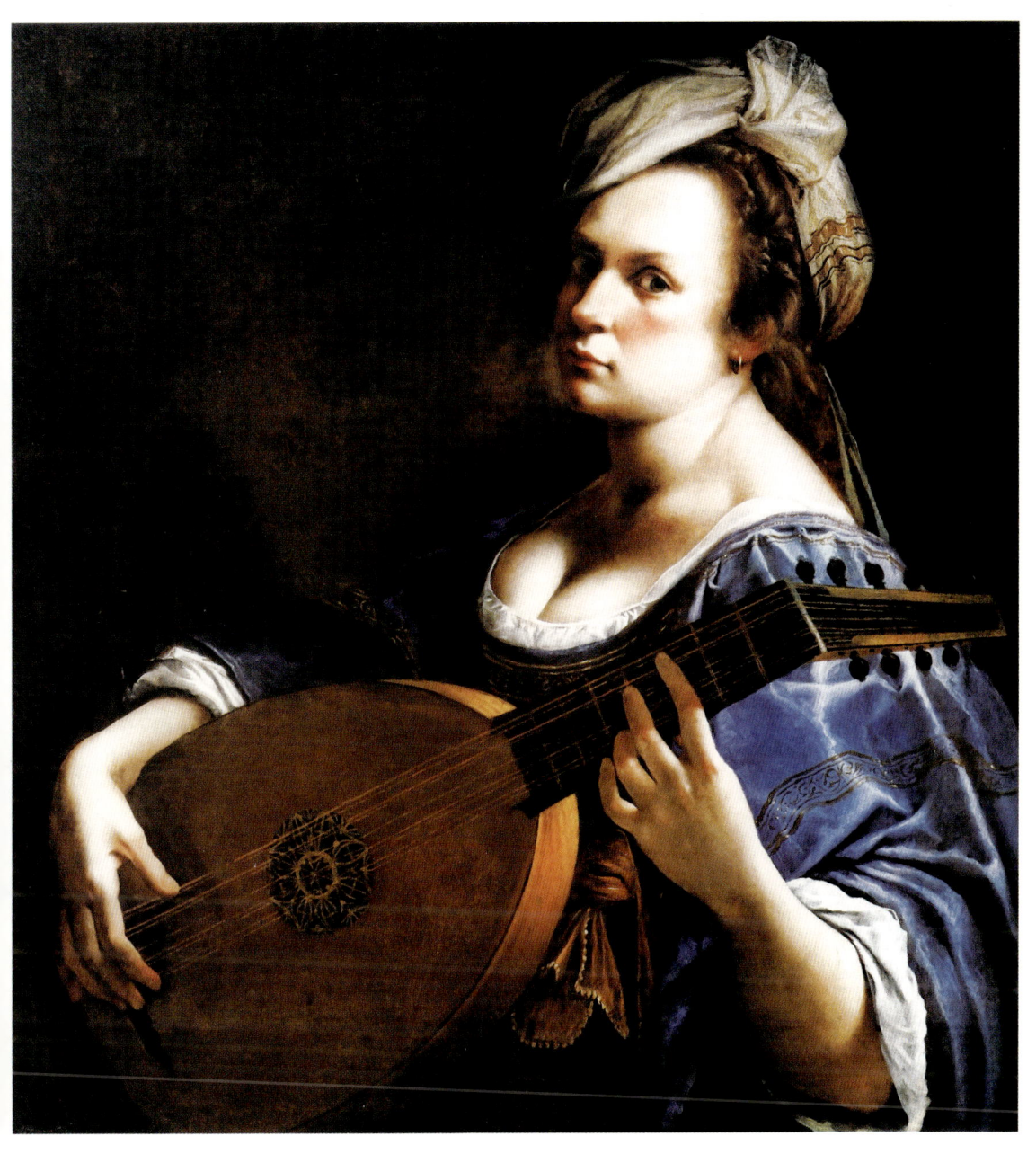

阿尔泰米西亚·真蒂莱斯基 / 1615—1617 / 布面油画 / 77.5cm×71.8cm / 柯蒂斯画廊

女人像是在生气一样凝视着我们。

发生了什么事情吗?

"把糖都拿走了。都拿走了。又拿回来了。""瓦片都打碎了。"经常会有因遭受性暴力而遗留精神创伤的人来我这里咨询。痛苦的经历无法诉说,没有谁去指导他们,但这些患者都会用各种隐喻去表达。

画家真蒂莱斯基也是如此。这幅作品是画家遭受性暴力之后创作的自画像。要说画中暗含一些隐喻的东西,那应该就是手中抱着的乐器了吧。咚咚拨着的乐器弦,用这根不知何时会断的柔软的弦来表现自我。

也有人会提出诸如这样的疑问,"对外诉说这些痛苦,难道不会加重痛苦吗?"

恰恰相反。我们想要隐藏什么的话,那么我们的一生都将困在其中。反而,如果对外说出去的话,痛苦就有消散的可能。无论发生什么事,说出来,才能让郁积心底的苦闷发散出去的。

日本国民作家夏目漱石在要生气的时候，会用十七个字来表达内心。因为在写这十七个字的过程中，自己的火气已经转变为了他人的火气了。经历了全身的苦痛后，却一直没有放弃画自画像的弗里达·卡罗是这样，画这幅画的真蒂莱斯基也是这样。她们在绘画的过程中，自身的痛苦仿佛已经随着客观化的感情而消失了。

现在这个女人痛苦的主体是"身体"，她对此做了正面的描绘。这幅画看起来并非没有任何性的因素吧？突出的胸部当然也并非原本就那样。

这是说虽然受到了伤痛，但也没有必要去遏制自己的欲望。很多人对于我说在和慰安妇奶奶们聊天时，发现她们很喜欢蕙园申润福的爱情画，感到的种种惊讶。虽然是那样也没有什么奇怪的吧。对爱情的渴望及欲求，对谁来说都是很正常的吧。

为了将这种合理的东西说得更理直气壮，真蒂莱斯基是鼓足了多么大的勇气啊。

对于世界上所有带着深深的伤痛的人来说，《抱着鲁特琴的自画像》这幅画是提醒你强忍着伤痛，支持你走向外面的世界的应援之声。

Myself

03

我是怎样的人？

米开朗基罗·梅里西·达·卡拉瓦乔
Michelangelo Merisi da Caravaggio

《纳西索斯》
Narcissus

水中映照出了什么呢?

画出你内心想到的东西吧。

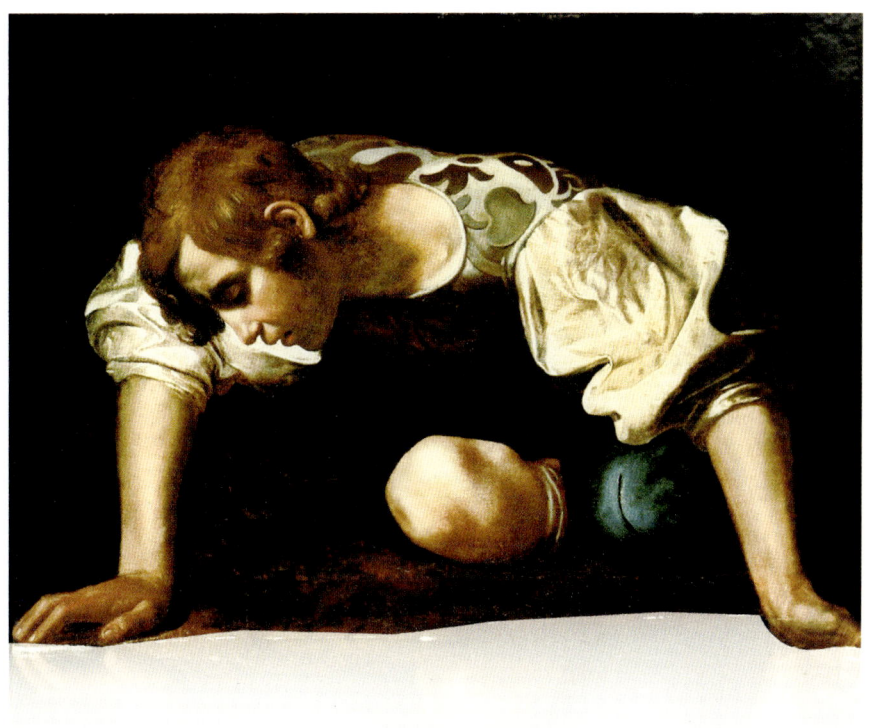

古希腊哲学家柏拉图将世界比喻为一个洞穴。

我们所看到的现象不过是洞穴壁上映出的隐隐约约的影子，我们想要从狭窄的洞穴中逃脱出去，却无能为力，只能老老实实地相信所看到的东西而生活。

这一比喻点破了相较本质，更关心表面的华丽和刹那的惊悚的现代人的自恋。

对外部映照出的东西费心，自身内在模样却无暇观察，这便是所谓的空虚生活吧。

自恋本身并不是问题。积极的自我感觉反映出很强的自尊心，低自尊的人们反而会陷入类似"我有存在感吗？""我只要活着就可以了吧？"的苦恼中。

但如果侧重于对优越感的追求,这样的自恋就会成为问题。

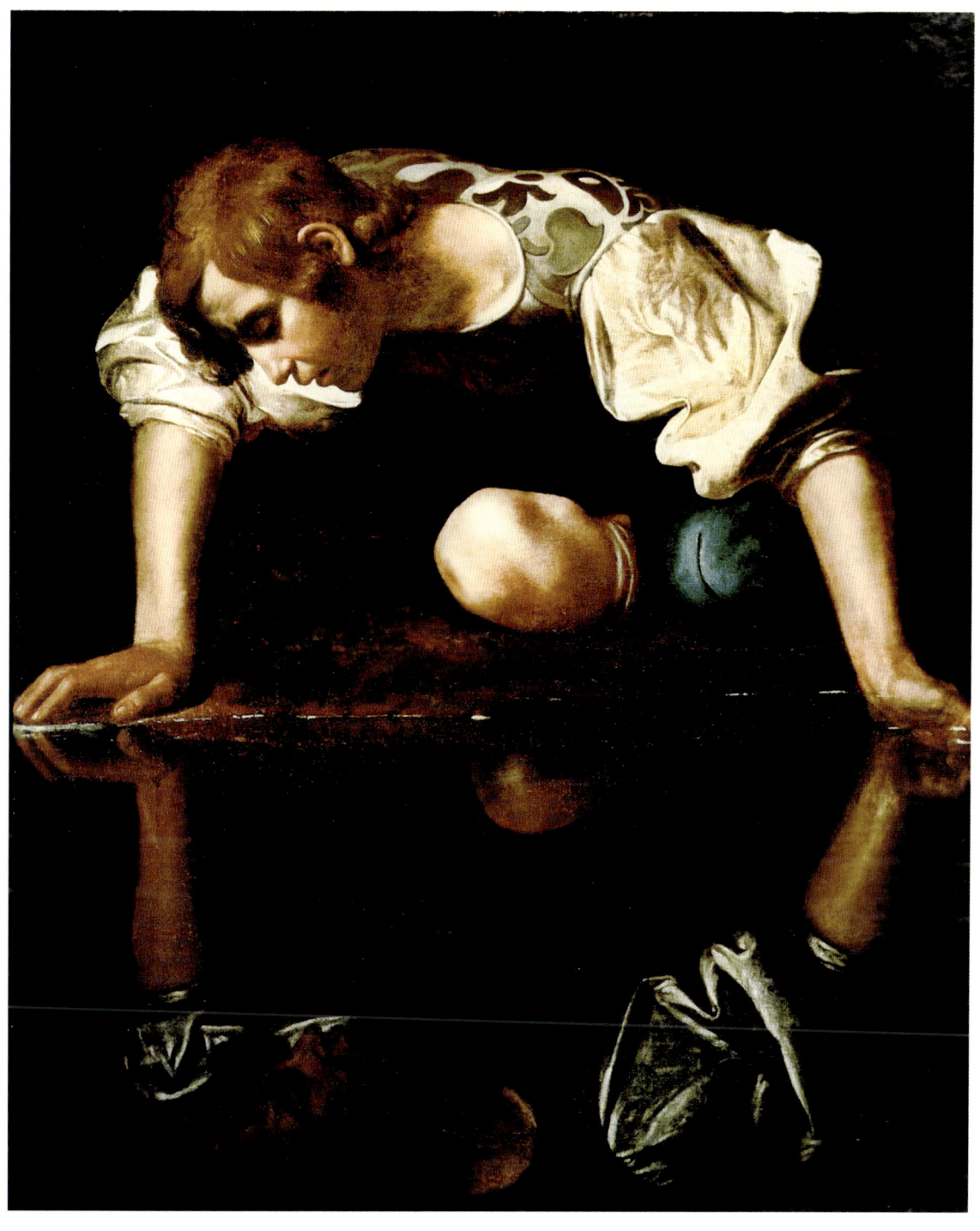

米开朗基罗·梅里西·达·卡拉瓦乔 / 1594—1596 / 布面油画 / 110cm×92cm
罗马巴贝里尼宫国立古典绘画馆（The Galleria Nazionale d'Arte Antica）

根据《精神障碍诊断与统计手册》的诊断标准，下列症状符合其中6种以上的，则可能为自恋型人格障碍。

1. 过于感觉自己的重要性。（例如：夸大自我成就和能力；没有确切成就，却期望得到特别待遇。）
2. 专注于无限的成功、权力、才华、美好、理想的爱情等空想。
3. 认为自己的问题是特别的，而且其他地位特别高的人或机关才能够对此理解。并相信两者一定是相关联的。
4. 要求别人对自己过度崇拜。
5. 总感觉有特别的资格。即，受到特别的善意的待遇，认为别人应主动迎合自己的期待，并对此有不合理的期待。
6. 在人际关系中是处于剥削的位置。即，为了获得一己之利利用他人。
7. 缺少共情能力，不想去识别和确认他人的感受或需求。
8. 经常羡慕别人，或是认为别人对自己好奇。
9. 被看出有傲慢张狂的行动和态度。

看一下这个目录，是不是感觉到有什么不太妙的地方呢？说到自恋，可以看出活在别人的肯定中的人是多么脆弱吧。

看别人的反应来生活，那么自我随时都可能崩溃，这并不是真诚的自爱的态度。

苏格拉底曾说过这样两句话，"去认识你自己"和"未经省察的人生没有价值"。这两句话反过来看的话，若想人生活出价值，则须时时反省。

如果你是可以观察自己，反省自己的生活，保持内心均衡的人的话，就不要因外界的标准和价值的摆弄，而将真正的自我抛弃掉。

这是一幅为了反省内心而准备的画作。

看着自己在倒影的水中画出的东西，这会成为很好的反省自我的时间。

Myself

04

所有的责任
都在宇宙中

卡斯帕·大卫·弗里德里希
Caspar David Friedrich

《海边的暗礁》
Rocky Reef on the Sea Beach

"稍微想一下宇宙的大小吧。"

这是写出《致水仙花》《悲伤致喜悦》等诗歌的著名诗人郑浩承给予我人生力量的话语。某天，他在报纸首页上看到了一张从土星观望地球的照片，地球是那样渺小，就像是圆珠笔点出的一个点一样。就是在这样的地球中的亚洲、韩国、首尔的某个公寓里住着的如自己一般的渺小存在。人们为了能拥有更多，每天吵吵嚷嚷地过着，这是多么无意义的事情，这样的矛盾触动着诗人的内心。

要领悟包围着我们的世界并不是一件简单的事情，但通过这幅画，我们好像可以感受到诗人所说的宇宙的大小。这是一幅能够让我们感受到超越了人世琐事的时间和空间的宏大构造的作品。

我只是其中的一个部分，因我而起的所有的事并不都只是我的问题。

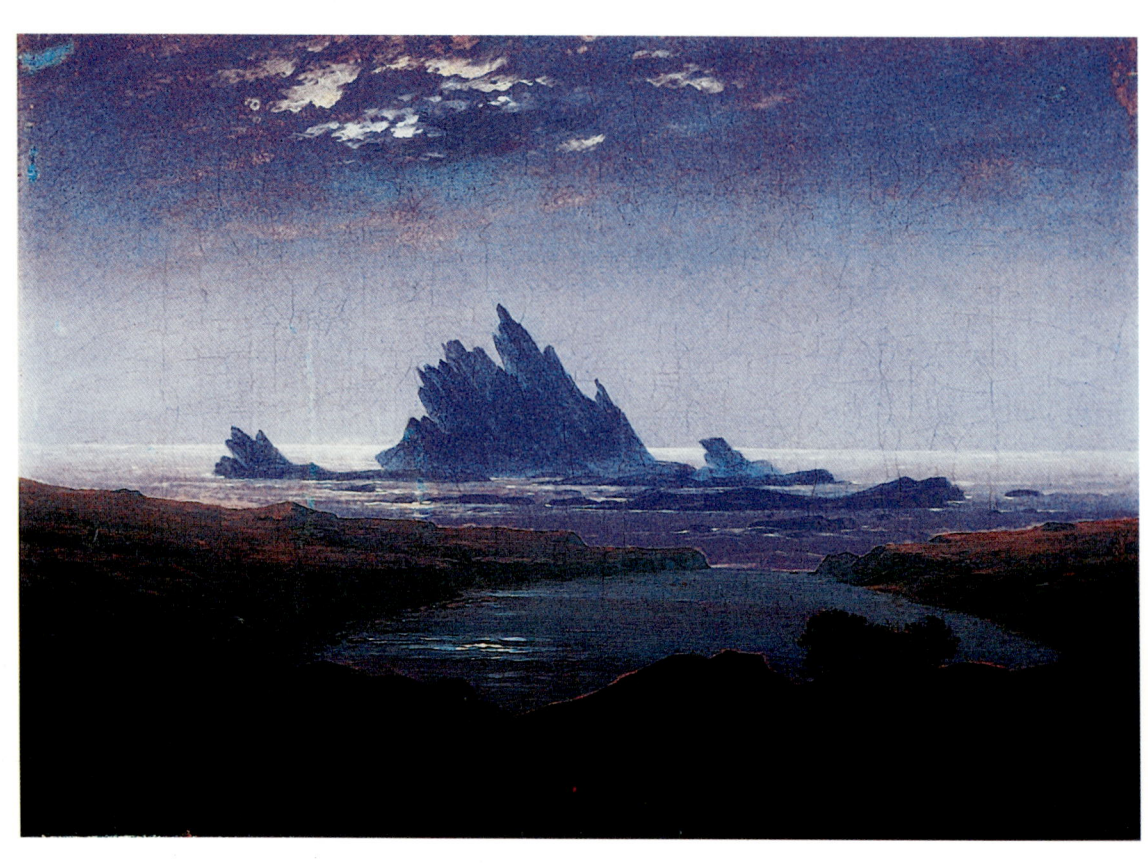

卡斯帕·大卫·弗里德里希 / 1825 / 布面油画 / 22cm×31cm / 卡尔斯鲁厄国家艺术馆（Karlsruhe State Art Gallery）

我们把倒霉的结果过度地归咎于自己,会从中感受到很大的压力。

"如果我不去的话,就不会发生那样的事吧。"

"我如果不做出那样的选择的话,公司就不会破产吧。"

这幅画仿佛在这样说:

"你引起的事情不是你的责任。就算你不愿意,岁月如常,宇宙照样运行。你那强烈的悲伤情绪早晚都会平复的。"

某次郊游,因为刮风下雨成了很糟糕的一天。但如果阳光普照的话,记忆中留下的不会是幸福的一天吗?所谓人生,就是自我和周边情况一起的运动。虽然是我的人生,稍稍再拓宽一下视角的话,或许就可以从目前感觉无比杂乱的问题中脱身,开始痛快地呼吸吧。

Myself

05

给僵硬的身体
送去活力

保罗·克利
Paul Klee

《有黄色鸟的风景》
Landscape with Yellow Birds

这是一幅能给呆滞的自我带来幸福感的作品。

运用浓重的色彩形成统一的背景,并没有无理的强求欣赏者必须要变得明朗起来。

但这样一来,各种引人入胜的要素全都被放大了。蓝色的月夜、温柔的红色树木、生机勃勃的黄色的鸟,这所有一切都不是相同的形态,我们用眼睛可以"阅读"出丰富的感受。

这幅画不需过多的评论。用全身心去感受它所带来的精彩刺激吧。

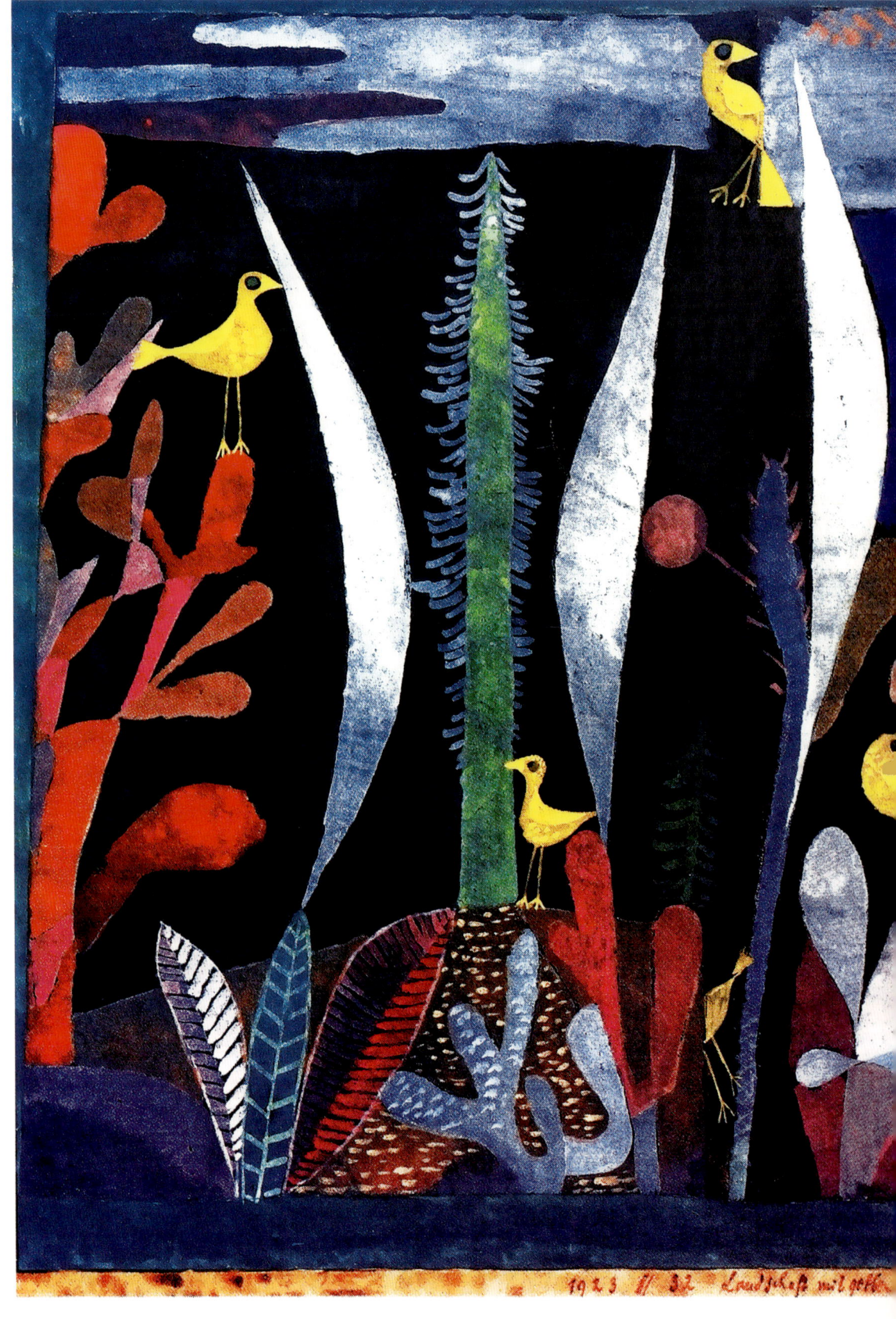

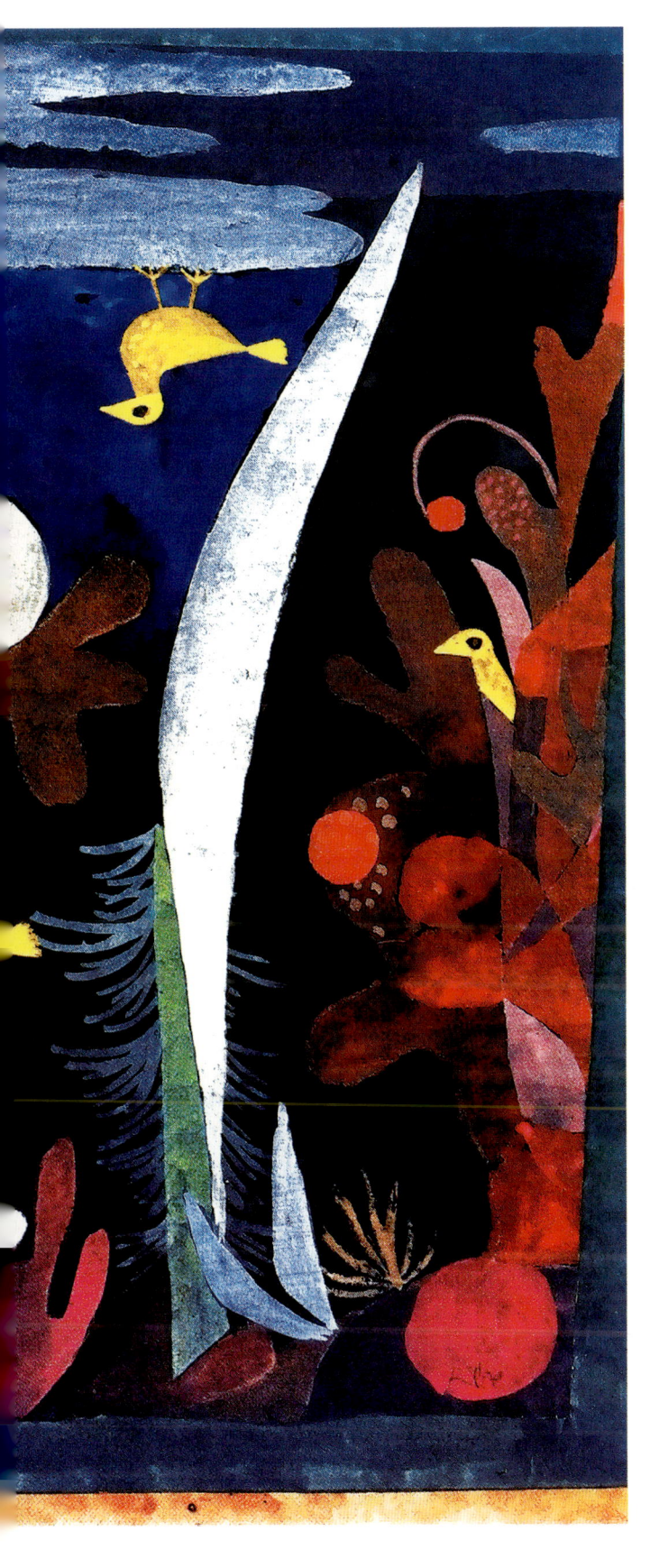

保罗·克利
1923 / 黑板上的水彩 / 35.56cm×43.18cm
私人收藏

Myself

06

致不安分的
青春

罗伯特·里德
Robert Reid

《夏季少女》
A Summer Girl

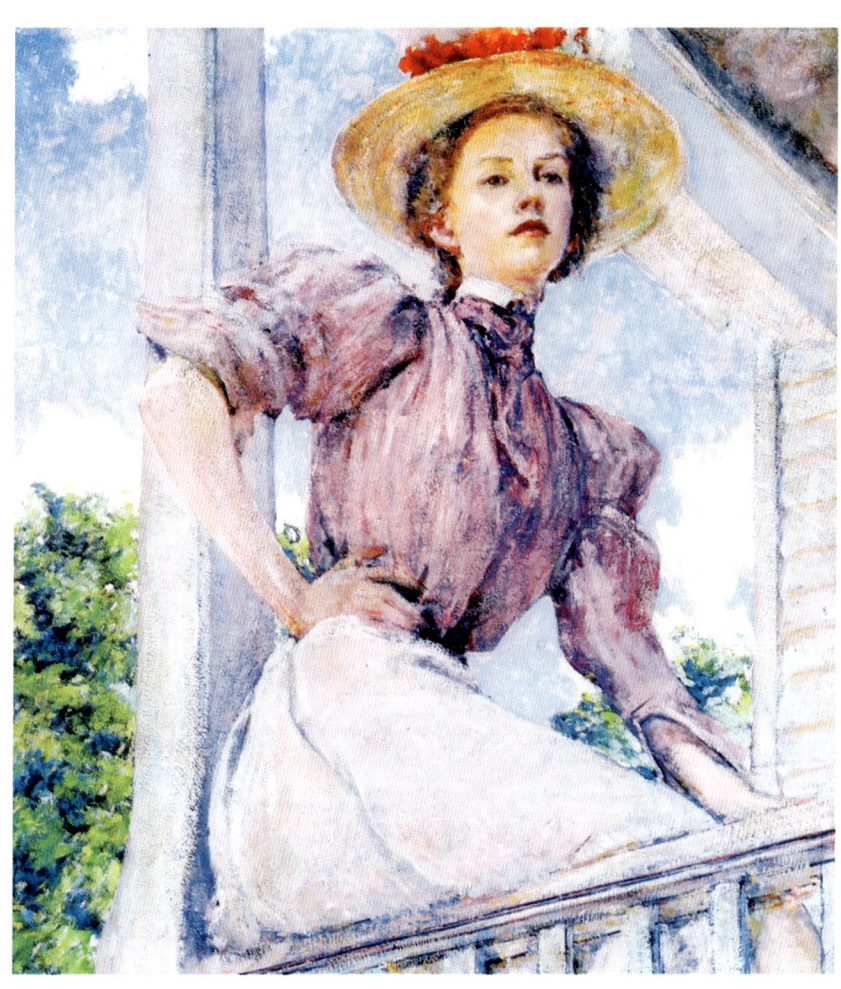

罗伯特·里德 / 1896 / 布面油画 / 92.71cm×83.19cm / 私人收藏

这个女孩看起来堂堂正正的。芳龄几何呢?

细嫩的皮肤,清秀的外貌和姿态,清高的表情,看起来也就 20 岁出头吧。

20 岁是怎样的年华呢?

说一下我的感受吧,如今的 20 多岁,似乎可以用一个词来概括,那就是"混乱期"。

"我的未来会变成怎样?""我的路是对的吗?""老师,设计师真的就是我要走的路吗?"他们在徘徊中寻找答案,孤独迷茫。这是一幅引导不安的年轻人们感受爱、发挥力量的作品。

我曾与各种年龄段的女性们聚集在一起,讨论各自的苦闷。她们敞开心扉,和盘托出。40 多岁的中年人会感觉到"自己一事无成",20 多岁的年轻人却会说"好羡慕她们(指中年人)这个年龄"。然而在她们的话语中也并没有听到类似这个女孩的问题。

"我们不知道什么时候可以放松。我们更加不安,也不知道必须要去做什么。未来也不确定。反而是结婚的话,生了孩子,年龄大了后好像会轻松。"

有个任谁都喜欢的端庄外貌，上着名牌大学，但这个 24 岁的女生也有着不安分的青春。

最能让她感受到消除压力的感觉的，便是这幅画了吧。

从整体的画面构图来看，女人是一个独立的中心，从下面往上仰视她，主人公的角度毫无疑问被放大了。手插在腰间的平衡的姿势，开阔的蔚蓝色天空和白云，以及充满了生命力的草绿色，都支撑着主人公安定的背景。

许多年轻人会在这幅画中感受到安心的理由是，画中不成熟但却英姿勃发的生命具有的持续确信感，不知不觉中影响到了自己。

Myself

07

给了我非常多
压力的人

尹斗绪

《自画像》

在欣赏这幅画的时候,首先感受到的是,这幅人像仿佛要看穿我们一样的凝视带来的压迫感,而不是想要挖掘人物背后的隐藏信息。

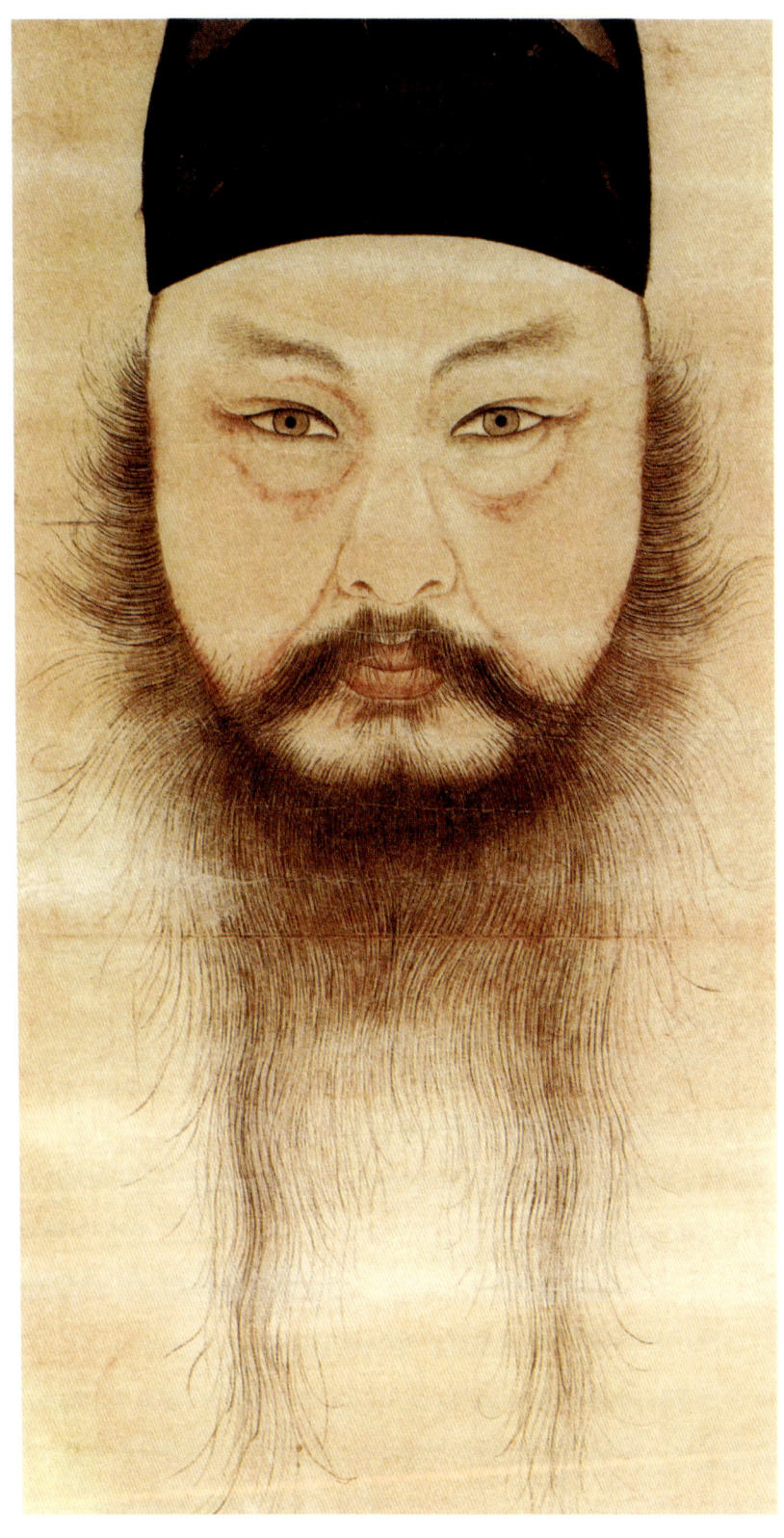

尹斗绪 / 17世纪后半期 / 纸上的水墨淡彩 / 20.5cm×38.5cm / 私人收藏

选择这幅画的人中，有很多是在畏惧着什么。

自我并不知道自己是否在畏惧，或者根本就不知道自我在畏惧的事实。通过这幅画，可以了解到自我压力的整体。

"我做事的时候没有自信。"

"为什么呢？"

"经常受到劝告和指责让我觉得很烦。就像这幅画一样，上司好像总是这样监视着我。"

并不单单是上司吧，也许还有父亲、婆婆、老师等许多人。总感觉有人在监视着自己，因为被过度关心而感到近乎负担一样的压力，这幅画可以帮助有这种感觉的人通过潜意识的认知，重新找回自身的状态。

害怕也好，伤心也好，开心也好，遇到这些体现出自我的情况，有助于认识到自己处于何种状态，以及如何对外去诉说。

各位也是一样，在想要做什么的时候，回想一下那些让自己感觉很辛苦的人。

是不是很像这个人的眼睛呢？

Myself

08

**体内的两种情感
打架的话**

亨利·马蒂斯
Henri-Émile-Benoît Matisse

《心》
The Heart

很多时候,我们的情感不是唯一的。

有时觉得不是这个也不是那个,有时又觉得两个都是。

来治疗室的人中,因为三角恋爱关系或是对一个人执着而受苦的情况很多。必须结束掉这样的关系才是明智的想法,然而却和一直想要去关心对方的内心总是不一致。还有,那个和自己的心不一样的对方,时常把自己拖得筋疲力尽,甚至让自己感到非常讨厌。

人的内心经常同时存在像这样的深爱和憎恶、独立和依存、尊敬和轻蔑等完全相反的两种感情。在这种情况下,自我的心无处安放,十分疲倦。

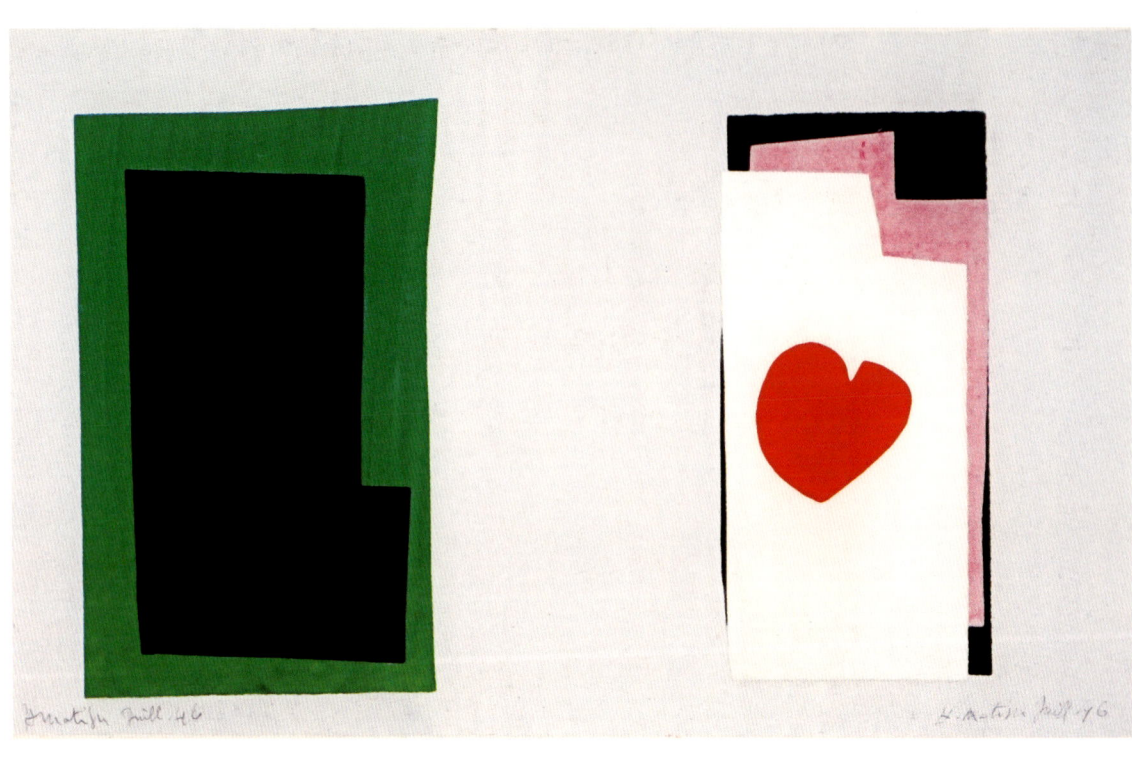

亨利·马蒂斯 / 1946 / 模版版画 / 42.5cm×65.5cm / 蓬皮杜文化中心

对于那些人来说，看到这幅由相反的色彩图象均匀构成的画时，会通过自我反省让内心的两种感情融合。

看一下这幅画的左边，自由的绿色上面被黑色生硬地占据，代表了因自我的欲望和苦恼而辛苦的内心。

而右边，虽然最下面是黑色，但上面却是粉色、白色，还有红色堆积在一起，给了我们一种积极的感觉。

治疗内心的过程中，确定是否有两种对立的情感存在，以及如何去处理它，具有非常重要的意义。我们可以尝试认识自己内心中像这样分裂的部分。

Myself

09

自信不足的时候，
喜欢看的画

亨利·马蒂斯
Henri-Émile-Benoît Matisse

《伊卡洛斯》
Icarus

这幅画可以让我们复杂烦乱的内心感受到单纯的幸福。

在丧失自信心的时候看这幅画最好了。这是因为它的色彩与形态是果敢的,同时带给了我们能量与精力。

浓厚的蓝色象征着坚韧、充满朝气的青春。

其中赤裸裸地存在着的自我,正在接受黄色光芒的照耀。黄色则是

希望的象征。

在我的心脏正中间,点了一个红点。

是因为我的体内还在流动着红色的热情。

              无所畏惧的堂堂中,

              我也变得堂堂。

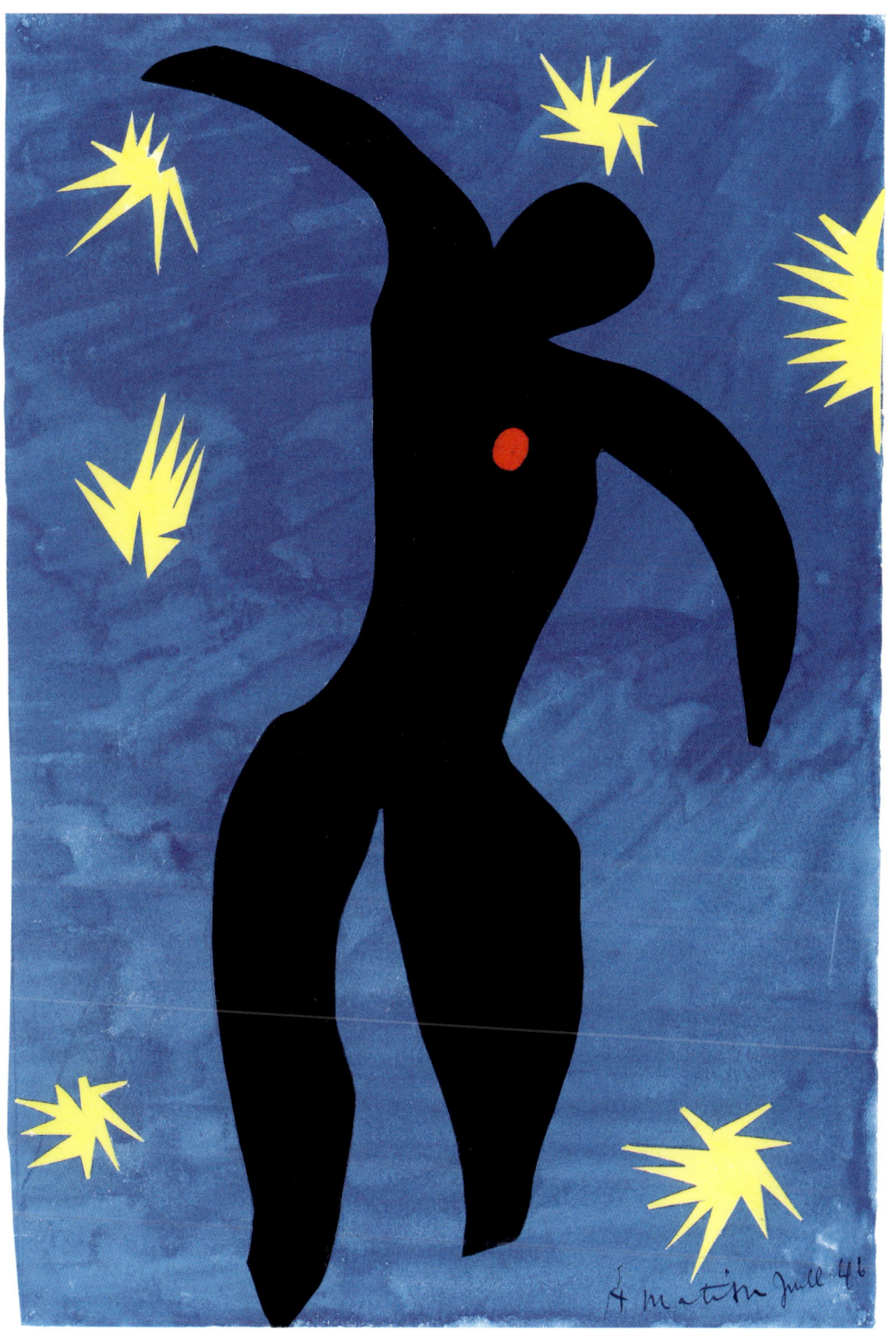

亨利·马蒂斯 / 1946 / 水彩、贴纸 / 43.4㎝×34.1㎝ / 蓬皮杜艺术中心

Myself

10

渴望自由

瓦西里・康定斯基
Wassily Wassilyevich Kandinsky

《天蓝》
Sky Blue

来美术治疗会诊的咨询者们,因为强迫性思维和经受到的外部压力,有着很多不自由的地方。

事实上,无论谁都会被"我做不了"这样的想法牢牢困住,在一个限定的框框中活动,也会带来压迫感。

陷入这种困境的人们,都很喜欢这幅画。

孩子们拥有的自由,
给了我们快乐。

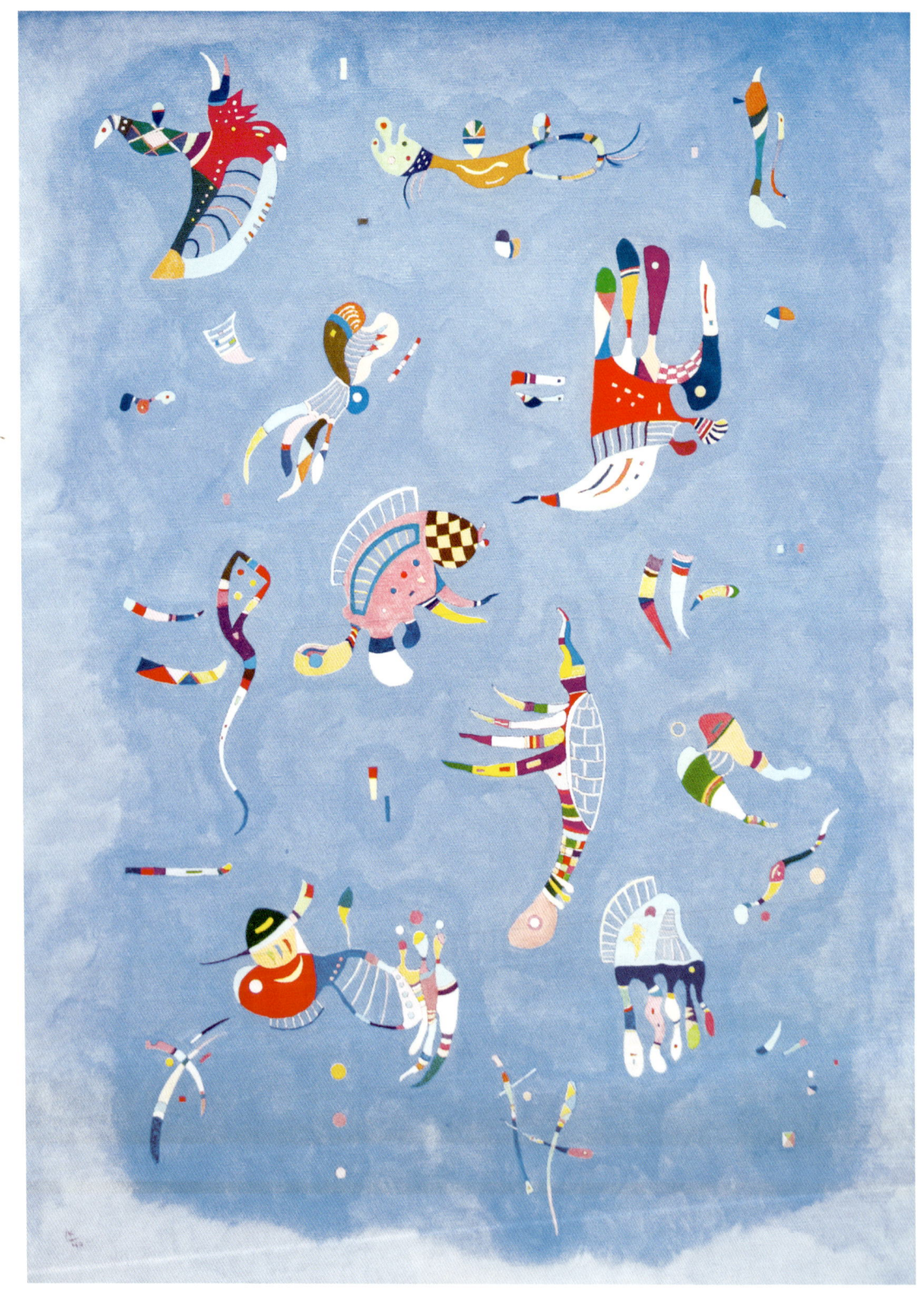

瓦西里·康定斯基 / 1940 / 布面油画 / 100cm×73cm / 蓬皮杜艺术中心

温和的天蓝色给我们提供了一个毫无负担的背景。从一篇关于儿童性别和色彩的论文来看,男女学生们共同喜好的颜色便是天蓝色。

画家在作品中使用了生动的红色系。小孩子应该会喜欢的玩具布满了整个天空,忽忽悠悠漂浮着的模样,让人感觉到非常自由。

这幅画也让我想起了去澳洲旅行的时候,在公园里看到一群人在玩滑翔机的记忆。

身体飘浮在空中,颜色漂亮的滑翔机,并没有担心会掉下来的恐惧,而是充满了放松平和的闲适。

想和孩子一样感受单纯的话,尝试着把身体沉浸在风和水带来的自由中,怎么样呢?

Myself

11

原本的我

克劳德·莫奈
Oscar-Claude Monet

《花园中的卡蜜尔和孩子》
Camille Monet and a Child in a Garden

期盼着比现在更好是一种内心中自然的推动力。

但是现实够不到高远理想的事情也很多。

这个时候如果过分自责,反而会伤害到自尊心。

"我为什么只能做到这个程度?"这样去抱怨的话,只会感觉到压力。

通过这幅画来感受一下原本自己也应该很喜欢的宽阔视线吧。

我们看到集中精力做针线活的母亲,和一个完全不吵闹自己在玩着什么的孩子。孩子能尝试去做什么是多么好啊。但和妈妈相比来说能力肯定不足吧?不过红扑扑的脸蛋,认真做事的样子看起来却又十分可爱。

妈妈让孩子也一起做针线活。看着孩子做事的模样,虽然觉得不熟练,却也并没有去数落她。

有亲爱的妈妈在身边,对孩子来说这本身就是一种心理上的安慰。

身后盛放的红花也默默地在守护着这一对平和的母女。

放下给自己设立的标准,不管自己是否能做好。这是一幅能够让我们看到可爱存在着的自我的画吧。

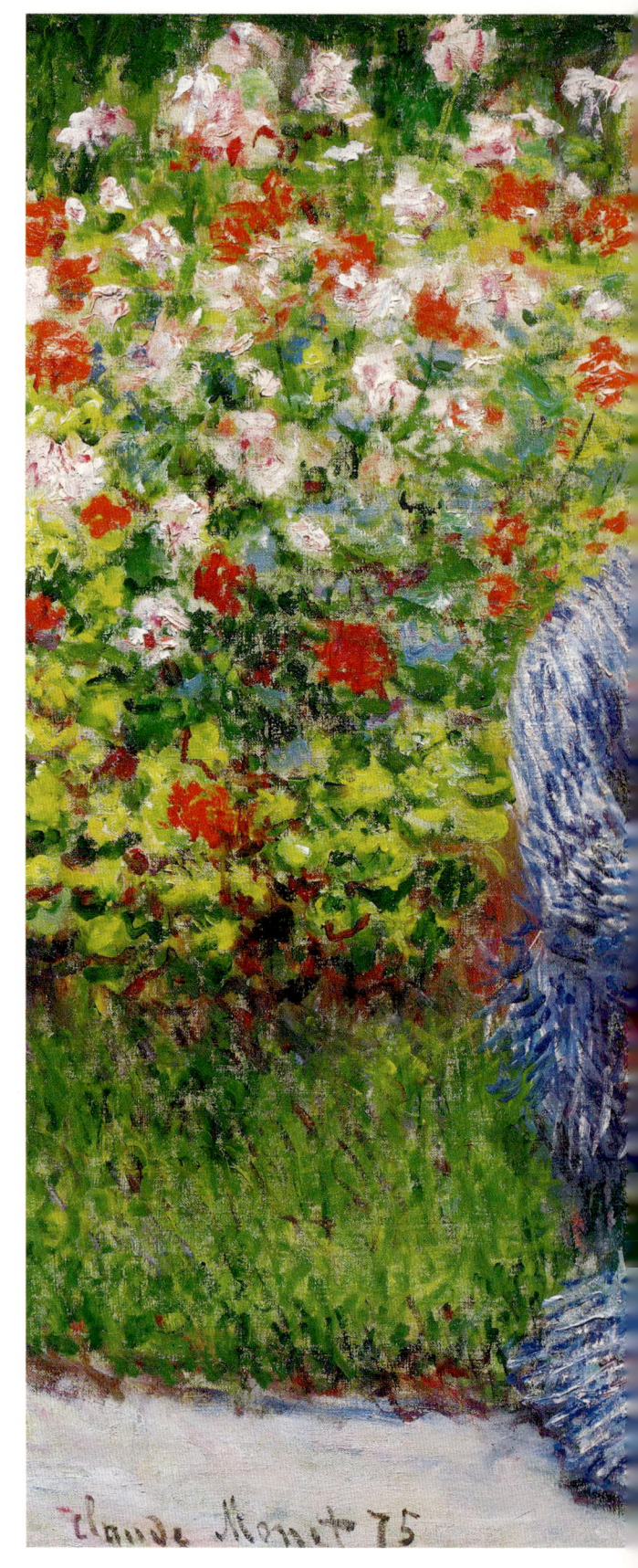

克劳德·莫奈
1875 / 布面油画 / 55.3cm×64.7cm
波士顿美术馆

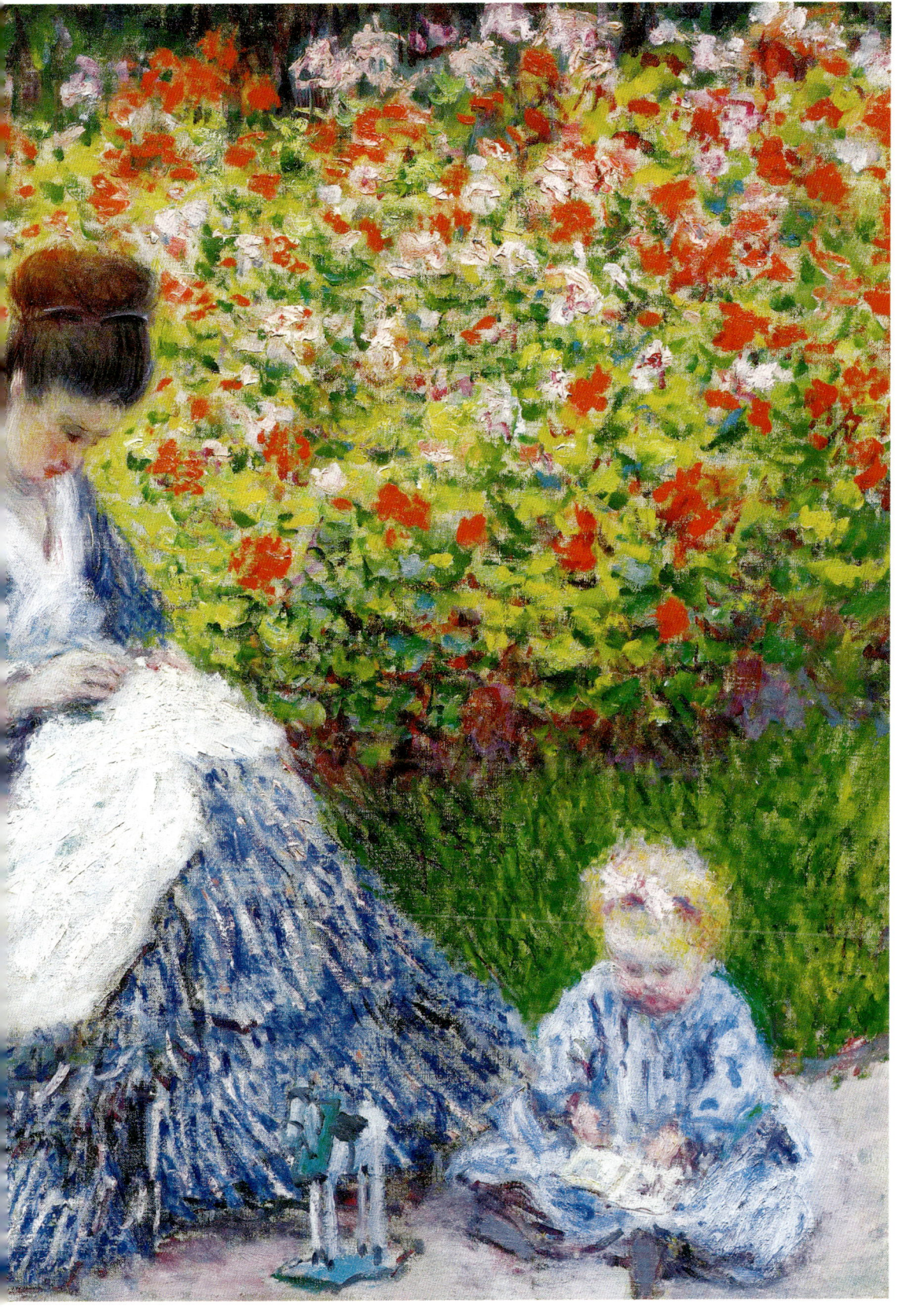

Myself

12

放松紧张的肌肉
会更加轻松

古斯塔夫·卡耶博特
Gustave Caillebotte

《小睡》
The Nap

大家是怎样消除积累的疲劳

的呢?

对于我来说,消除疲劳的办法有好几种,其中最简单有效的方法就是睡觉。

睡眠可以缓和全身的紧张,并有阻止疲劳和神经兴奋的效果。一项研究表明,每天坚持 30 分钟的小睡,突发心脏病的概率会比不睡的人减少近 30%。

画中的这个人也正在平和地小睡。

看一下他的腿吧。人在躺下来,紧张的肌肉完全放松后,腿是往外打开来的吧?这个人便是这样的姿势。

虽然我们并不是直接去小睡了一会,可是这种平和的感觉却也传递给了我们。这就是法国精神分析学家雅克·拉康(Jacques Lacan)所说的"移情"。

草地的草绿色和衣服的灰色、蓝色,给我们带来了清爽的感觉,但是让我们感到平和的却还有另外一个原因,那就是主人公用草帽遮住了自己的脸。如果看到了这个人的脸又会是怎样的呢?看一个人的脸是我们对其进行判断的最直接手段。从"长得难看""长得好看"开始,对这个人的人生轨道也逐渐好奇了呢,即使想到有让人感到不舒服的地方,也是用我们的感觉去发现的。

画中的人物在郊外,用轻便的帽子把脸给遮住了,但也正因为那样,我们才能够放空思绪好好地来欣赏这幅画。

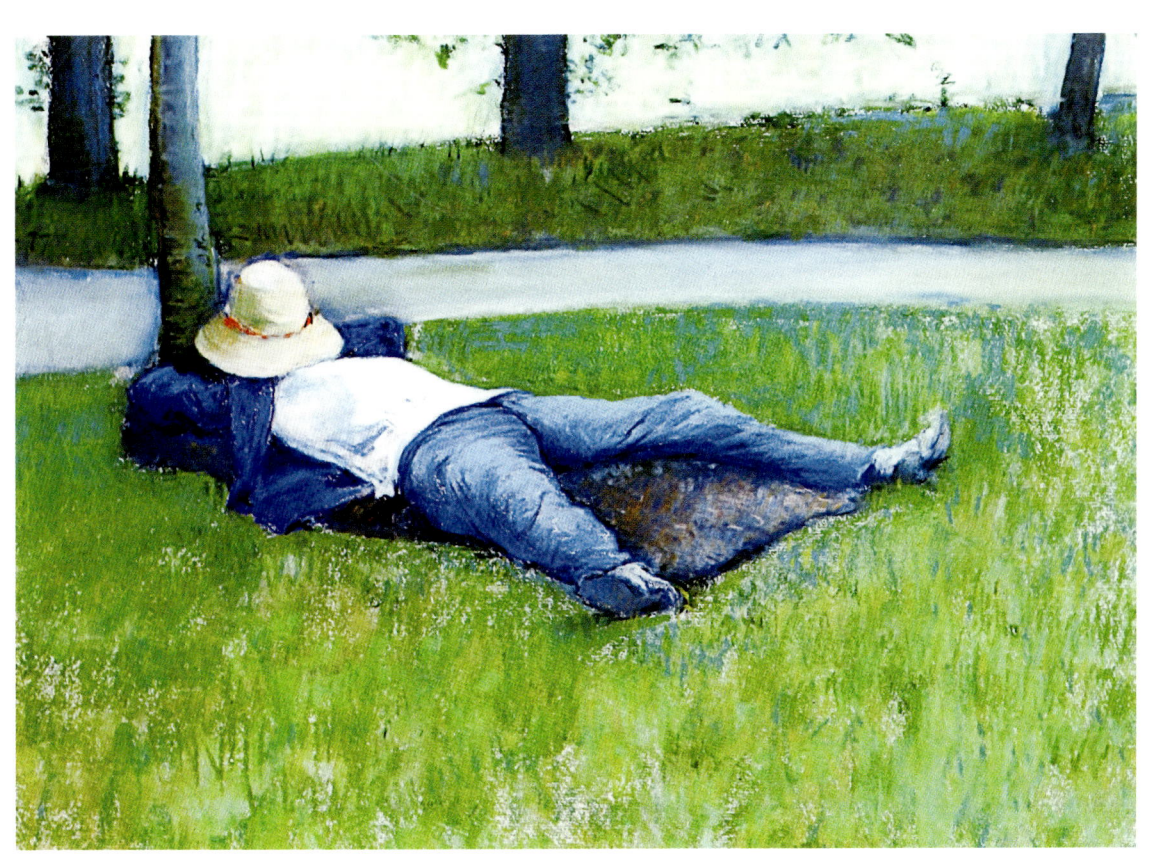

古斯塔夫·卡耶博特 / 1877 / 粉彩 / 36cm×53cm / 沃兹沃思艺术学院美术馆（Wadsworth Atheneum Museum of Art）

Myself

13

拉紧松弛的
自我的画

迭戈·里维拉
Diego Rivera

《底特律工业壁画》
Detroit Industry Murals

看着这幅画,感想如何呢?

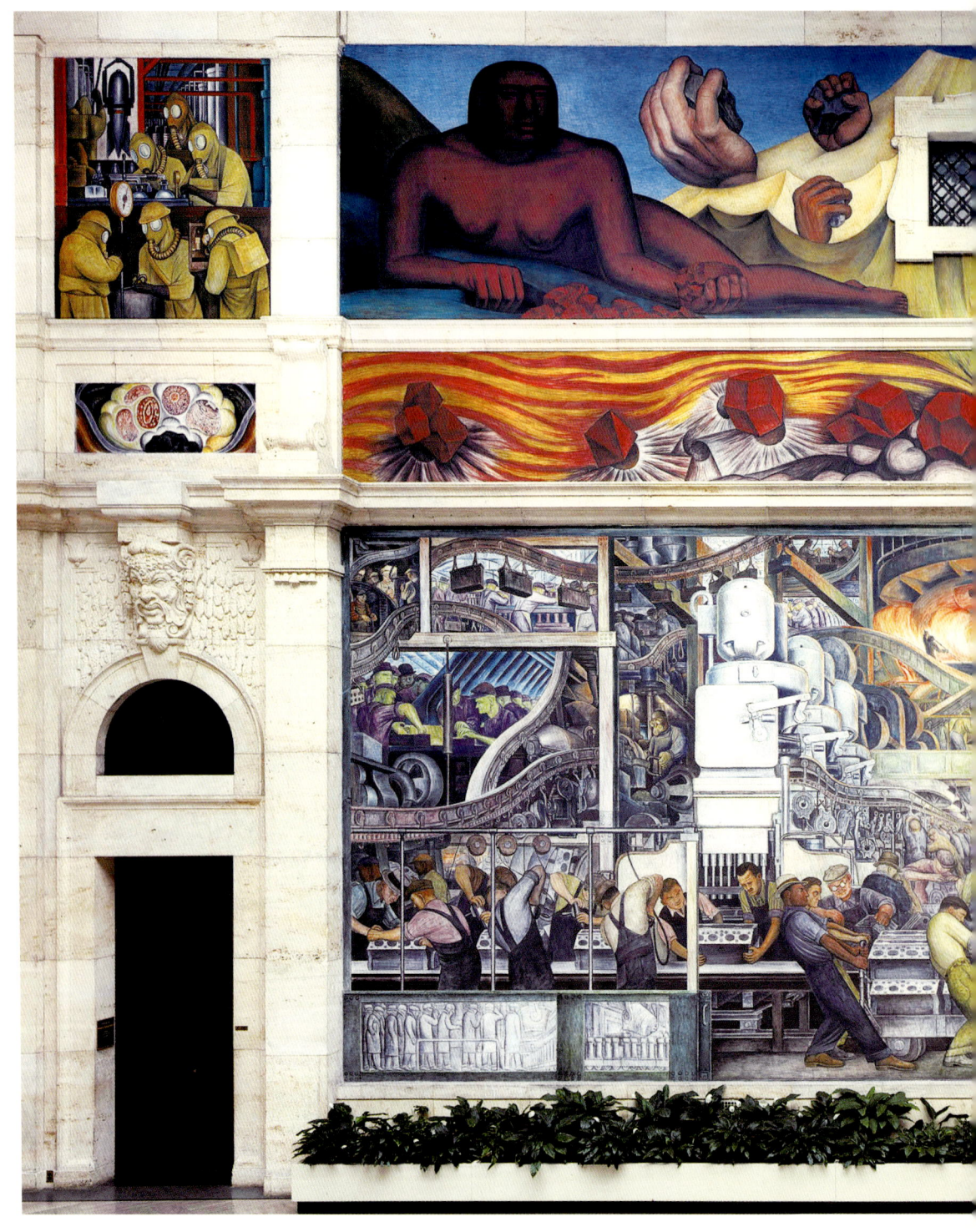

迭戈·里维拉 / 1932—1933 / 壁画 / 底特律美术馆（Detroit Institute of Arts）

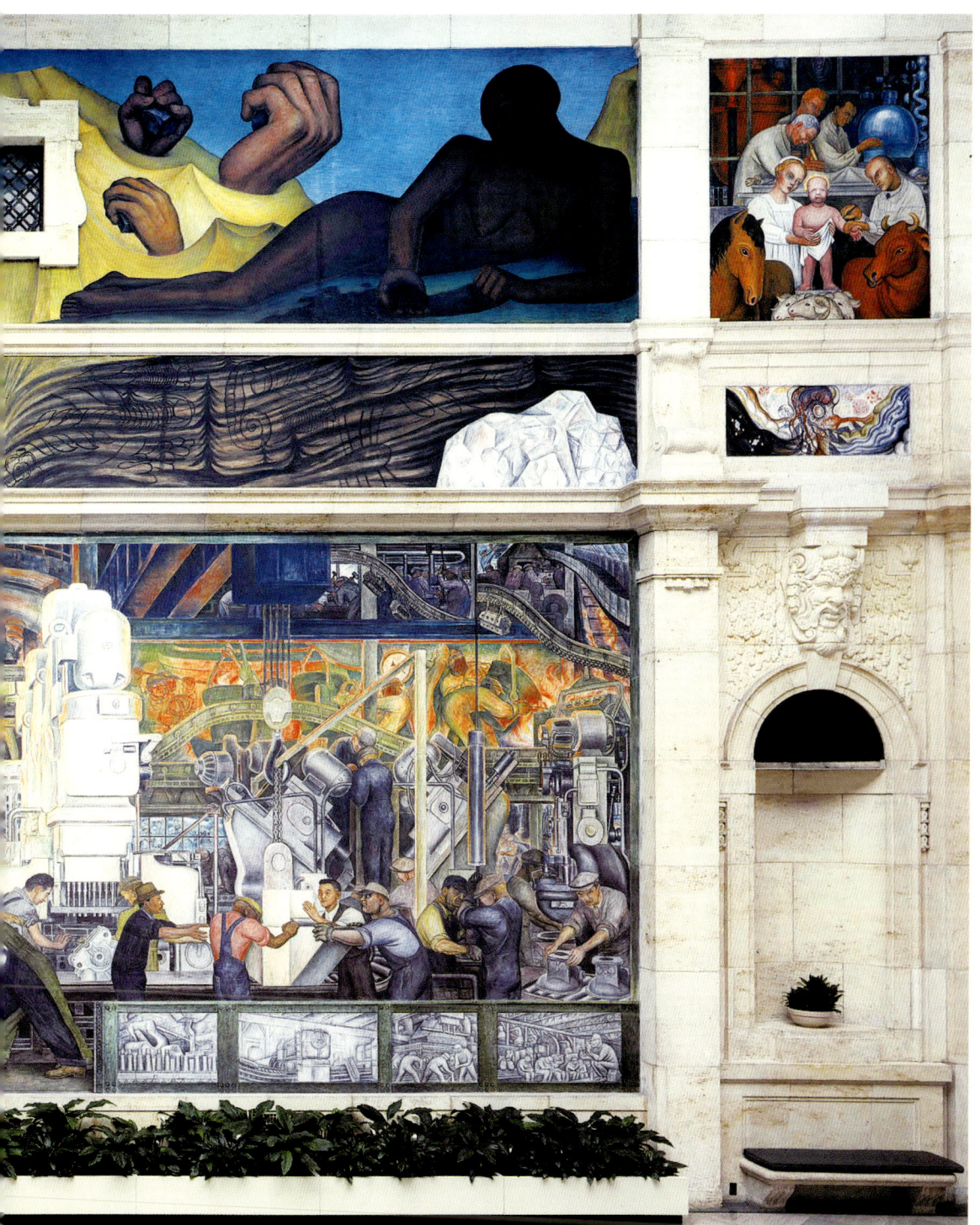

一直连续地欣赏非常平和美好的画,突然与这幅画相遇,也并没有遽然的紧张吧。

说起压力管理,很容易会想到放松的状态。但当自己想要非常放松的时候,给予适当的压力也是管理的重要环节。

看看画的下部。人物的动作很密集，机器也跟人一样"扑哧扑哧"地冒着蒸汽不停歇地在工作着。劳动现场充斥着各种复杂的要素而散发出的动态感，让我们能切身感受到工人们正在喊着口号奋力工作的紧张。

虽然我们看不到任何成品，只有动作本身，但一切却显露出了积极向上的整齐形态。这个看起来像是巨大的宫殿一样的构造便象征着成就。由下往上获得成就的上升感也给我们带来了动态的刺激。

Myself

14

消气的方法

杰克逊·波洛克
Jackson Pollock

《秋韵：第 30 号》
Autumn Rhythm: Number 30

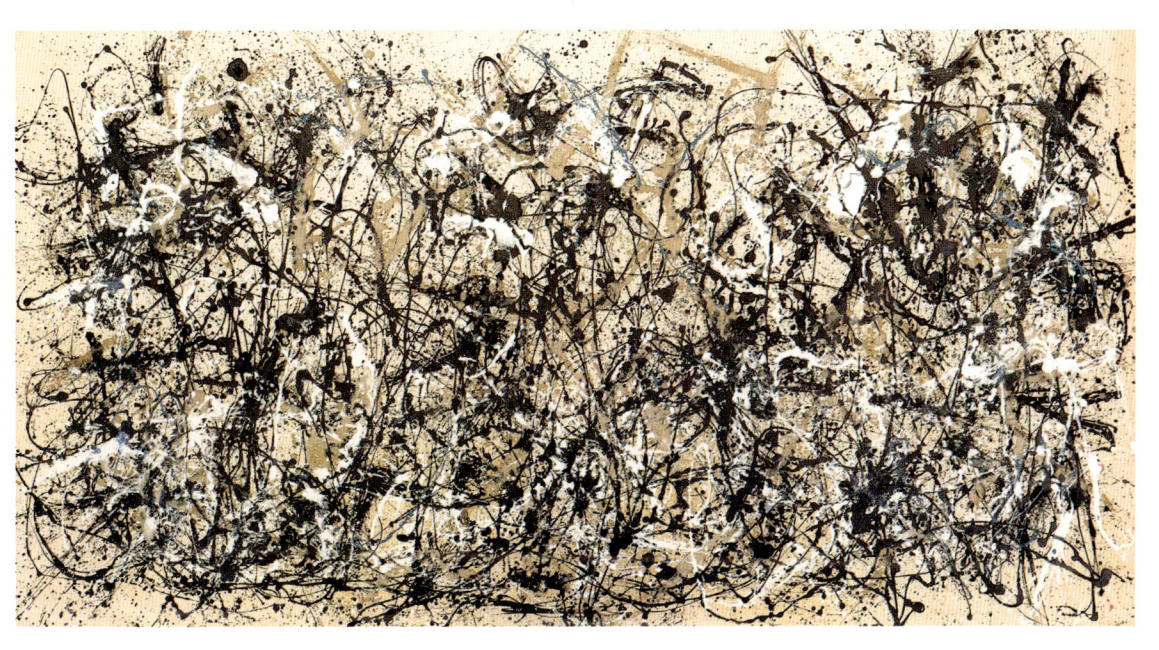

杰克逊·波洛克 / 1950 / 布面油画 / 266.7cm×525.8cm / 大都会艺术博物馆（The Metropolitan Museum of Art）

火冒三丈的时候有谁来替自己说两句话，心里面会舒服很多吧？这幅画便有这样的作用，可以缓解生气时的心情。

我们总是活在固定模式或者预料的日常生活之中，因此"挥洒"本身就是一种解放的姿态。

形态不拘一格，颜料也是随意泼溅，出来的结果自然是无法掌控的。事实上，我们的情感也是如此。如果情感整整齐齐的，只是在"生气""开心""伤心"中不断循环，那么很多情感是难以被归类的。杰克逊·波洛克这样毫无意图地运用"挥洒技法"，更接近于情感的表达。

所以这幅画和其他画比起来，更能反映出"发火""生气"这种情感吧。

挥洒出的黑色，让我们感受到了一种类似于欲望和暴力的黏黏的感情在被释放。这样的话，如同白色一般的内心，也会被这种释放所感染吧。

我推荐这种通过直接挥洒的技法来消气的
方法。

对于那些想要画好画,身体却不太方便的人,我推荐"湿式画"技法。所谓"湿式画",利用颜料达到看起来不经意的渲染效果。但只是看到形状和颜色的变换,人们便会开心和赞叹。

与之类似的方法就是"挥洒"。选择想要的颜色,浸染在笔尖,哗哗地去挥洒吧。内心会感到非常爽快。不仅可以表达出各种压力和感情,同时也可以体验到心情的变化。

Myself

15

改变想法，
看到自身的个性

贝尔特·莫里索
Berthe Morisot

《洛里昂港》
The Harbor at Lorient

看这幅画的时候，我想到了沈守峰（韩国歌手）的歌曲《男人是船，女人是港口》。歌词的内容是男人冷漠地转过身去，立刻就会笑着去做自己要做的事，女人则看着男人的背影独自伤悲。

港口是一个可以坐船离开，去发现"新大陆"的地方，或是一个可以带着新的物品、漂亮的女人回来的地方。一个永远都处在变化之中的空间。

但是这幅画中的女人，除了静静地坐着，什么都没有做。

身着绣有很多蕾丝的衣服，拿着雨伞，戴着花帽子。想要去哪里都可以，没有人限制她的行动。

贝尔特·莫里索所处的19世纪印象主义时代，女性的艺术活动受到很大的限制。因为女性无论是否有才能，都必须首先成为一个贤妻良母。电影《贝尔特·莫里索》（Berthe Morisot，2012）中，莫里索在卢浮宫看过绘画作品后，这样说道，"看看墙上挂的这些画吧，没有一幅是女人画的。"

莫里索死心了。不过在有太多限制的现实面前，却可以在这样的画里升华自己的个性。因为贫困，因为没上大学，或是因为个子矮，因为长得不好看，等等，谁都会在心中多多少少有些自卑，但是如果逆来顺受的话，有人会一直把自己关在类似的自卑中，而有人会努力地从自卑中跳脱出来。莫里索便通过认识的转换，用构成自我个性的支点，对那个关住自我的现实进行了再"绘画"。

"无论受到怎样的影响以后都会好的，不要害怕，去绘制自己的人生吧。"

电影中莫里索的声音，在这幅画中回荡。

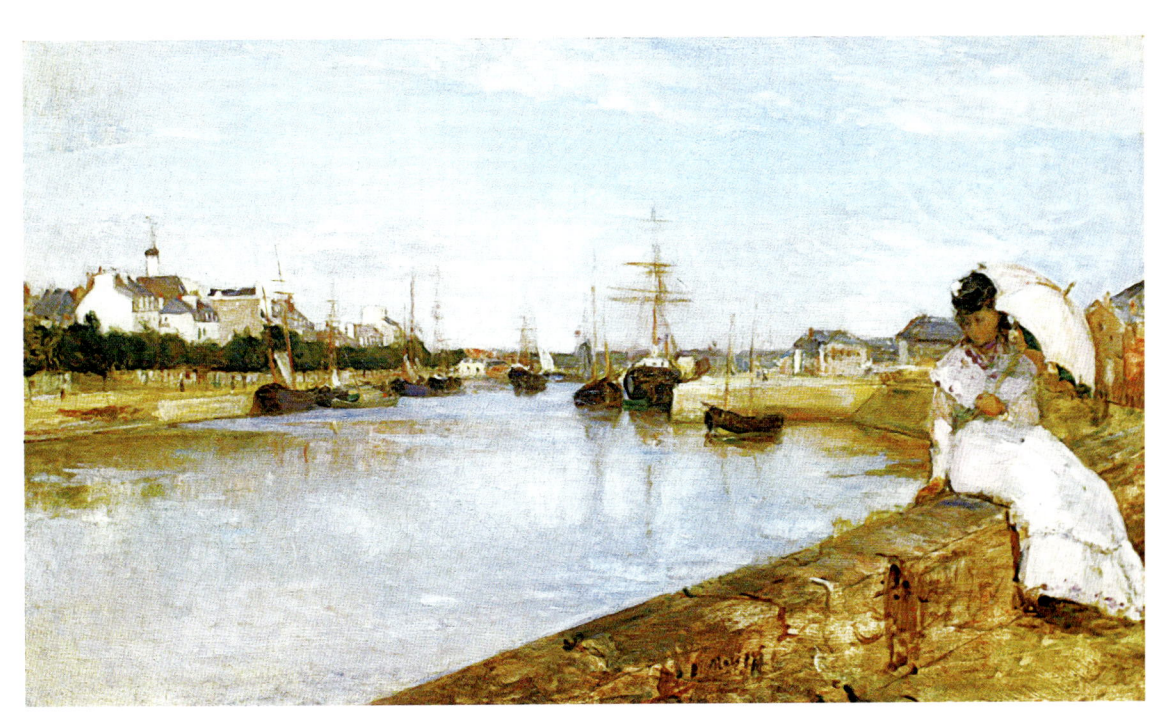

贝尔特·莫里索 / 1869 / 布面油画 / 43.5cm×73cm / 华盛顿国家美术馆

Myself

16

造就了我的
至高的画的力量

迭戈·委拉斯凯兹
Diego Rodríguez de Silva y Velázquez

《镜前的维纳斯》
Venus at Her Mirror

厌食症患者经常会刻意歪曲自己的身体。不顾自己的实际体形，一直说"我好胖啊""我吃得太多了"；不太愿意出现在人前，经常穿暗色系的衣服，希望把自己隐藏起来。

这种时候最好的治疗方法就是把他和一个标准体形的人放在一起，在墙上画下各自的身体轮廓。然后对他说，"请仔细看一下吧。"轮廓不会有太大的差别。那么他将会意识到所谓的身体问题，只不过是自己的主观认识。看着墙上画着的自己的轮廓，他也掩饰不住内心的兴奋了。

让人客观地看待自己的身体或行动，然后意识到之前的错误认识，自然而然地去改善，这就是心理学上的"镜子效应"（mirror effect）。

连美丽的维纳斯也一样，不去正视自己身体的话，也是无法知道自己是否美丽的。因此惹人怜爱的天使拿了一面镜子，让维纳斯好好看到自己的美丽。维纳斯便也沉醉其中了。

这幅画向那些主观认为自身不足的人们，传达了要赞扬自身美好的信息。

"保持自我就是最好的存在。"

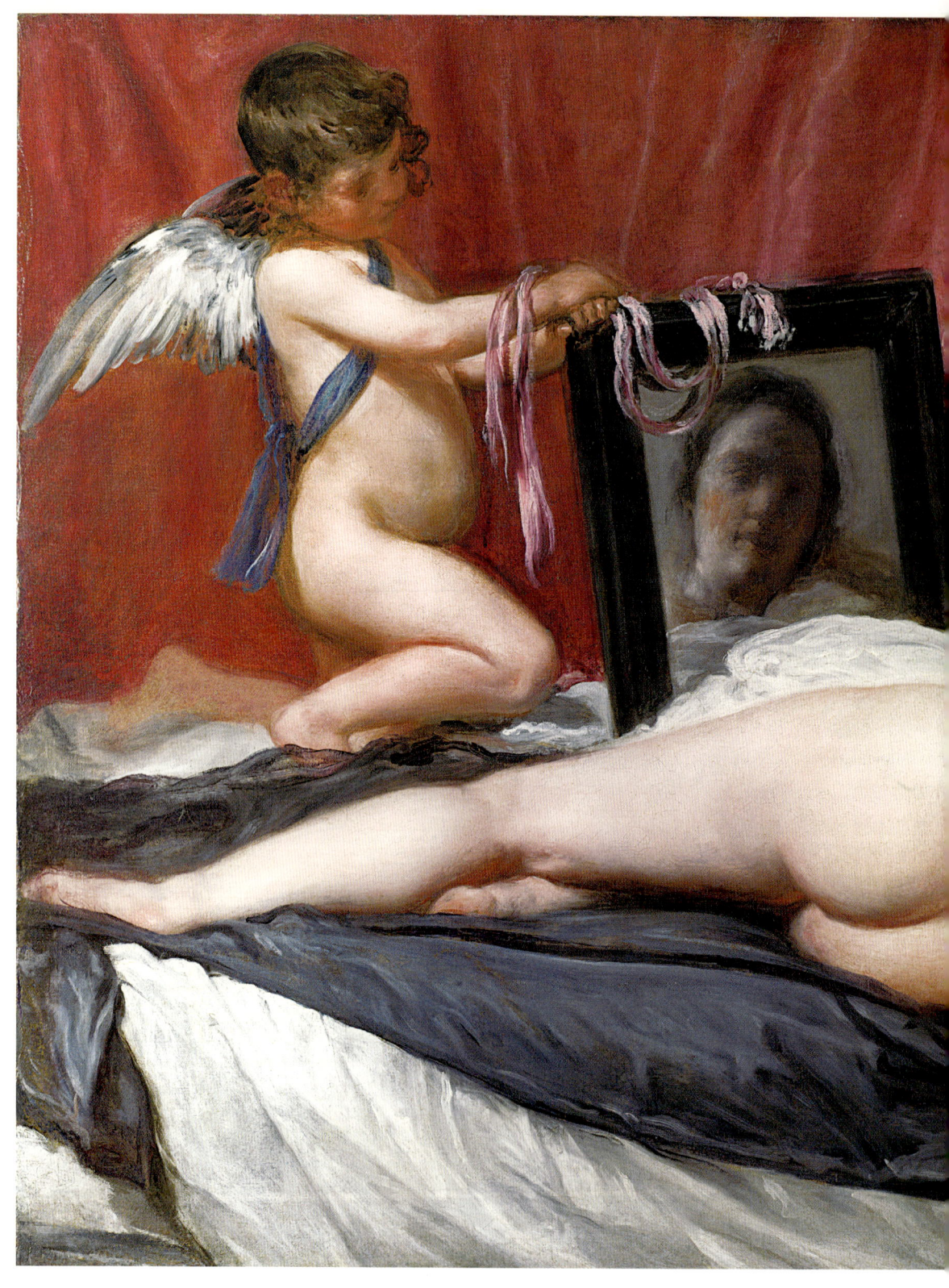

迭戈·委拉斯凯兹 / 1647—1651 / 布面油画 / 122.5cm×177cm / 伦敦国家美术馆

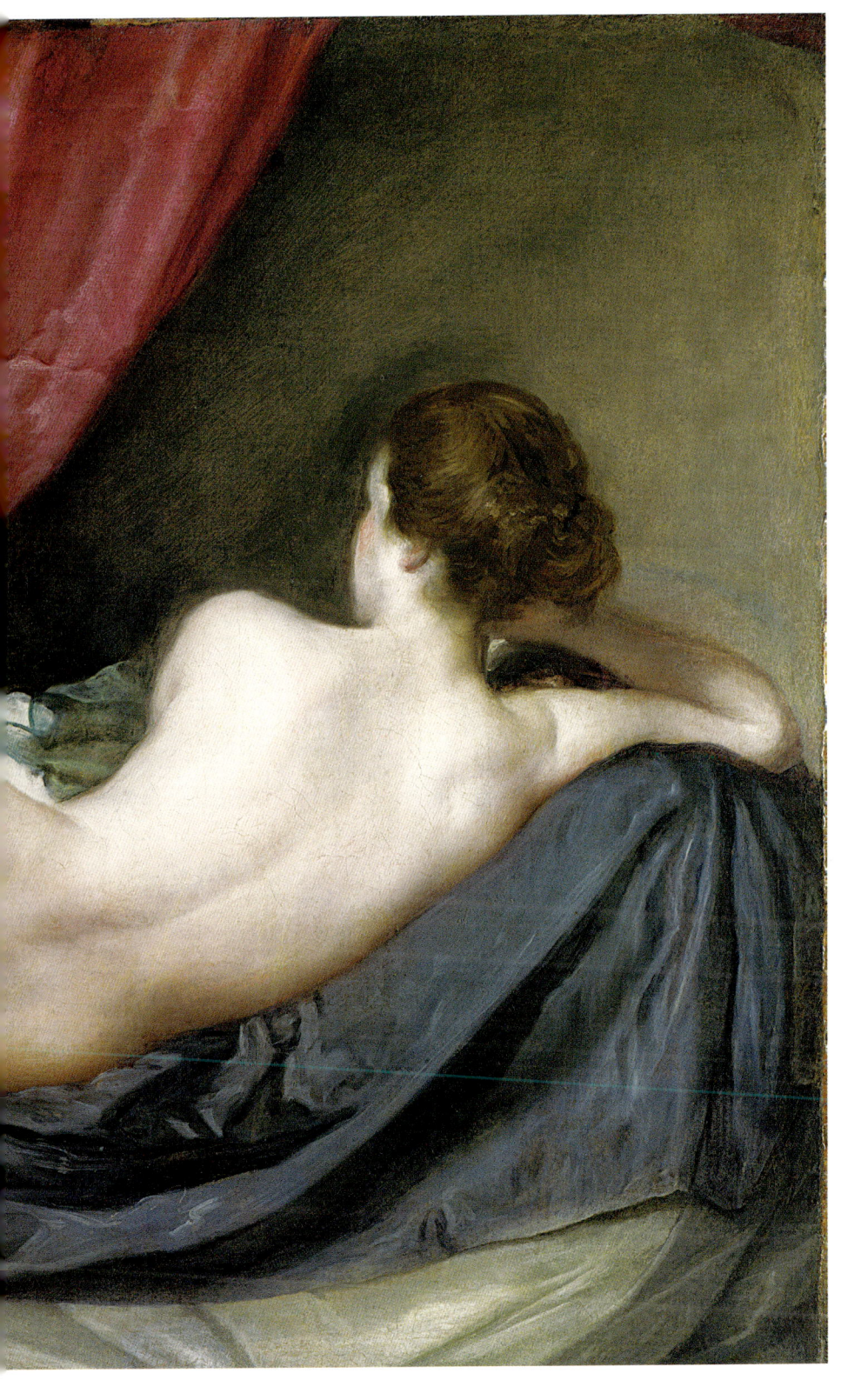

參考文獻

김찬호, 『모멸감』, 문학과지성사, 2014.
나쓰메 소세키, 송태욱 옮김, 『풀베개』, 현암사, 2013.
루시 모드 몽고메리, 김경미 옮김, 『빨간 머리 앤』, 시공주니어, 2002.
아리스토텔레스, 천병희 옮김, 『시학』, 문예출판사, 2002.
알랭 드 보통, 정영목 옮김, 『불안』, 은행나무, 2011.
은희경, 『새의 선물』, 문학동네, 2014.
정호승, 『내 인생에 용기가 되어준 한마디』, 비채, 2013.
최인철, 『프레임』, 21세기북스, 2007.
탈 벤 샤하르, 노혜숙 옮김, 『완벽의 추구』, 위즈덤하우스, 2010.

김학성, 「디자인을 위한 색채」, 조형사, 1991.
박유정, 「색채의 이미지를 이용한 감성표현」, 이화여자대학교, 2001.
박정선, 「수용미학 관점의 명화감상을 통한 심리치료 사례연구」, 『미술치료연구 제21권 제2호 통권71호』, 한국미술치료학회, 2014.
서정이, 「아동의 성별에 따른 색채선호와 연상에 관한 연구」, 경희대학교, 2003.
예명선, 「아동의 색채이미지 선호에 관한 연구」, 동서대학교, 2001
홍선미, 「미술치료의 효과를 위하여 : 미술 창작과 감상에 있어서 나르시시즘과 전이의 무의식적 기능」, 『라깡과 현대정신분석 10권 1호』, 한국라깡과현대정신분석학회, 2008.

Susanne Fincher, *Creating Mandalas: For Insight, Healing, and Self-Expression*, Boston: Shambhala, 1991.

「정말 색으로 몸과 마음을 치료할 수 있을까? … 컬러테라피의 세계」, 『한국일보』, 2014년 1월 2일자.
「'한적한 전원에 살고 싶다' 땅 사고 집 짓는 법 A to Z」, 『매경 이코노미』, 2014년 9월 15일자.
「돈으로 행복을 살 수 있을까? 의외의 결론 나왔다」, 『월스트리트저널』 2014년 11월 20일자.
「도화지가 환해지면, 마음도 환해집니다」, 『중앙일보』, 2014년 12월 1일자.
「대한민국 가장의 변천史…국제시장에서 서초 세모녀 사건까지」, 『헤럴드경제』, 2015년 1월 9일자.
「새해 결심을 위한 아이디어 15」, 『뉴스위크』, 2015년 1월 19일자.

作者简介

金善贤，韩国汉阳大学临床美术治疗博士，第一位获得德国柏林洪堡大学（Humboldt University of Berlin）附属医院临床美术治疗师资格的东亚人，第一位在日本获得临床美术治疗师资格的外国人，美国美术治疗协会（AATA）正式会员。之后在日本木村诊所和美国MD安德森癌症中心研修艺术治疗课程，在法国巴黎勒普索学院（Les Pinceaux Association）完成美术治疗专业课程。现为韩国CHA医科大学美术治疗研究生院院长和临床美术治疗专业主任教授、韩国临床美术治疗学会（KACAT）会长、韩国联合医学会总务理事、国际自然治愈联盟总务理事、世界美术治疗学会（WCAT）会长。

起初因为兴趣而开始学习美术，在美术教育过程中渐渐地发现了美术对于儿童心理和成人压力的调节作用。相信一幅美术作品的完成不仅仅使画家自身可以得到满足，也可以给欣赏者带来希望与帮助，并以此为目标开始美术治疗方面的研修和临床诊断。之后一直积极活跃在美术治疗临床诊断领域，如在韩国为日军慰安妇受害者、"天安号"事件与"世越号"事件遇难者家属，以及东日本大地震的难民等诸多国家级创伤事件的受害者提供心理援助，奠定了自身在美术治疗学界的权威地位。

著作有《美术治疗理解》《名画心理评价》《在名画中遇见自己》《妈妈，我把心都画在纸上了》《亲爱的，我把心都画在纸上了》等。

图书在版编目（CIP）数据

画的力量 /（韩）金善贤著；徐湘译 . —— 北京：北京联合出版公司，2016.8
ISBN 978-7-5502-8314-5

Ⅰ.①画… Ⅱ.①金… ②徐… Ⅲ.①心理调节—通俗读物 Ⅳ.① R395.6-49

中国版本图书馆 CIP 数据核字 (2016) 第 185297 号

Copyright © 2015 by 김선현 (金善賢)
All rights reserved.
Simplified Chinese copyright © 2016 by Ginkgo (Beijing) Book Co., Ltd.
Simplified Chinese language edition arranged with EIGHT POINT
through 連亞國際文化傳播公司
本书中文简体版权归属于银杏树下（北京）图书有限责任公司

北京市版权局著作权合同登记号　图字：01-2016-5062

画的力量

著　　者　[韩]金善贤
译　　者　徐　湘
选题策划　后浪出版公司
出版统筹　吴兴元
编辑统筹　蒋天飞
特约编辑　陈一凡
责任编辑　李　伟
营销推广　ONEBOOK
装帧制造　墨白空间 · 王斑

北京联合出版公司出版
（北京市西城区德外大街 83 号楼 9 层 100088）
北京盛通印刷股份有限公司印刷　新华书店经销
字数 200 千字　720 毫米 ×1030 毫米　1/16　23 印张
2016 年 11 月第 1 版　2016 年 11 月第 1 次印刷
ISBN 978-7-5502-8314-5
定价：128.00 元

后浪出版咨询（北京）有限责任公司 常年法律顾问：北京大成律师事务所　周天晖 copyright@hinabook.com
未经许可，不得以任何方式复制或抄袭本书部分或全部内容
版权所有，侵权必究
本书若有质量问题，请与本公司图书销售中心联系调换。电话：010-64010019